In den letzten Jahren haben mir viele Gespräche mit Betroffenen und Kollegen geholfen, die Diagnostik und Therapie der chronisch aktiven Toxoplasmose und begleitender Erkrankungen weiter zu verbessern.

In einigen Fällen musste zum Beispiel erst eine chronische Chlamydienaktivität oder Borreliose behandelt werden, bevor auch die Behandlung einer chronisch aktiven Toxoplasmose zum Erfolg führte.

In anderen Fällen wurden Toxoplasmareaktivierungen durch Infektionen mit Covid-19 verursacht, auch diese Patienten konnten mit Erfolg behandelt werden. Neue Fallbeispiele dokumentieren solche Krankheitsfälle, der medizinische Hintergrund wird erklärt, es finden sich neue Therapiepläne und Checklisten. Zahlreiche neue wissenschaftliche Veröffentlichungen wurden eingearbeitet, die Literaturliste umfasst jetzt 137 Quellen.

Ich freue mich sehr über die Unterstützung einiger Professoren aus den USA und aus Tschechien, das Stanley Medical Research Institute bewilligte mir eine finanzielle Unterstützung für die Durchführung einer klinischen Studie. Wann diese durchgeführt werden kann, ist aber noch offen, denn bisher sind viele Mediziner noch der Meinung, dass Toxoplasmen für Menschen mit normalem Immunsystem prinzipiell harmlos seien und dass Toxoplasmosereaktivierungen mit den üblichen Laborwerten sicher erfassbar wären.

Diese Annahmen, die nach aktuellen Forschungergebnissen schon lange nicht mehr haltbar sind wurden nie wirklich überprüft, bestimmen aber zur Zeit noch maßgeblich die Ausrichtung der Medizin im Umgang mit der Toxoplasmose. Gut für die Parasiten, jedoch schlecht bis verheerend für die Erkrankten.

Andererseits findet die Grundlagenforschung immer mehr Beweise für die durch Toxoplasmen ausgelösten Krankheiten, die zunehmend häufiger diagnostiziert und behandelt werden. Wir könnten so noch sehr viel mehr Menschen entscheidend helfen, wenn sich die Medizin nur endlich dazu durchringen könnte, diese Erkenntnisse in der täglichen Arbeit am Patienten auch zu nutzen.

Februar 2024 Dr. med. Uwe Auf der Straße

Alle kritischen Anmerkungen in diesem Buch zur eingeschränkten Verlässlichkeit von Labortests in Hinsicht auf die Toxoplasmose beziehen sich ausdrücklich nicht auf die Arbeit der medizinischen Labore, nur müssen dringend neue Testverfahren entwickelt und angewendet werden, da viele der bisherigen Methoden Toxoplasmen und ihre Aktivität nicht sicher genug erfassen können.

Die Fallsammlung, auf der das vorliegende Buch beruht, sowie das vorliegende Buch selbst wurden unabhängig und ohne Einflussnahme, vertragliche Bindungen oder finanzielle Zuwendungen von Firmen oder Personen erstellt. Es bestehen keine Interessenkonflikte. Die Fallsammlung und weitere Inhalte können kostenfrei unter **www.toxoplasmachronic.com** heruntergeladen werden. Eine englische Ausgabe des Buches ist ebenfalls erhältlich.

Achtung: Dieses Buch behandelt ein Gesundheitsthema. Es ersetzt keinen Arztbesuch und dient nicht der Selbstdiagnose. Die vorgestellten Therapien sind rezeptpflichtig und dürfen nur durch einen Arzt verordnet werden. Von einer Selbstbehandlung wird dringend abgeraten, eine Haftung des Autors für Personen,- Sach- und Vermögensschäden ist ausgeschlossen.

Ab 9/2025 wurde der Abschnitt über Borreliose ab S. 63 erweitert und kleinere Ergänzungen eingefügt, dafür musste Fall 15 (früher ab S. 120) weichen, dieser ist weiterhin unter den „27 Fallbeispielen" einsehbar (s. website) .

Danksagung

Zunächst danke ich meiner Familie für ihre liebevolle Geduld und Unterstützung, es ist schwer einen Ehemann und Vater mit so einem zeitintensiven Beruf zu teilen, und das wird nicht besser, wenn er anfängt zu schreiben. Ich danke meinen wunderbaren Eltern, die mich immer ermutigt und unterstützt und mir das Studium ermöglicht haben.

Ein herzlicher Dank geht an meinen Kollegen Dr. med. Joachim Thiel und an unser gesamtes Praxisteam. Es ist sehr wertvoll, einen hervorragenden Kollegen und herausragende, engagierte Mitarbeiter und Mitarbeiterinnen an der Seite zu haben. Und ich möchte mich bei meinen Patienten bedanken. Ohne ihr Vertrauen und ihre Offenheit in langen Gesprächen wären mir manche Aspekte dieser Erkrankung verborgen geblieben.

Bei Professor Jaroslav Flegr (Prag), Professor Vernon Carruthers (Michigan) und Professor Robert Yolken (Baltimore) bedanke ich mich für ihre wissenschaftliche Unterstützung. Alle drei Wissenschaftler forschen seit vielen Jahren auf diesem Gebiet und haben mit ihren Erkenntnissen sehr viel zum Verständnis von Toxoplasma gondii beigetragen. Sie haben mir mit ihren wissenschaftlichen Informationen und Kommentaren sehr geholfen. Bei meinen geschätzten Kollegen Dr. von Baehr vom IMD in Berlin und bei Fr. Dr. Hopf-Seidel bedanke ich mich herzlich für den kollegialen Erfahrungsaustausch. Bei Professor Torrey vom Stanley Medical Research Institute möchte ich mich für sein Interesse und sein großzügiges Angebot bedanken.

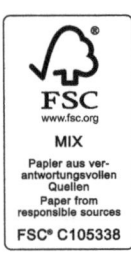

„Sei mitfühlend, denn jeder, den du triffst, führt einen harten Kampf"
Ian McLaren, schottischer Priester, 1897

Bibliografische Information der Deutschen Nationalbibliothek:
Die Deutsche Nationalbibliothek verzeichnet diese Publikation in der
Deutschen Nationalbibliografie; detaillierte bibliografische Daten sind im
Internet über dnb.dnb.de abrufbar.

© 2024 Dr. med. Uwe Auf der Straße
Verlag: BoD · Books on Demand GmbH, Überseering 33, 22297 Hamburg
bod@bod.de
Druck: Libri Plureos GmbH, Friedensallee 273, 22763 Hamburg
ISBN: 978-3-7481-9404-0

3. überarbeitete und erweiterte Auflage

Coverbild: Bettina von Bichowski

Inhalt

Vorwort

In 32 Berufsjahren als Arzt, davon 26 Jahre in der Allgemeinmedizin, hat sich einiges an Erfahrungen und Erkenntnissen angesammelt, und gerade für die menschlichen Erfahrungen bin ich meinen Patienten sehr dankbar. Sie sind überwiegend sehr warmherzig und offen, und das hilft mir auch oft durch einen anstrengenden Arbeitstag. Die meisten Menschen gehen klug und differenziert mit ihren Erkrankungen um, und sie sind heute auch zunehmend besser informiert – ein großer Fehler der Medizin ist es sicher, Patienten häufig zu unterschätzen.

Auf der fachlichen Seite hört man ebenfalls nie auf zu lernen. Nur höchstens 30% der Arbeit eines Allgemeinarztes sind „Husten, Schnupfen, Heiserkeit", also kurz und klar zu handhabende Fälle. Der weitaus größere Teil der Arbeit besteht aus intensiven Patientengesprächen und Untersuchungen, um Diagnosen zu erarbeiten und Therapien zu verordnen. Häufig ist auch eine Kontaktaufnahme zu Fachkollegen und Krankenhäusern erforderlich und vieles mehr.
Diese diagnostische, therapeutische, überwachende und koordinierende Arbeit eines Allgemeinmediziners wird sowohl hinsichtlich der nötigen Kenntnisse wie auch hinsichtlich des Zeitaufwandes häufig unterschätzt.

Es gibt auch ungewöhnliche Fälle, in denen es „nicht gut läuft", und um solche geht es hier. Die Diagnosen erklären manchmal die Symptome nicht, die Medikamente wirken nicht so, wie sie sollten oder sind unverträglich, Untersuchungen helfen möglicherweise nicht weiter, Patient und Arzt sind unzufrieden. Dies sind anspruchsvolle Fälle, und es hilft nur „dran bleiben", immer wieder zu überlegen, mit den Patienten zu sprechen, zu recherchieren und zu untersuchen.

Es sind in den seltensten Fällen eingebildete oder „somatisierte" Beschwerden (dazu mehr auf S. 15), und auch in ungewöhnlichen Fällen gibt es meist eine Erklärung.

Eine vertrauensvolle und gute Zusammenarbeit zwischen Arzt und Patient ist unabdingbar. Dazu zählt auch, dass der Arzt die Symptome des Patienten nicht als „psychosomatisch" abstempelt, wenn die technischen Untersuchungen zunächst keine eindeutigen Ergebnisse liefern. Ohne eine gewisse Hartnäckigkeit geht es nicht; denn manchmal muss man über Monate immer wieder an einem Fall arbeiten, bis man die Lösung hat. Wenn es dem Patienten dann deutlich besser geht, macht das einfach glücklich, und der schönste Beruf der Welt macht dann besonders viel Freude.

Der Parasit Toxoplasma gondii hat sich in meiner Suche nach den richtigen Diagnosen und Behandlungen als äußerst harter Gegner erwiesen. Er führt zu weitaus mehr Erkrankungen, als man sich bisher vorstellen kann, und er ist schwer auffindbar, weil er nahezu perfekt getarnt ist – aber es ist möglich, seine Aktivitäten zu erkennen und ihn dann erfolgreich zu behandeln.

Begleiten Sie mich auf der Suche nach dem Code für diese Erkrankung, der Symptomkombination, die eine Aktivität von Toxoplasma gondii verrät, und letztlich entscheidende Therapien ermöglicht. Neue Labortechniken und Therapien helfen dabei eine Toxoplasmose zu identifizieren, die Parasiten zurückzudrängen und Menschen erfolgreich zu behandeln. Es ist das spannendste und wichtigste Kapitel meines gesamten Berufslebens, und vielleicht ist es auch für Sie relevant.

Über dieses Buch

Bis vor etwa 10 Jahren ahnte ich noch nicht, dass die Bedeutung von Toxoplasma gondii für unsere Gesundheit weit über das hinausreicht, was ich in den 80er Jahren im Hörsaal HMA10 an der Uni Bochum darüber lernte, und dass dieser Parasit einmal einen so großen Platz in meiner Arbeit einnehmen würde. Die Vorstellung, ein Buch zu diesem Thema zu schreiben, wäre mir abwegig vorgekommen. Man geht im allgemeinen noch davon aus, dass die Toxoplasmazysten, die nachweislich mindestens 50% der Bevölkerung in Deutschland lebenslang in sich tragen, prinzipiell inaktiv sind und keinerlei Risiko darstellen.

Dies ist ein großer Irrtum, aber das war auch mein Wissensstand, bis ich bei einer meiner Patientinnen, die seit Jahren an einer schweren unklaren Erkrankung litt, eine chronisch aktive Toxoplasmose feststellte und ich ihr mit der entsprechenden Behandlung entscheidend helfen konnte – sie konnte ihr normales Leben wieder aufnehmen und ist heute gesund.

Ich war überrascht, da ich wie auch meine Kollegen eine aktive Toxoplasmose als Krankheitsursache bei Patienten mit intaktem Immunsystem überhaupt nicht erwartet hätte. Bei der Durchsicht aktueller Forschungsarbeiten lernte ich aber, wie äußerst raffiniert Toxoplasmen unser Immunsystem und unsere Labormedizin täuschen.
Nur leider hat man seit über 20 Jahren versäumt, Erkenntnisse aus dieser Forschung in die behandelnde Medizin zu übertragen. Wäre es denn möglich, dass uns dieser Parasit seit Jahren an der Nase herumführt und weitaus mehr Menschen chronisch daran erkranken, als bisher angenommen wird ? Die schlichte Antwort ist „ja", und ich werde im vorliegenden Buch auf wissenschaftlicher Basis und allgemeinverständlich erklären, wie Toxoplasma gondii das schafft, warum

unsere üblichen Laborwerte weitgehend versagen und wie man trotzdem erkennen kann, wenn Toxoplasmen aktiv werden und Erkrankungen verursachen.

In Deutschland sind nachweislich gut 50% der Bevölkerung oder 41 Millionen Menschen mit diesen Parasiten infiziert, in den USA etwa 11% oder etwa 40 Millionen, weltweit mindestens 30%, also etwa 3 Milliarden. Es erkranken viel mehr Menschen daran, als man sich bisher vorstellen kann, und das macht das Ganze zu einem Problem. Eine bestimmte Form der Parasiten kann von den bisher verfügbaren Laborwerten gar nicht erfasst werden, aber ausgerechnet diese Form, so weiß man seit etwa 16 Jahren, kann überraschend aktiv sein. Die Medizin verlässt sich jedoch bisher in der Diagnostik noch nahezu ausschließlich auf ältere Labortechniken, und die Symptome dieser Erkrankung werden zu wenig beachtet. Es läuft gut für die Parasiten, denn so bleiben ihre Aktivitäten unter unserem medizinischen Radar.

Deshalb ist diese Erkrankung auch nicht einfach zu diagnostizieren, und man kann sie zu Recht als „Shadow disease" bezeichnen, ein englischer Begriff, der als „Schattenkrankheit" übersetzt eigentlich selbsterklärend ist.

Das Resultat ist ein oft langjähriges Krankheitsbild mit ständiger Müdigkeit, Muskelschmerzen, deutlich verminderter körperlicher und mentaler Belastbarkeit, Kurzatmigkeit, Schweißausbrüchen, Störungen der Konzentrationsfähigkeit und vielem mehr. Fehldiagnosen wie „unklare Muskelentzündung", „unklare Herzleistungsschwäche" „chronische Müdigkeit unklarer Ursache", „Fibromyalgie", „somatisierte Depression" und vieles mehr sind häufig.

Der Schlüssel zur Diagnose dieser Erkrankung ist ihre Symptomkombination. Wenn man diese kennt, kann man die Erkrankung auch diagnostizieren, und der Weg dorthin wird in diesem Buch präzise beschrieben. Wenn sie einmal erkannt ist, kann die aktive Toxoplasmose mit normalen Medikamenten effektiv behandelt werden. Ich bin nach meinen Recherchen und meinen Erfahrungen in der täglichen Arbeit zutiefst davon überzeugt, dass vielen Menschen, die an dieser Erkrankung leiden, so entscheidend geholfen werden könnte.

Ich dokumentierte alle Fälle sorgfältig, lernte so die Symptome dieser Erkrankung immer besser zu kennen, und habe mit den entsprechenden Therapien mittlerweile über 240 Patienten erfolgreich behandelt oder die Behandlung externer Patienten beratend begleitet. Wenn man pro Allgemeinmediziner in Deutschland nur 25 Patienten mit einer toxoplasmabedingten Erkrankung veranschlagt, so kommt man auf etwa 800.000 Betroffene – mit deutlichem Spielraum nach oben.

27 der ersten Falldokumentationen aus den Jahren 2015 bis 2017 fasste ich mit den entsprechenden wissenschaftlichen Grundlagen in einer Arbeit zusammen. Auf diesen Ergebnissen und den seither dokumentierten Fällen beruht das vorliegende Buch. In logischem Aufbau von der Entdeckung der Toxoplasmen bis hin zur aktuellsten Forschung ist es so verfasst, dass es für jeden Interessierten verständlich ist. Die Kapitel „funktionieren" auch weitgehend unabhängig voneinander, so dass Sie sich mit den Kapiteln 1, 3, 6, 8 und 11 zunächst einen Überblick verschaffen können. Das diagnostische und therapeutische Grundlagenwissen wird andererseits so ausführlich dargestellt, dass sich auch Ärzte in die Diagnostik und Therapie dieser Erkrankung einarbeiten können.

Wenn ich einen medizinischen Wunsch frei hätte, dann diesen:

Dass die Medizin sich endlich von der überholten Vorstellung löst, diese Parasiten seien „harmlos" und man hätte sie „im Griff". Zur Zeit haben vielmehr die Parasiten uns im Griff. Sehr viele, zum Teil schwerkranke Menschen, die auf einer Odyssee durch verschiedene medizinische Einrichtungen sind, benötigen dringend eine entsprechende Therapie.

Wenn Sie von dieser Erkrankung betroffen sind, kann dieses Buch helfen, Ihre Gesundheit wieder herzustellen. Wenn Sie gesund sind, dann lesen Sie ein spannendes und interessantes Buch über eine Erkrankung, die seit 110 Jahren immer wieder unterschätzt worden ist; und Sie lernen sich vor Toxoplasma gondii in Acht zu nehmen.

Wenn Sie Arzt oder Ärztin sind, arbeiten Sie sich vielleicht in die Grundlagen dieser Erkrankung ein und analysieren die Symptome, Sie könnten vielen Patienten helfen. Verlassen Sie sich bitte nur nicht zu sehr auf unsere klassischen Labormethoden, denn diese wurden nie entwickelt um chronische Krankheitsverläufe zu diagnostizieren, die meisten sind für diese Fragestellung nicht geeignet. Ich werde präzise darlegen, warum das so ist, und zahlreiche entsprechende Forschungsergebnisse präsentieren.

Ich konnte in den letzten Jahren dank der Toxoplasmose-Therapien vielen Menschen helfen, bei denen ich vorher nicht dazu in der Lage gewesen wäre. Das Ganze begann im Herbst 2014, mit der Behandlung einer ersten Patientin, die seit Jahren an einer unklaren Erkrankung litt und nach einer Toxoplasmosebehandlung gesundete. Dies ist der Fall, der im nächsten Kapitel vorgestellt wird.

1. Das ist nicht psychosomatisch

In jeder Praxis gibt es einige Patienten, bei denen die Untersuchungen noch nicht abgeschlossen sind oder noch Unklarheiten bestehen - es gibt immer wieder schwierige Behandlungsverläufe und einige Rätsel zu entschlüsseln. Diesen Situationen muss man sich als Arzt stellen - man darf auf keinen Fall aufgeben oder die Erkrankung vorschnell als „psychosomatisch" einordnen.

Herbst 2014: Ich saß mit einer Patientin in einem ruhigen Nebenraum, „draußen" brodelte die Praxis vor sich hin, hier und jetzt war ich aber nur auf diese Patientin konzentriert. Sie berichtete, bis vor etwa 10 Jahren sei sie doch sehr lebensfroh und fit gewesen, aber nun leide sie schon seit mindestens 5 Jahren an einer unklaren chronischen Müdigkeit, Erschöpfung und Konzentrationsstörungen; ihre Arbeit fiele ihr deshalb immer schwerer. Seit etwa 2 Jahren hatte sich das Krankheitsbild nochmals deutlich verschlechtert, es waren noch ein unklarer Schwindel und eine deutliche Kurzatmigkeit hinzugekommen. Alle bisher durchgeführten Untersuchungen und Laborwerte hatten noch keinen entscheidenden Hinweis geliefert. Meine Fachkollegen und ich hatten bisher noch keine Erklärung für ihre Erkrankung gefunden; eine effektive Therapie hatten wir ihr deshalb bisher nicht anbieten können.

„Warum bin ich immer so müde ?" „Bin ich depressiv ?!", „Ich kann mich kaum noch um meine Kinder kümmern", „Warum tut mir immer alles weh?" Sie hatte viele Fragen, und alle waren berechtigt. Die junge Frau war mehrfach in stationärer Behandlung gewesen, auch eine Mutter – Kind Kur hatte zu keiner fassbaren Besserung geführt. Sie war mittlerweile zu dem Schluss gekommen, dass sie psychosomatisch krank wäre.

*Bei psychosomatischen Krankheitsbildern wirken sich psychische Probleme so stark auf die organische Gesundheit aus, dass der Geist („Psyche")
den Körper („Soma") regelrecht krank macht. Solche Krankheitsbilder
nehmen in Deutschland seit Jahren zu; kein Wunder bei dem Druck unter
dem viele Menschen leben und arbeiten. Die Psychotherapeuten verlassen
sich in diesem Zusammenhang darauf, dass die Schulmedizin fehlerfrei
gearbeitet hat und keine körperlichen Ursachen für das Krankheitsbild
bestehen.*

*Nur ist „die Medizin" sicher nicht fehlerfrei, genauso wenig wie es
„unfehlbare" Ärzte und Psychotherapeuten gibt. Es gibt leider seit einigen
Jahren den unschönen Automatismus in der Medizin, dass häufig eine
psychosomatische Diagnose gestellt wird, wenn die technischen Untersuchungen zunächst unauffällige Ergebnisse liefern. Das heißt auch, dass
manche Ärzte der Technik bedingungslos vertrauen und bereit sind, die
Symptome des Patienten im Zweifelsfalle einer wie auch immer gearteten
psychischen Störung zuzuordnen. Leider ist aber die Technik, auf die sie
sich dabei verlassen, nicht unfehlbar.*

*Deshalb besteht in Anbetracht der sich häufenden psychosomatischen
Diagnosen durchaus die reale Gefahr, dass Patienten regelrecht als psychosomatische Fälle „abgestempelt" werden. Konkret: ich befürchte, dass
solche Diagnosen manchmal vorschnell ausgesprochen, oder noch
schlimmer, als Ausflucht benutzt werden.*

Die Patientin äußerte nun, die Beschwerden seien vielleicht „eingebildet", im gleichen Satz widersprach sie sich gleich wieder: „Ich spinne
doch nicht !" Diesen Standpunkt teilte ich mit ihr, ich hatte überhaupt
nicht den Eindruck, dass ihre Beschwerden „eingebildet" waren.

Das Krankheitsbild war mir zu konkret, zu konstant, außerdem versicherte mir die junge Frau mehrmals, eigentlich ein glückliches Leben zu führen; an belastende psychische Situationen oder traumatisierende Ereignisse konnte sie sich nicht erinnern - wie sollte denn da die Psyche eine so schwere Erkrankung ausgelöst haben ?

Der Zufall wollte es, dass ich im Oktober 2014 bei dieser Patientin zur Behandlung eines schweren Infektes ein Antibiotikum verordnen musste. Der Infekt besserte sich, aber zu meiner Verblüffung berichtete sie auch, dass ihre Muskelschmerzen sich vorübergehend, für die Dauer der Antibiotikaeinnahme, deutlich gebessert hatten. Das machte mich sehr nachdenklich. War es möglich, dass ich eine andere Erkrankung, die mir bisher verborgen geblieben war, mitbehandelt hatte? Ich konnte recherchieren, dass eine aktive Toxoplasmose genau die Symptomkombination, an der diese Patientin litt, auslösen könnte, dass aber die Labornachweise für diese Erkrankung nicht zu 100% verlässlich sind.

Ich veranlasste nun noch eine spezielle Untersuchung in einer neurologischen Abteilung, um sicher zu sein, dass die Patientin nicht an einer besonderen Form einer Borreliose litt (dazu mehr auf S. 64). Nachdem auch dies ausgeschlossen worden war, blieb als logische Erklärung für das Krankheitsbild nur noch eine Toxoplasmose übrig. Ich verordnete nun entsprechende Medikamente – und endlich konnten wir entscheidende Besserungen sehen. Die Therapie führte innerhalb von wenigen Wochen zu einer Gesundung der Patientin. Dies ist bei einem so schweren Krankheitsfall ein Schlüsselerlebnis, das man nicht mehr vergisst. Weil es bisher nicht möglich ist Toxoplasmen komplett abzutöten, kann es auch zu Rückfällen kommen (s. S. 229), dazu kam es bei dieser Patientin im Rahmen einer schweren Überlastung 5/2023.

Der LTT Test (s. S. 237-239) war hierbei positiv, und die Behandlung war wie auch in anderen Fällen innerhalb weniger Wochen wieder erfolgreich, die Patientin ist heute frei von Toxoplasmosesymptomen. Die Erkenntnisse, die ich aus diesem und den weiteren Fällen gewinnen konnte, stehen in weiten Teilen mit den bisherigen schulmedizinischen Erkenntnissen in Übereinklang, nur widerspreche ich meinen Kollegen deutlich bezüglich der Genauigkeit der bisher üblichen Antikörpertests.

Diese sind nämlich in Hinsicht auf die Toxoplasmose sehr unzuverlässig. Die Forschung erklärt uns auch, warum das so ist – nur sind hieraus leider noch keine Konsequenzen für die tägliche Arbeit gezogen worden. Die vielfältigen Symptome werden leicht einer psychosomatischen Erkrankung zugeordnet, und das ist im Fall der aktiven Toxoplasmose ein Fehler, den wir unbedingt vermeiden müssen. Wir müssen unseren Patienten vielmehr sehr genau zuhören, ihre Symptome präzise erfragen und richtig einordnen, denn diese Erkrankung ist erkennbar und gut behandelbar, wenn sie erst einmal diagnostiziert worden ist. Aufgrund des im Studium erlernten Wissens hielt ich diesen Behandlungsfall zunächst für eine glückliche Ausnahme. Heute, etwa 240 Fälle später, stellt sich das ganz anders dar. Diese Erkrankung ist häufig und sehr real, und sie profitiert täglich davon, dass wir sie unterschätzen und unsere Labormedizin zu oft für „unfehlbar" halten.

Unser „Gegner", Toxoplasma gondii, hat sich über sehr große Zeiträume entwickelt und ist perfekt an uns und unsere Nutztiere angepasst. Er spielt ein faszinierendes „Katz und Maus" Spiel mit unserem Immunsystem und kann bei den Betroffenen schwere chronische Erkrankungen auslösen, nur können die üblichen Laborwerte dies nicht sicher anzeigen.

2. Einige Millionen Jahre früher

Die Evolution ist in vollem Gang, und fortwährend suchen sich Lebewesen Nischen, in denen sie überleben und sich vermehren können, also ihren Platz im Ökosystem. Ein winziger Parasit, er ist ein Verwandter der Malaria und nur wenig größer als Bakterien, fängt an sich in einem „Räuber-Beute" Kreislauf zu vermehren, und über dieses Wesen, „Toxoplasma gondii", wird hier im Folgenden berichtet.

Der „Jackpot" für Toxoplasma ist der Befall einer Katze – der Parasit ist nicht wählerisch, jede Katze erfüllt ihren Zweck. Die Beutetiere der Katze, in natürlicher Umgebung oft Weide- und Nagetiere, sind häufig mit Toxoplasmen infiziert, ihr Fleisch enthält häufig Toxoplasmen in Form von sogenannten Bradyzoitenzysten.

Wenn infiziertes Fleisch von Katzen aufgenommen wird, überstehen die Toxoplasmen in diesen Zysten die Passage durch Magen und Darm. Es kommt dann im Darm von Katzen – und nur dort - zu einer sexuellen Vermehrung von Toxoplasmen. Die sexuelle Vermehrung ist ein Erfolgsmodell der Evolution, weil so im großen Stil erfolgreiche Erbanlagen miteinander kombiniert werden können. Wenn sich verschiedene Toxoplasma - Stämme in einer Katze „begegnen", können sie sich durch eine Kombination ihrer Erbanlagen weiter entwickeln, und das geschieht bis heute (55).

Die sexuelle Vermehrung von Toxoplasmen im Darm von Katzen führt zur Produktion von **„Oozysten"**, dies sind Schutzhüllen, die die eigentlichen „Eier" der Toxoplasmen enthalten und mit dem Kot ausgeschieden werden. Oozysten sind sehr umweltresistent und können mehrere Jahre im Boden überdauern. In ihnen entwickeln sich über einen Zwischenschritt innerhalb von zwei Tagen acht **„Sporozoiten"**, die sowohl für Katzen wie auch für Zwischenwirte infektiös sind. Wenn es regnet, schwimmen die Oozysten auf, verteilen sich und gelangen auf die umliegenden Pflanzen – und können damit die nächsten Wirte, die „Zwischenwirte", in der Kette erreichen. Das sind häufig die bevorzugten Beutetiere von Katzen, und es wurden bisher gut 400 Arten gefundden, in denen Toxoplasmen überleben können. Darunter sind auch Menschen und *alle* Nutztiere des Menschen, bis hin zu Robben und Sardellen - der Toxoplasmastoffwechsel ist äußerst anpassungsfähig.

In Zwischenwirten verhalten sich Toxoplasmen anders als in Katzen: sie vermehren sich hier nicht sexuell, sondern wandeln sich zunächst in „Tachyzoiten" um. Dies sind „schnelle" Formen der Toxoplasmen, die schwere, akute Krankheitsbilder auslösen können, deshalb standen sie auch über viele Jahre im Mittelpunkt der Forschung. Sie können sich sehr effektiv bewegen und rasch, innerhalb einiger Sekunden, in nahezu alle Zellen eindringen. Dort schaffen sie sich vorübergehende Hohlräume (sog. Pseudozysten), in denen sie sich bis zu einer Anzahl von mehreren hundert pro Zelle vermehren. Die Zellen erkennen den Parasitenbefall, und eigentlich sind sie darauf programmiert „Selbstmord" zu begehen um die Infektion so einzudämmen, der Fachbegriff hierfür ist „Apoptose". Toxoplasmen können diesem Abwehrmechanismus jedoch blockieren (81) und sich so ungestört vermehren. Nach einigen Tagen sind die Zellen dann mit Parasiten angefüllt, platzen auf und setzen neue Toxoplasmen frei.

Wenn diese nach einigen Tagen zunehmend durch das Immunsystem des Wirtes attackiert werden, ändern sie Ihre Taktik – sie verändern ihre Oberflächenstruktur nahezu vollständig (109, 112) und wandeln sich in eine andere Form um. Der Stoffwechsel dieser Form ist etwas langsamer, deshalb werden sie als „**Bradyzoiten**" (brady: griechisch für „langsam") bezeichnet - aber sie sind alles andere als harmlos. Sie bilden vor allem in Muskeln und Nervengewebe der Zwischenwirte dauerhafte, infektiöse Zysten und sind darauf spezialisiert, dem Immunsystem über viele Jahre hinweg auszuweichen, sich zu vermehren, den Wirt zu schwächen (59, 122) und sein Verhalten zu beeinflussen (S. 46–48 und S. 201-205). Nach und nach führt dies zu einer dauerhaften Erschöpfung des Wirtes, die Muskulatur schmerzt zunehmend und die Herzkreislauf - Belastbarkeit nimmt ab, seine Konzentrationsfähigkeit, Sehvermögen und Reaktionsvermögen werden beeinträchtigt.

Nach einigen Jahren enthält das Opfer dann reichlich Bradyzoitenzysten und ist soweit geschwächt, dass es zur idealen Beute wird und leichter von einer Katze erlegt werden kann. Diese wird durch die Bradyzoitenzysten infiziert und der Kreis schließt sich. Wir sind also genauso wie alle unsere Nutztiere Zwischenwirte, und werden von den Toxoplasmen zur Vermehrung und als „Transporter" genutzt, die über Jahre weiter mit Bradyzoitenzysten gesättigt werden, bis sie ihrer endgültigen Verwendung als Beute zugeführt werden.

Dieses geniale System wurde früher von der Forschung missverstanden – man dachte lange, die Parasiten in den Zysten seien harmlos, inaktiv und passiv. Sie sind es nicht, sie verfolgen vielmehr kontinuierlich weiter ihr biologisches Programm, das darauf abzielt sich zu vermehren (59, 122), und uns zu schwächen. Unsere Gesundheit ist dabei nur insofern relevant, als dass wir möglichst nicht zu früh sterben sollen, denn wir sind als Beute für (Groß)Katzen vorgesehen.

Man kann Toxoplasmen keine Intelligenz unterstellen, doch sie agieren äußerst geschickt - und vermindern auf Dauer nicht nur erheblich die Lebensqualität, sondern auch die Überlebensfähigkeit des Wirtes. Dieses gesamte System wurde über große Zeiträume perfektioniert, und in biologischem Sinne sind wir immer noch Beute. Es wird Zeit, dass wir das verstehen. Die Toxoplasmose ist eine chronische globale parasitäre Erkrankung, die Menschen und Tiere bedroht (44, 45).

3. Tunesien 1909, Prag 1923, New York 1938, Palo Alto 1994, Wolverhampton 2003, Sao Paulo 2006, Tokio 2019

Tunesien 1909

Am Institut Pasteur in Tunis, in dem heute noch Impfstoffe produziert werden, entdecken die Ärzte Nicolle und Manceaux 1909 Toxoplasma gondii. „Das" Instrument schlechthin dafür ist das Lichtmikroskop, das Mikroskopieren wird zu dieser Zeit ganz selbstverständlich von vielen Ärzten und Forschern ausgeübt. Sie untersuchen Gewebsproben eines verendeten „Gundi" (ein kleines Nagetier in Meerschweinchengröße) und finden dort seltsame kommaförmige Mikroorganismen, die in den Geweben Zysten bilden und sich nicht wirklich wie Bakterien verhalten. Sie stufen ihre Entdeckung als Protoplasmen (kleinste einzellige Tierchen) ein und nennen sie „Toxoplasma gondii" (ein Schreibfehler), also etwa „gekrümmtes Wesen im Gundi". Sie können dazu einen Artikel mit dem Titel *Sur un protozoario nouveau du gondii* in einer angesehenen Fachzeitschrift veröffentlichen (88). Da auch andere Kollegen mikroskopieren, werden in den folgenden Jahren im Zusammenhang mit Krankheitsfällen auch beim Menschen Toxoplasmen mehrfach nachgewiesen und die daraus folgenden Erkrankungen beschrieben.

Prag, 1923, Tschechisches Kinderhospital

Ein Augenarzt, Josef Janků, beschreibt den traurigen Fall eines Kindes, das im Alter von 11 Monaten verstirbt. Es litt an einem „Hydrozephalus", einer angeborenen Missbildung. In der Übersetzung ist dies ein „Wasserkopf", ein unschönes aber sehr zutreffendes Wort, und es beschreibt eine Zirkulationsstörung des Hirnwassers, die zu einem Anschwellen des ganzen Kopfes führen kann. Im Augenhintergrund finden sich deutliche Zeichen einer Toxoplasmose. Dies gilt als der erste bewiesene Fall einer toxoplasmabedingten Erkrankung eines Menschen, auch gelingt dem Arzt das erste Foto von Toxoplasmen. Wir wissen heute, dass ein Hydrozephalus als Folge einer Toxoplasmainfektion im Mutterleib entstehen kann. Quelle: Janků, 1923 (66)

New York 1938, Babies Hospital

Am 23. Mai 1938 wird ein kleines Mädchen geboren, es ist krank und schon nach drei Tagen entwickelt sich eine Entzündung der Netzhaut beider Augen, das Kind verstirbt traurigerweise nach einem Monat. In Gewebsproben der Netzhaut und des Gehirnes wird Toxoplasma gondii nachgewiesen. Mit diesen Proben wird auch gezeigt, dass Toxoplasmen auf Versuchstiere übertragen werden können. Dies ist wahrscheinlich der erste gesicherte Hinweis, dass es für diese Parasiten keine biologische Grenze zwischen Menschen und Tieren gibt. Quelle: Wolf, 1938 (130)

Palo Alto, Kalifornien, November 1994

Eine 43-jährige Frau wird mit einer lebensbedrohlichen Herzschwäche in das kommunale Krankenhaus eingeliefert. Sie leidet an unklaren Muskel- und Kopfschmerzen. Außerdem hatte der Hausarzt eine einzelne Lymphknotenschwellung und grippeähnliche Symptome notiert. Bis zu dieser Erkrankung war sie sehr gut belastbar, Bergwanderungen bis 45° Steigung über eine Distanz von etwa 3,7 km waren problemlos möglich. Eine Herzkatheteruntersuchung zeigt freie Herzkranzgefäße, die Auswurfleistung des Herzens ist jedoch deutlich reduziert. Eine Gewebsprobe zeigt eine Herzmuskelentzündung.

Als Ursache der Muskelschmerzen, Kopfschmerzen und Herzmuskelentzündung wird mit Hilfe von Laboruntersuchungen eine akute Toxoplasmose festgestellt. Im weiteren Verlauf entwickelt sich noch eine Netzhautentzündung durch die Toxoplasmose. Die Patientin hatte sich sehr wahrscheinlich 4 Wochen zuvor durch den *Verzehr von rohem Lammfleisch* infiziert. Nach mehrmaliger Toxoplasmosetherapie wird sie wieder gesund.

Dies ist ein besonders sorgfältig dokumentierter Fall, der hier nur in sehr verkürzter Form wiedergegeben werden kann – das Original ist besonders für Mediziner lesenswert. Die Ärzte forderten als Konsequenz, bei Patienten mit unklarer Herzmuskelentzündung und unklarer Muskelentzündung eine Toxoplasmose in Betracht zu ziehen. Quelle: Montoya, 1997 (85)

Wolverhampton Primary Care Trust, England, 2003

Die Ärzte rätseln, warum ihnen ein 32-jähriger Mann immer mehr in eine schwere Depression entgleitet. Sie untersuchen ihn nochmals eingehend, und nun fällt auf, dass er neben der Depression seit 7 Monaten auch an weiteren Symptomen wie einer ausgeprägten allgemeinen körperlichen Schwäche, Schwindel und Tinnitus leidet. Die weiteren technischen Untersuchungen ergeben erhöhte Toxoplasma-Antikörper, sonst wird kein auffälliger Befund festgestellt. Die Ärzte beginnen mit einer Therapie gegen die Toxoplasmose und können nun endlich deutliche Besserungen feststellen. Auch die Antidepressiva wirken jetzt und der Patient erholt sich innerhalb von 6 Monaten vollständig. Quelle: Nilamadhab Kar & Baikunthanath Misra, 2003 (89)

Ein 41 jähriger Mann wird in die Notfallabteilung des Hospital do Servidor Público Estadual in São Paulo aufgenommen. Der Patient war bisher gesund und nahm keinerlei Medikamente ein. Nun leidet er seit 8 Tagen an Fieber, Kopfschmerzen und Schmerzen der Muskulatur, seit 4 Tagen auch an Übelkeit und Erbrechen. *Er hatte 20 Tage zuvor halbrohes Fleisch gegessen.* Bei der Untersuchung fallen hohes Fieber, eine Vergrößerung der Leber und der Milz und ein deutlich beschleunigter Herzschlag von 115 Schlägen pro Minute auf, jedoch zeigen sich keine geschwollenen Lymphknoten.

Erhöhte Laborwerte zeigen eine Leberentzündung zunächst unklarer Ursache mit einer Gelbsucht an, weitere Laborabweichungen sind zunächst nicht eindeutig zuzuordnen. 36 Stunden nach der Aufnahme entwickelt sich eine beidseitige Lungenentzündung, die Sauerstoffkonzentration im Blut nimmt bedrohlich ab, und der Zustand des Patienten verschlechtert sich deutlich. Die behandelnden Ärzte unterstützen die Atmung mit einer Sauerstoffgabe und verabreichen über Infusionen eine 3-fach Kombination von Antibiotika. Auch dies hilft nicht, und es werden weitere Blutuntersuchungen vorgenommen, hierbei werden Antikörper gegen Toxoplasma gondii nachgewiesen. Daraufhin wird sofort mit einer zielgerichteten Therapie begonnen.

In den folgenden 3 Tagen verschlechtert sich die Atemsituation des Patienten noch weiter, und es entwickelt sich eine schwerwiegende Blutarmut. Erst ab dem 4. Tag der Toxoplasmose-Therapie kommt es zu einer deutlichen Besserung, und er kann nach insgesamt 12-tägigem Krankenhausaufenthalt entlassen werden; die Therapie wird über insgesamt 30 Tage fortgesetzt. Letztlich wird nachgewiesen, dass es sich bei den Toxoplasmen um den gefährlichen Typ III handelte, und es ist

sicher bemerkenswert, wie schnell und aggressiv dieser Krankheitsverlauf war, obwohl der Patient nicht durch Vorerkrankungen geschwächt war – zweifellos war die Toxoplasmose-Therapie hier lebensrettend. Quelle: Leal, Fabio Eudes et al. 2007 (77)

National Center for Global Health and Medicine, Tokio 2019

Ein 57-jähriger Mann wird mit Fieber und leichter Desorientiertheit in
das National Center for Global Health and Medicine in Tokio eingeliefert. Er ist müde und erschöpft, seine Sprache ist verwaschen. Es besteht
eine leichte Blutarmut, seine CD4 T-Helferzellen sind mit 58 Zellen pro
Mikroliter deutlich vermindert (normal 500 – 1500), er ist HIV positiv
mit 5.1×10^5 RNA Kopien pro Mikroliter. In der Kernspinaufnahme des
Kopfes werden 3 bis zu 1,7 cm große Läsionen gefunden, in dieser Kombination spricht dies deutlich für eine Toxoplasmose. Diese kann jedoch
zunächst weder im Liquor (Hirnwasser) noch im Blut nachgewiesen
werden.

Erst in einem weiteren Untersuchungsschritt können schließlich mit
einer speziellen Labortechnik (LAMP) Bestandteile von Toxoplasmen im
Liquor nachgewiesen werden, damit ist eine Toxoplasmose als Ursache
der Hirnentzündung identifiziert. Dies ist eine bekannte Komplikation
von HIV Infektionen, wenn die CD4 T-Helferzellen wie in diesem Fall
deutlich vermindert sind. *Zum Zeitpunkt dieser Diagnose sind die konven-
tionellen Antikörpertests weiterhin negativ.* Es erweist sich als schwierig
eine für diesen Patienten verträgliche und effektive Therapie zu finden,
die Lösung ist letztlich eine hochdosierte Kombination von 2
Antibiotika, 2400 mg Clindamycin und 1200 mg Azithromycin täglich.

Der Zustand des Patienten verbessert sich nun zusehends und die Herdbefunde im Gehirn bilden sich bei den nachfolgenden MRT Kontrollen deutlich zurück. Lebensrettend für diesen Patienten war, dass die Ärzte sehr aufmerksam waren und sich nicht einfach mit den negativen Bluttests zufrieden gaben, sondern eine spezielle Technik einsetzten um Toxoplasmen im Hirnwasser nachzuweisen.

Das Toxoplasma IgG wurde in diesem Fall letztlich erst mit einer Verzögerung von 6 Monaten nach Krankheitsbeginn positiv. Das IgM, das eine Behandlungsbedürftigkeit sicher hätte anzeigen sollen, blieb hingegen vollständig negativ. Wenn die Ärzte sich nur auf diese üblichen Antikörpertests verlassen hätten, so wäre keine entsprechende Behandlung erfolgt und der Patient sehr wahrscheinlich verstorben. Quelle: Shiojiri Daisuke et al. 2020 (29)

....

Dies sind historische Fälle und Dokumentationen aus jüngerer Zeit. Allen gemeinsam ist, dass es sich um akute Verläufe handelt. Im 3. bis 5. Fall konnte eine Toxoplasmose dank positiver Antikörpertests diagnostiziert und behandelt werden, im 6. Fall war jedoch ein falsch-negativer Befund des Toxoplasma Antikörpertests für den Patienten lebensbedrohlich.

Das Problem reicht jedoch noch viel tiefer. Eine chronisch aktive Toxoplasmose verursacht auf lange Sicht ebenfalls schwere Erkrankungen, ist aber mit Hilfe der üblichen Labortests nicht sicher aufzuspüren und betrifft sehr viel mehr Menschen, als man bisher annimmt. Ich werde genau schildern, wie sich diese Erkrankung in der ärztlichen Praxis darstellt, warum die meisten Laborwerte so unzuverlässig sind und wie man eine aktive Toxoplasmose trotzdem erkennen und behandeln kann - und warum die Medizin dieser Krankheit bisher nicht entschlossener begegnet.

4. Ein lebendiger Mikrokosmos

Wir müssen uns eingehender mit den Mikroorganismen beschäftigen. Die Evolution findet auf vielen Ebenen gleichzeitig statt, und das Überleben einer Art hängt nicht nur davon ab, wie stark und schnell (und möglicherweise auch intelligent) die Individuen agieren können.

Es gibt auch eine mikroskopische Ebene, auf der regelrechte Kämpfe ausgetragen werden. Zum Teil nützen uns diese Auseinandersetzungen auch – unser Immunsystem wäre kaum so leistungsfähig geworden, wenn es sich nicht ständig mit Mikroorganismen auseinandersetzen müsste, und zum Teil kooperiert es auch mit ihnen.

Dies geht soweit, dass wir in *symbiotischer Beziehung* zu vielen dieser Mikroorganismen leben. Das bedeutet, dass beide profitieren, sowohl die Mikroorganismen, die auf und in uns überleben können, wie auch wir selbst. Unser Immunsystem wird trainiert, und im Falle von Darmbakterien ist sogar nachgewiesen, dass die Kompetenz unseres Immunsystems, also die „Freund–Feinderkennung" maßgeblich aus der engen Zusammenarbeit mit bestimmten Bakterien entsteht.

Wir haben es also mit einem Ökosystem zu tun. Unserem Immunsystem fällt dabei die Aufgabe zu, gefährliche Abweichungen zu korrigieren - z.B. wenn sich einzelne Bakterienstämme zu stark vermehren. Ich bin davon überzeugt, dass die Forschungen zu den Beziehungen der Mikroorganismen untereinander und zu unserem Organismus die Medizin weiterentwickeln können.

Leider gibt es auch „egoistische" Mikroorganismen, und dies führt dann zu *parasitären Beziehungen* zwischen den Organismen. Ein Organismus, meist sehr viel größer, ist dann der Wirt, dessen Wohlergehen und Überlebensfähigkeit beeinträchtigt wird. Der andere Organismus, zum Beispiel Toxoplasma gondii, ist der Parasit, der einseitig den Wirt belastet, von ihm profitiert und ihn manchmal auch tötet.

5. Parasiten

Parasiten profitieren einseitig von ihrem Wirt und genießen als „Trittbrettfahrer" kein hohes Ansehen, und ich muss zugeben, dass das bei mir im Studium auch so war. Dieses Lebensprinzip ist jedoch offenbar ziemlich erfolgreich – man geht davon aus, dass die Mehrheit der Organismen auf unserem Planeten parasitär lebt. Parasiten zeigen eine ganz andere Dynamik als Viren oder Bakterien, ihre Strategie ist meist langsam, bedächtig und in ihrem Sinne nachhaltig; sie rufen zunächst eher chronische Beschwerden hervor, der Verlauf kann aber auch tödlich sein. Um eine Konfrontation mit dem Immunsystem des Wirtes zu vermeiden, sind sie meist gut getarnt, und dies führt auch dazu, dass die resultierenden Erkrankungen oft nur schwer zu diagnostizieren sind.

Das Ziel eines Parasiten ist die effektive Vermehrung der eigenen Art, nicht den Wirt regelrecht zu überrennen und ihn damit möglicherweise zu rasch zu töten. Dieser wird häufig geschwächt, aber zunächst ist sein Leben noch nicht gefährdet, denn Parasiten bewohnen und benutzen ihre Wirte meist über längere Zeiträume, und wer wird denn gleich sein Haus anzünden? Es wurde darüber hinaus auch schon oft gezeigt, dass Parasiten Verhaltensänderungen ihrer Wirte (damit sind auch wir gemeint) bewirken können (41, 42, 59, 133, 134, 135). Aus Sicht der Parasiten ist das hochgradig sinnvoll, aus Sicht des Wirtes eher nicht; denn ein Parasit hat seine eigenen Pläne und wenn wir „ausgedient" haben, hat er an unserem Überleben auch kein Interesse mehr.

Solche Erkrankungen dauern also oft über Jahre an und verlaufen meist langsamer und weniger dramatisch als akute Erkrankungen. Langsame, chronische Erkrankungen bleiben jedoch leicht unter dem medizinischen „Radar", wenn man nicht die Gesamtheit der Symptome sieht, denn unsere Medizin ist stark auf akute Erkrankungen und technische Diagnostik fokussiert. Insgesamt ist das kein schlechtes Umfeld für Parasiten, denn sie sind Spezialisten der Tarnung und auch mit hochentwickelter Technik nicht leicht zu entdecken. Deshalb führen diese Krankheitsbilder leicht zu der Vermutung, dass „etwas psychosomatisches" die Ursache sei.

Das Forschungsgebiet der Parasitologie gilt eher als „kleines Fach", und wird oftmals als nicht so relevant für die tägliche Medizin angesehen. *Das ist ein Fehler.* Für die Diagnostik verlässt man sich mit großer Selbstverständlichkeit nahezu ausschließlich auf Labordiagnostik, die stark auf akute Erkrankungen ausgerichtet ist. Von ihr wird erwartet, dass sie immer „perfekte" Ergebnisse liefert – aber ist das auch realistisch?

Das führt uns wieder zu *Toxoplasma gondii*, einem Parasiten, dessen biologisches Programm so ausgesprochen raffiniert ist, dass er die Medizin bis heute an der Nase herumführt. Er kann sich bei perfekter Tarnung an viele verschiedene Wirte anpassen und bei einer Schwächung des Immunsystems den Wirtsorganismus mit einer hohen Vermehrungsrate „überfluten". Er kann sich aber auch rasch wieder in Zellen zurückziehen, wenn er vom Immunsystem des Wirtes angegriffen wird, sich dort in geschützten Hohlräumen vermehren und lebenslang überdauern. Die Risiken und Symptome, die er dabei verursachen kann, werden detailliert auf den Seiten 45 – 49 und 55 – 59 beschrieben.

Toxoplasmen können noch sehr viel mehr, und deshalb sind sie für ihre Wirtsorganismen zähe und schwierige Gegner. Ihre hervorragende Tarnung macht es unserer Medizin sehr schwer sie zu entdecken, und für unser Immunsystem ist es eine schwierige Aufgabe, sie dauerhaft zu kontrollieren.

6. Toxoplasma gondii – ein Meister der Tarnung

Nach gegenwärtigem Wissensstand tragen mindestens 30% der Weltbevölkerung, fast 3 Mrd Menschen, Toxoplasma gondii in sich (93), die
Auswirkungen dieser Durchseuchung sind jedoch auch 2024 - 115 Jahre
nach seiner Entdeckung - noch nicht vollständig geklärt.
Zum Vergleich: Mit Malaria, einer verwandten parasitären Tropen-
krankheit, sind „nur" etwas mehr als 1 Mrd Menschen infiziert. Die
Malaria ist auf die Anophelesmücke als Überträger angewiesen, und
damit zur Zeit *noch* auf die Tropen und Subtropen beschränkt. Toxoplasmen nutzten hingegen mit Katzen einen Vermehrungs - und
Verteilungsweg, der weniger klimaempfindlich ist; auch deshalb ist
Toxoplasma gondii der wahrscheinlich erfolgreichste Parasit der Welt.

Der Vermehrungszyklus von Toxoplasmen (s. S. 18 bis 20) zeigt schon,
wie raffiniert die Evolution diese Parasiten geformt hat – in diesem
Kapitel wird nun erklärt warum Toxoplasmen weiterhin so unglaublich
erfolgreich sind und warum die Diagnose bis heute so kniffelig ist.

Wir blicken heute auf viele Jahre der Forschung in Sachen Toxoplas-
mose zurück, und sie hat uns tiefe und detaillierte Einblicke eröffnet.
Den Medizinern und Forschern, die uns bis zu unserem heutigen
Wissensstand gebracht haben, gebührt unsere Dankbarkeit und Respekt
– doch Toxoplasmen täuschen mit ihrem ausgefeilten Tarnmechanis-
mus bis in die heutige Zeit über ihr gefährliches Potential hinweg.
Erkenntnisse, die dies korrigieren könnten, sind schon seit einigen
Jahren bekannt, werden aber bisher außerhalb einer kleinen Gruppe von
Medizinern und Forschern kaum beachtet. Das wird der Tragweite
absolut nicht gerecht, denn Toxoplasmen führen zu weit mehr
Gesundheitsrisiken und Krankheitsfällen als bisher gedacht (45), siehe
auch auf den Seiten 21-26, 45-49, 195-212.

Im Anschluss an die Infektion eines Menschen vermehren sich Toxoplasmen in Form von Tachyzoiten mit einer Generationszeit von 6 bis 9 Stunden und verteilen sich im Organismus. Es ist ein Wettlauf mit dem Immunsystem des Wirtes, denn innerhalb weniger Tage leitet dies die Abwehr ein, unter anderem, indem es Antikörper produziert. Diese werden spezifisch für angreifende Mikroorganismen produziert, sie docken an den Oberflächenstrukturen der Krankheitserreger an und markieren sie damit für große weiße Abwehrzellen, die „Makrophagen" als feindlich, deren Aufgabe ist es dann die Eindringlinge abzutöten. Als erstes werden IgM Antikörper nachweisbar (53).

Zunächst verteilen und vermehren sich die Tachyzoiten jedoch fast ungestört in unserem Organismus. Sie bevorzugen Nerven- und Muskelgewebe, können aber auch in andere Organe eindringen: Außer solidem Knochen gibt es nichts, was sie nicht erreichen können. .. So, die ersten Tage sind um - aber jetzt geht es ihnen an den Kragen ?! Nein, nicht wirklich - und dafür gibt es mehrere Gründe:

Es wurden schon 1964 auf dem „Ersten internationalen Kongress zur Parasitologie" Forschungsergebnisse vorgestellt, demzufolge Antikörper nicht bei jeder Toxoplasmainfektion nachweisbar sind (67), dies wurde später mehrfach bestätigt (36, 75). Außerdem weiss man seit 1967, dass die Antikörper – falls sie vorhanden sind – nur einen geringen schützenden Effekt vor einer Toxoplasmainfektion bieten (49), nur warum das so ist, wurde erst sehr viel später erklärbar. Die schon genannten Makrophagen sind nämlich auch bei vorhandener Antikörperantwort unseres Organismus nicht in der Lage die Toxoplasmen sicher abzutöten. Wie bewerkstelligen die Toxoplasmen das ?

Makrophagen umfliessen die durch Antikörper markierten Krankheitserreger und kapseln sie so in Zysten (=Blasen) ein. Diese Zysten werden
dann normalerweise mit einem „Lysosom", das einen für Mikroorganismen tödlichen Cocktail enthält, verschmolzen. Toxoplasmen können
jedoch genau diesen Vorgang verhindern und machen damit die
befallenen Makrophagen wehrlos, sie werden vom Jäger zur Beute (31).
Die Toxoplasmen können sich dann in den Makrophagen vermehren, sie
als trojanisches Pferd benutzen und sich durch den ganzen Körper
transportieren lassen - so gelangen sie bis in unser Gehirn (25).

*Die bisher verfügbaren Antikörpertests erfassen nur die für Tachyzoiten
spezifischen Antikörper, diese treten jedoch nicht bei jeder Toxoplasmainfektion auf, und ihre Wirkung auf Toxoplasmen ist schwächer als bei
anderen Infektionen. Bei wie vielen Menschen nach einer Toxoplasmainfektion keine Antikörper nachweisbar sind, ist bis heute unklar.*

*Eine weitere besondere Fähigkeit der Toxoplasmen kann zu einem chroni-
schen Krankheitsbild führen und hat erhebliche diagnostische Schwierigkeiten zur Folge. Sie wurde erst 1996 erkannt und wird im folgenden
geschildert:*

Es war schon bekannt, dass Tachyzoiten sich unter dem zunehmenden
Druck des Immunsystems in eine andere Form, die sogenannten Bradyzoiten verwandeln. Dass sie hierbei aber die Oberflächenstruktur ihrer
äußeren Hülle sehr stark ändern, wurde erst 1996 erkannt (109, 112).
Das ist eine geniale biologische Tarnvorrichtung, die den Toxoplasmen
einen entscheidenden Vorteil verschafft, denn das Immunsystem des
Wirtes, das Mikroorganismen anhand ihrer Oberflächenmerkmale
identifiziert, wird so erfolgreich getäuscht.

Sehr wahrscheinlich können die Antikörper durch diese Strukturänderung nicht mehr an den Toxoplasmen andocken, und die Makrophagen können sie – zumindest vorübergehend - auch nicht mehr identifizieren. Damit sie, jetzt in der Form von Bradyzoiten, auch wirklich sicher vor dem Immunsystem sind, dringen sie nun tief in ihre Wirtszellen ein. Dort nehmen sie sich Teile der „Inneneinrichtung" ihrer Wirtszellen, aus denen sie sich stabile, dauerhafte Zysten bauen. Diese sind jetzt für viele Jahre ihre Heimat. Hier sind sie geschützt und fahren ihren Stoffwechsel herunter, können sich aber weiterhin noch vermehren, wenn auch langsamer als in Form von Tachyzoiten.

Ihr Versteck ist offenbar sehr effektiv, denn sie lösen in dieser Form nahezu keine Produktion von bradyzoitenspezifischen Antikörpern aus (112, 136), und sind deshalb in dieser Form auch nur sehr schwer nachzuweisen. Bradyzoiten und Tachyzoiten liegen nebeneinander in den Zysten vor, unter dem Druck eines gesunden Immunsystems mit einer deutlichen Gewichtung zugunsten der Bradyzoiten (39).

Die üblichen Labortests können bis zum heutigen Tag weder Bradyzoiten und ihre Aktivität noch Bradyzoitenantikörper erfassen.

Toxoplasmen können in Bradyzoitenzysten lebenslang im Wirt überdauern und man weiß heute, dass sie entgegen früherer Annahmen auch nach ihrer Umwandlung von Tachyzoiten in Bradyzoiten keineswegs „ruhend" und „harmlos" sind. Sie können sich weiterhin vermehren, Zystenwachstum auslösen und auch neue Zysten bilden, aktiver werden und Symptome auslösen, vor allem wenn das Immunsystem des Wirtes geschwächt ist (12, 59, 110), oder durch andere Krankheiten überlastet wird. Erste Hinweise für eine Aktivität der Bradyzoiten wurden schon 1989 gefunden (39). 2008 wurde eine detaillierte Studie veröffentlicht, bei der die *langfristigen* Effekte einer Bradyzoitenaktivität untersucht wurden (59). Es fanden sich im Nervengewebe der Versuchstiere Gewebsschäden, Entzündungszeichen und zahlreiche Bradyzoitenzysten – mit der Folge von Verhaltensauffälligkeiten und deutlich beeinträchtigter Gesundheit der Versuchstiere. *Es wurde auch nachgewiesen, dass die Bradyzoiten diese Schäden allein, ohne die Mitwirkung von Tachyzoiten verursachen konnten. Toxoplasmen sind also in Form von Bradyzoiten keinesfalls passiv, es ist keine „Sackgasse" für sie.*

Solange unser „zelluläres Immunsystem" stark genug ist, kann es eine solche Entwicklung verhindern. In mehreren Studien (12, 52, 113, 114), wurde festgestellt, dass eine beständige Aktivität bestimmter Abwehrzellen (CD4 T-Helferzellen und CD8 T-Zellen) nötig ist, um die Toxoplasmen unter Kontrolle zu halten. **CD4 T-Helferzellen stimulieren CD8 Zellen**, diese produzieren vier Interferone (hochaktive Botenstoffe des Immunsystems) und können als „zytotoxische Zellen" auch von Toxoplasmen befallene Zellen abtöten.

Das Immunsystem wird jedoch langfristig durch die Toxoplasmen geschwächt (6, 31, 109), vor allem, indem diese die Funktion der genannten CD4 T-Helferzellen beeinträchtigen (74). So wird bei einem chronischen Krankheitsverlauf zunehmend die Zusammenarbeit der CD4 und CD8 Zellen gestört, und in der Folge wird die Immunantwort der CD8 Zellen schwächer (31). Diese verlieren dann die Fähigkeit zur Bildung von zweien der vier Interferone (12). Die Forscher beschrieben diesen Vorgang als **Erschöpfung der CD8 Zellen**, die eine Schwächung der Immunabwehr hervorruft. Wenn diese schwerwiegend ist, können Bradyzoiten ihre Aktivität weiter steigern (110), zunehmende Symptome verursachen und auch wieder in das aggressivere Tachyzoitenstadium wechseln (12, 39), um sich weiter im Organismus zu verteilen.

Durch so eine „Neuaussaat" entstehen dann wieder neue Zysten (109). Wenn das Immunsystem phasenweise wieder stärker arbeitet, müssen die Toxoplasmen ihre Aktivität wieder reduzieren, nur leider sind diese Erfolge oft nicht von Dauer. Vor diesem Hintergrund erscheint es nur logisch, dass 2015 und 2016 in Tierversuchen nachgewiesen werden konnte, dass bei einer Schwächung des Wirtes bestehende Bradyzoiten-zysten wachsen können um mehr Platz für neue Bradyzoiten zu schaffen (110), auch können sich bei einer chronischen Toxoplasmose neue Bradyzoitenzysten bilden. Daraus wurde gefolgert, dass Bradyzoiten chronische Erkrankungen auslösen können (122).

Über Jahre können so in Zyklen die Größe und Anzahl der Bradyzoiten-zysten zunehmen, bis der Wirt geschwächt und wortwörtlich mit Zysten „gesättigt" ist - innerhalb der sich die Bradyzoiten weiter teilen können.

Dies steht in Übereinklang mit den Schilderungen meiner Patienten: Viele berichten, dass sie zunächst über Monate oder Jahre immer nur phasen-weise Symptome hatten, aber die Häufigkeit und Intensität dieser Phasen im Laufe der Zeit insbesondere nach schwächenden Ereignissen wie weiteren Infektionen oder Operationen immer mehr zunahmen, bis sich ein schweres, kontinuierliches Krankheitsbild einstellte.

Letztlich verfolgen Toxoplasmen auch in Form von Bradyzoiten beharrlich und konsequent ihr biologisches Programm, das darauf abzielt sich zu vermehren und den Wirt zu schwächen, um letztlich wieder eine Katze zu erreichen. Die Rolle der Bradyzoiten wird dabei unterschätzt, ihre Funktion geht offenkundig weit über bloßes „Überleben" im Wirt hinaus, und sie sind ganz sicher nicht harmlos. Es ist ein vollkommen unbegrün-deter medizinischer Optimismus, dass all diese Vorgänge die Gesundheit von Toxoplasmoseträgern nicht beeinträchtigen sollen.

Wir beherrschen die Toxoplasmen auch nicht, sondern es handelt sich um eine Pattsituation – aber nur solange unser Immunsystem leistungsfähig genug ist, um diese Situation aufrecht zu erhalten. Die Balance zwischen unserem Immunsystem und den Toxoplasmen ist labil, und leider müssen wir mit ihnen leben, wenn wir sie erst einmal an Bord haben, denn das menschliche Immunsystem kann sie nicht vollständig abtöten.

Zusammenfassend gibt es viele Gründe, warum Toxoplasmen auch bei Menschen mit einem bislang intakten Immunsystem (="Immunkompetente") Erkrankungen verursachen können.

Tatsächlich wurde schon 1974 festgestellt, dass auch immunkompetente Patienten an einer Toxoplasmose erkranken können (99). 1975 wurde in einer Studie festgestellt, dass etwa die Hälfte der Patienten, die an einer Entzündung des Gehirnes durch Toxoplasmen litten, immunkompetent waren (120). 1985 wurden in einer ähnlichen Studie 48 von 200 Patienten als immunkompetent eingestuft (80), und von 1998 bis 2006 waren 44 Patienten in Französisch Guinea an einer akuten Toxoplasmose erkrankt, die gleichfalls immunkompetent waren und deren Krankengeschichten sorgfältig dokumentiert wurden (18).

Es liegen also seit mindestens 1974 mehrere Forschungsergebnisse vor, die belegen, dass auch ein immunkompetenter, bislang gesunder Mensch an einer Toxoplasmose erkranken kann, und es ist mittlerweile auch bekannt, wie dies durch eine gezielte Schwächung des Immunsystems hervorgerufen wird. Seit mindestens 1996 weiß man von der Strukturänderung der Toxoplasmaoberfläche beim Übergang von Tachyzoiten in Bradyzoiten (112), wodurch unsere Antikörper weitgehend wirkungslos werden und unsere Laborwerte sehr viel von ihrer Genauigkeit einbüßen.

Die Erkenntnis, dass Bradyzoiten aktiv und gesundheitsgefährdend sein können (39, 59, 110, 122), und unsere Laborwerte weitaus weniger verlässlich sind als angenommen (s. S. 23, Quellen 29, 75, 132), ist leider noch nicht von der Forschung in die klinische, behandelnde Medizin übertragen worden. Hier gilt noch, dass Bradyzoiten weitgehend harmlos seien und unsere Laborwerte das Krankheitsgeschehen korrekt wiedergäben.

Wir können aber bisher weder alle Toxoplasmainfektionen sicher nachweisen, noch können wir die Toxoplasmalast eines Organismus bestimmen, darüberhinaus sind die üblichen Antikörpertests auch in keiner Weise geeignet, eine zunehmende Reaktivierung der Bradyzoiten aufzudecken. Die üblichen Laborwerte erfassen den Krankheitsprozess erst sehr spät, nämlich erst dann, wenn die Erkrankung so weit fortgeschritten ist, dass Tachyzoiten wieder im Blut erscheinen.

Letztlich sind viele Annahmen zur Toxoplasmose, auf die wir uns früher verlassen haben, schon lange nicht mehr haltbar. Sie bestimmen aber immer noch die Medizin und verhindern ein Umdenken – das gefährdet die Betroffenen und blockiert neue Forschungsansätze.

Der „Clou" liegt in der Kombination der Irrtümer. Einige Forscher wissen, dass die Testsysteme Antikörper gegen Bradyzoiten nicht erfassen können, halten dies aber für kein Problem, da eine Mehrheit die Bradyzoiten immer noch für inaktiv und harmlos hält. Von den Forschern, die auf das gefährliche Potential von Bradyzoiten hinweisen, befassen sich jedoch nur sehr wenige mit der Arbeit am Patienten. Die Gesamtheit des Krankheitsbildes wiederum ist vielen Ärzten nicht bekannt, weil im Rahmen von wissenschaftlichen Studien oft nur einzelne Symptome betrachtet werden.

Wenn Ärzte trotzdem eine Toxoplasmose in Betracht ziehen, verlassen sie sich auf Antikörpertests, die einen wesentlichen Teil der Toxoplasmaaktivität, nämlich die der Bradyzoiten, nicht erfassen können. Insgesamt läuft es bisher noch gut für die Parasiten – sehr gut.

Die Situation ist verfahren. Weil das Problem nicht erkannt ist, ist es auch kein Problem, und der Irrtum kein Irrtum. Das ist für die Erkrankten eine Katastrophe, denn mit der Begründung, dass die Laborwerte unauffällig seien, wird ihre Erkrankung dann häufig als „psychosomatisch" eingestuft. Diesen Stempel wird man so schnell nicht wieder los. Neue Testverfahren, die eine Bradyzoitenaktivität erfassen können, sind vielversprechend, aber entweder erst noch in der Entwicklung (s. S. 236) oder noch nicht fest etabliert (s. ab S. 238).

Die Toxoplasmen agieren raffiniert und subtil, ihre Strategie ist clever und langfristig angelegt, sie sind im Vorteil – und wir machen den Riesenfehler, sie immer noch zu unterschätzen.

......

Neben all diesen bedenklichen Erkenntnissen gibt es aber auch ausgesprochen gute Nachrichten: Wir sind alles andere als hilflos, denn es ist möglich diese Erkrankung zu diagnostizieren und mit neuen Labormethoden mit einer hohen Wahrscheinlichkeit labortechnisch nachzuweisen und dann auch effektiv zu behandeln. Die Medikamente sind in bestimmten Kombinationen sehr wirksam, und die Symptome können in den meisten Fällen komplett zur Rückbildung gebracht werden. Bleiben Sie dabei.

6.1   Die Übertragungswege der Toxoplasmose

Katzen erkranken meist frühzeitig im Alter von wenigen Wochen an Toxoplasmose und scheiden dann für etwa drei Wochen mit dem Kot Millionen von Oozysten aus. Diese werden nach etwa 2 Tagen infektiös, wenn sich in ihnen die Sporozoiten (die eigentlichen „Eier") voll entwickelt haben. Die Oozysten mit den darin enthaltenen Sporozoiten werden mit dem Kot im gesamten Lebensbereich der Katze verteilt, also auch im Garten, im Gemüsebeet   oder im Sandkasten.   Bei späteren erneuten Toxoplasmainfektionen scheiden Katzen in etwa 90% der Fälle keine Oozysten mehr aus (50), deshalb ist das Risiko sich durch direkten Kontakt anzustecken bei *älteren* Katzen etwas geringer.

Insgesamt ist jedoch die durch Katzenkot verursachte Belastung der Böden mit Oozysten ein ernstzunehmendes Gesundheitsrisiko;   2013 wurde hierzu eine Studie in den USA veröffentlicht (119). Dort führen in städtischen Bereichen (also auch in Hausgärten und auf Spielplätzen !) etwa 1,2 Millionen Tonnen Katzenkot pro Jahr zu einer Belastung mit 32 bis 4640 Oozysten pro Quadratmeter.   Eine entsprechende Untersuchung in Deutschland ist mir nicht bekannt, es wäre aber sicher verfehlter Optimismus, eine geringere Belastung anzunehmen.

Eine Infektion von Menschen und Tieren ist sowohl durch Oozysten (Schutzhüllen, die Toxoplasma -„Eier" enthalten) wie auch durch Fleisch möglich, dass von infizierten Tieren stammt und Bradyzoitenzysten enthält. Auch in menschlichem Samen von immunkompetenten, nur latent infizierten Männern wurden Bradyzoitenzysten nachgewiesen, höchstwahrscheinlich ist hierdurch eine Infektion möglich (117). Eine Infektion kann auch im Mutterleib stattfinden, wenn sich eine Frau während ihrer Schwangerschaft eine Erstinfektion zuzieht und hierbei die Erkrankung auf das Kind übertragen wird. Auch bei einer Organspende kann es zu einer Übertragung lommen, wenn das gespendete

Organ Bradyzoitenzysten enthält. Die besondere Problematik liegt darin, dass im Anschluss an eine Transplantation lebenslang immununterdrückende Medikamente eingenommen werden müssen. Falls es sich um eine Erstinfektion handelt, erhöhen diese Medikamente das Risiko für eine akute Toxoplasmose, falls die Person schon vorher Toxoplasmaträger war, kann die Immununterdrückung eine Toxoplasmareaktivierung begünstigen.

Zur Erinnerung: Oozysten sind sehr umweltresistent und bleiben auch auf der Weide, dem Feld, im Garten oder im Sandkasten über mehrere Jahre infektiös. Eine einzige Oozyste, die es durch direkten Kontakt oder mit Pflanzenbestandteilen in einen Wirtsorganismus schafft, reicht für die Infektion eines Menschen oder eines Nutztieres aus. Bereits nach wenigen Tagen etablieren sich Bradyzoitenzysten vor allem in Muskel- und Nervengewebe. Der Mensch wird damit zum lebenslangen Träger einer Toxoplasmose (119), das Fleisch der Nutztiere wird infektiös.

Gerade dieser Verbreitungsweg ist offenbar sehr effektiv, denn eine Infektion des Menschen mit Toxoplasma gondii erfolgt am häufigsten durch Bradyzoitenzysten, die in nicht durchgegartem Fleisch, z.B vom Schaf, Rind, Lamm, Ziege, Huhn oder Schwein enthalten sein können (24) - alle Nutztiere des Menschen können betroffen sein. Vegetarier unterliegen einem etwas geringeren Infektionsrisiko, doch möchte nicht jeder seine Ernährung so tiefgreifend umstellen - und Oozysten können auch mit nicht gründlich gewaschenem Gemüse oder kontaminiertem Wasser (9) in unseren Organismus aufgenommen werden.

Letztlich ist eine Infektion mit Oozysten oder Bradyzoitenzysten nahezu weltweit ein lebenslanges Risiko.

6.2 Das Infektionsrisiko lässt sich vermindern

Um das Infektionsrisiko zu senken, sollte man den Kontakt mit erkrankten Katzen meiden oder vermindern, und das Katzenklo sollte möglichst täglich geleert werden, bevor die Oozysten nach etwa 2 Tagen ausreifen und infektiös werden. Man sollte hierbei Handschuhe tragen und auf eine strikte Hygiene der Hände achten. Unvermeidlich ist wahrscheinlich auch, dass in der Phase einer akuten Toxoplasmose einer Katze die Oozysten im Fell sitzen und damit auch auf die Hände der Menschen gelangen können. *Man sollte zu einer erkrankten Katze keinen engen Körperkontakt suchen – dies gilt vor allem für Kinder ! - und auf eine gründliche Hygiene der Hände achten.* Gut wäre es sicher auch, wenn es möglich wäre, Katzen aus Ställen herauszuhalten. Leider ist dies eigentlich nur bei einer Massentierhaltung möglich, erstrebenswert finde ich eine solche Tierhaltung aber sicher nicht.

Man sollte Katzen aus dem Gemüsebeet und Sandkasten, *(der bei Nichtbenutzung prinzipiell abgedeckt sein sollte)* heraushalten. Bei der Gartenarbeit sollte man sich mit Handschuhen schützen und die Hände nachher gründlich waschen. Salat sollte prinzipiell nur gründlich gewaschen zubereitet werden. Das Tragen von Handschuhen oder häufiges intensives Händewaschen sollte gerade bei der Fleischzubereitung dringend beachtet werden und rohes Fleisch sollte nicht verkostet werden. Erst anschließendes gründliches Kochen oder Braten tötet Toxoplasmen sicher ab.

Eine weitere Möglichkeit sind tiefgefrorene Produkte, denn auch Einfrieren tötet Bradyzoiten sicher ab (73). Eine Temperatur von -6,7°C überleben die Bradyzoiten noch für etwa 11 Tage. Ab -12,2°C werden nach 8,5 Stunden keine lebenden Bradyzoiten mehr festgestellt. Wenn das Fleisch nicht schon beim Kauf gefroren war, sollte die Gefrierdauer im häuslichen Kühlschrank jedoch deutlich länger sein, denn die Temperatur von -12,2°C muss in allen Bereichen über mindestens 8,5 Std. erreicht werden. Tiefkühlkost wird in Deutschland bei mindestens -18°C aufbewahrt und darf deshalb als sicher gelten. Ein positiver Aspekt ist, dass nach bestimmten Qualitätskriterien hergestellter luftgetrockneter Schinken (Reifungszeit mindestens 33 Tage bei 3°C, Auftragen einer Pökelsalzmischung mindestens 2x, zu Beginn und nach 15 Tagen) keine lebensfähigen Bradyzoiten mehr enthält (48). Dies wurde auch für bestimmte Herstellungsverfahren von Wurstwaren nachgewiesen (47).

Vorsicht: Nicht durchgegartes Fleisch, zum Beispiel ein saftiges „medium" Steak, kann durchaus noch lebensfähige Toxoplasmen enthalten - Fleischprodukte sollten deshalb besser nur durchgegart genossen werden. Das ist im Fall von manchen Produkten nicht möglich, aber Bradyzoiten können auch durch das schon genannte vorherige Einfrieren unschädlich gemacht werden.

Insgesamt ist es sicher kein großer Aufwand, das persönliche Infektionsrisiko zu senken, und ich halte das für hochgradig sinnvoll, denn es ist sehr wahrscheinlich, dass die Antikörper, die als Reaktion auf eine Toxoplasmainfektion gebildet werden, keine sichere Immunität gegen weitere Infektionen bieten (49). Ich halte es sogar für denkbar, dass bei stetiger weiterer Aufnahme von Toxoplasmen, z.B. infolge von häufigem Genuss von Mett, Steak „medium" oder Rohwurstprodukten, eine höhere Toxoplasmalast ausgebildet wird, und das sollte man besser vermeiden.

Es ist deshalb sehr sinnvoll, im Rahmen einer Toxoplasmosebehandlung auch die Ernährung entsprechend umzustellen, denn man möchte sicher nicht erst eine aufwendige Behandlung durchlaufen und dann weiter für neuen Nachschub an Toxoplasmen „sorgen".

6.3 50% der Menschen in Deutschland sind infiziert

Diese nachgewiesene Belastung der Menschen mit Toxoplasmen (130) stellt eher die untere Grenze dar, denn wenn man die entsprechenden Forschungsergebnisse berücksichtigt, ist damit zu rechnen, dass mehr Menschen mit Toxoplasmen infiziert sind, als die Laborwerte vermuten lassen. Zunächst einmal liegt die Fehlerquote der Labornachweise je nach Verfahren bei bis zu etwa 18% (95), und es wurde schon mehrfach zumindest für Nutztiere belegt, dass Infektionen auch bei gleichzeitiger Nutzung verschiedener Labormethoden nicht sicher nachgewiesen werden können (36, 67, 75, 133). Generell ist unbekannt wie lange das Toxoplasma IgG, falls es bei einer Erstinfektion überhaupt ansteigt, nachweisbar bleibt, und *Bradyzoitennachweise finden zur Zeit außerhalb weniger Forschungslabore kaum statt.* So kann es nicht verwundern, dass wir nicht wissen, wie häufig falsch-negative Befunde bei Menschen sind, und damit sind Zahlen zum Infektionsgeschehen offenkundig mit einer großen Unsicherheit behaftet.

Deutschland gehört zu den Risikogebieten, es wurde eine Häufigkeit für positive Toxoplasmatestergebnisse von etwa 50% der gesamten erwachsenen Bevölkerung ermittelt (130). Diese Häufigkeit nimmt von etwa 20% in der Gruppe der 18–29 jährigen bis auf 77% in der Gruppe der 70–79 jährigen zu, bei über 79 jährigen beträgt die Häufigkeit 84%. Diese Altersabhängigkeit erklärt sich naheliegenderweise daraus, dass die Parasiten im Laufe eines längeren Lebens einfach mehr Zeit haben uns zu infizieren, sie werden irgendwann durch nicht durchgegarte Fleischprodukte oder nicht hinreichend gewaschenes Gemüse übertragen.

Männer haben gegenüber Frauen ein um den Faktor 1,76 erhöhtes Risiko - das ist fast eine Verdoppelung. Das Halten von Katzen und schon ein mäßiges Übergewicht mit einem BMI (Bodymassindex) über 30 sind weitere Risikofaktoren, eine vegetarische Ernährung vermindert das Risiko. Im Osten Deutschlands ist die Häufigkeit in allen Altersgruppen höher als im Westen, bei 40 – 69 jährigen beträgt diese Differenz +20%.

Es gibt weltweit für viele Länder einen gewissen Überblick über die Infektionsraten von Frauen im gebärfähigen Alter bzw. Schwangere (93). Auf einer entsprechenden Weltkarte ist dort zum Beispiel Deutschland zusammen mit Belgien und Frankreich als Gebiet mit hohen Infektionsraten dunkelrot ausgewiesen. In den Niederlanden lag diese Rate 2007 bei etwa 26%, in Nordamerika (mit Ausnahme von Quebec, dort höher) und Nordeuropa sind sie mit 11 - 20% nochmals niedriger, und die niedrigste Quote wird mit etwa 5% in Thailand gefunden.

Die Infektionsraten der jeweiligen Gesamtbevölkerung liegen jedoch wahrscheinlich oft höher, da die Häufigkeit einer nachweisbaren Toxoplasmainfektion mit dem Lebensalter zunimmt und ältere Frauen oft nicht in die Statistiken eingehen, das Risiko von Männern oft nicht erfasst wird, und unbekannt ist, wie häufig falsch-negative Ergebnisse sind. Genaueres zu den Nachweisverfahren finden Sie ab Seite 50.

Das Risiko, sich mit Toxoplasmen zu infizieren, besteht lebenslang und nahezu weltweit, aufgrund der Ungenauigkeit der Laborwerte ist es aber schwierig genaue Infektionsraten zu ermitteln. Es spricht vieles dafür, dass sie deutlich höher sind als bisher angenommen wird.

Mit allen genannten erheblichen Ungenauigkeiten wird letztlich für die Weltbevölkerung bei einer Schwankungsbreite von 10-60% (93) eine durchschnittliche Häufigkeit von Toxoplasmainfektionen von etwa 30% angenommen (86), damit sind etwa 3 Milliarden Menschen betroffen.

6.4   Die Risiken einer aktiven Toxoplasmose

Bei wie vielen Menschen eine Toxoplasmainfektion im weiteren Leben zu Symptomen führt, ist noch nicht geklärt, aber *alle nachfolgend aufgeführten Symptome und Risiken können als Folge einer Toxoplasmaaktivität auftreten,* und meist sind dies mehrere der genannten Symptome gleichzeitig. Das führt zu komplexen Krankheitsbildern und macht eine Diagnose schwierig. Es gibt einen Weg durch dieses Dickicht, er beginnt mit den wissenschaftlichen Grundlagen:

Muskelschmerzen sind ein häufiges Symptom einer akuten oder auch reaktivierten Toxoplasmose (26, 54, 85). Behan et al berichteten 1983 von einem Kind mit angeborener Toxoplasmose als Ursache für eine **kombinierte Haut- und Muskelentzündung** (13).

Auch das Herz kann betroffen sein: Montoya et al berichteten 1997 von einer bis dahin gesunden, immunkompetenten Patientin, bei der sich durch eine aktive Toxoplasmose eine **Herzmuskelentzündung** entwickelte, dadurch kam es zu einer schweren **Herzleistungsschwäche** (85). Auch eine **Lungenerkrankung** (18) und ein **Befall des Zwerchfelles** (ein wichtiger Atemhilfsmuskel) wurden nachgewiesen (75), alle 3 Faktoren können einzeln und in Kombination eine deutliche Einschränkung der Herz- und Lungenbelastbarkeit hervorrufen, mit der Folge einer erheblichen **Kurzatmigkeit** schon bei leichter Belastung.

Häufig bestehen auch **drückende Bauchbeschwerden im Mittel- und Oberbauch.** Als mögliche Ursachen wurden schon eine toxoplasmabedingte **Lebererkrankung** (35), eine **Entzündung der Lymphknoten des Bauchraumes** (70), und auch eine toxoplasmabedingte **Magenerkrankung** nachgewiesen (51). Es können auch Entzündungen der **Prostata** hervorgerufen werden (23), mit der Folge von Prostatavergrößerungen und Harnabflussstörungen (s. Anmerkung S.146 oben).

Die bevorzugten Zielgewebe der Parasiten sind beim Menschen neben dem Muskelgewebe auch das **Zentralnervensystem** mit der Folge von **Gehirnentzündungen** und **Entzündungen des Auges** (124). Diese Entzündungen werden durch Zytokine hervorgerufen, die sowohl durch eine Bradyzoiten - wie auch Tachyzoitenaktivität in Astrozyten und Mikroglia (spezielle Immunzellen des Gehirnes) freigesetzt werden können (40). Es ist auch bekannt, dass die durch Zytokine ausgelösten Entzündungen Depressionen hervorrufen können (s. auch Literaturhinweis „The Inflamed Mind" auf S. 203 unten).

Die Reaktionszeit ist bei Toxoplasmoseträgern deutlich verlängert, sie nimmt mit zunehmender Infektionsdauer zu - daraus kann man schließen, dass es einen langsam zunehmenden schädigenden Effekt der Toxoplasmose auf den Menschen gibt (56). Des weiteren konnte nachgewiesen werden, dass Toxoplasmen schwere Störungen des Glutamatstoffwechsels des Gehirnes auslösen können. Es ist deshalb wahrscheinlich, dass Toxoplasmen neurodegenerative Erkrankungen wie **Alzheimer Demenz und Morbus Parkinson** begünstigen (30). Siehe hierzu auch die Falldokumentation auf den Seiten 157-159.

Es wurden deutlich erhöhte Häufigkeiten für psychische Veränderungen mit **aggressivem Verhalten, erhöhter Impulsivität** (22) und **gehäuftem Auftreten von Schizophrenie** gefunden (34, 118, 134), diese Risiken werden teilweise der durch Toxoplasmen verursachten Störung des Dopaminstoffwechsels zugeordnet (111, 118, 123).

Patienten mit Schizophrenie sind etwa 2,7 mal häufiger mit Toxoplasma infiziert, und haben auch ein 2,7 fach höheres Risiko an einer Covid-19 Infektion zu versterben. Diese auffällige Parallele wurde auf eine Erschöpfung des Immunsystems durch die Toxoplasmen zurückgeführt (101).

Des weiteren wurden erhöhte Häufigkeiten von Ängsten, Kopfschmerzen, Intelligenzminderung bei Kindern mit angeborener Toxoplasmose, Psychosen, Demenz und Epilepsie bis hin zu einem erhöhten Selbstmordrisiko nachgewiesen (27, 34, 42, 118, 133). Im Vergleich zu einer gesunden Kontrollgruppe werden **bei Erwachsenen mit Aufmerksamkeitsdefizitsyndrom** 2,8 mal häufiger (76) und bei Menschen mit **bipolarer Störung** mehr als 3 mal häufiger Toxoplasma Antikörper nachgewiesen (3).

Mit dem **Kleinhirn** kann auch ein wichtiger Ort der motorischen Koordination, Feinabstimmung und des Erlernens von Bewegungsabläufen betroffen sein, mit der Folge von **Schwindel und Gangunsicherheit** (54) sowie ungenaueren und schlechter abgestimmten Bewegungen. Man darf annehmen, dass dies dazu beiträgt, dass bei Toxoplasmaträgern das Risiko für das Verursachen eines Verkehrsunfalles um das 2,65 fache erhöht ist (41).

Darüberhinaus geht eine hohe Infektionsrate mit Toxoplasma gondii mit einem **erhöhten Risiko für bösartige Hirntumore** einher. Dieser Faktor liegt bei etwa 1,8 – das ist nahezu eine Risikoverdopplung. *Dieser Zusammenhang wurde für 37 Länder belegt* (116).

Obwohl all diese schwerwiegenden Erkrankungen, Störungen der mentalen Belastbarkeit und Konzentrationsfähigkeit sowie Verhaltensänderungen und psychischen Erkrankungen auffällig häufig bei Toxoplasmaträgern gefunden werden, können sogar im Fall einer toxoplasmabedingten Gehirnentzündung Kernspinaufnahmen (MRT) des Gehirnes völlig normal sein: 2015 wurde von einem Patienten mit einer toxoplasmabedingten Hirnentzündung berichtet, dessen Kernspinuntersuchung des Kopfes keine Auffälligkeiten zeigten (11).

Manche Patienten berichteten von vermehrten Durchfällen, die sich nach der Toxoplasmosetherapie besserten. Diesbezüglich wurden Belege gefunden, nach denen eine chronische Toxoplasmose die Anfälligkeit für eine Colitis (Darmentzündung) und eine schlechtere Wundheilung im Darm erhöht. Die Ursache wurde darin gesehen, dass Monozyten (bestimmte weisse Abwehrzellen) durch eine chronische subklinische Toxoplasmose schon im Knochenmark aktiver werden, in entzündete Bereiche wandern und diese dort mit Freisetzung von Interferonen und Stickoxid (NO) Entzündungen weiter fördern (103). Siehe hierzu auch S. 117 unten, *kursiver Abschnitt*.

Eine Erstinfektion während der Schwangerschaft erhöht das Risiko für eine angeborene Toxoplasmose mit schweren Folgekrankheiten des Kindes (s.S. 21/22 und S. 253). Weniger bekannt ist hingegen, dass Toxoplasmaträgerinnen, die schwere Schwangerschaftskomplikationen erleiden, an einer chronischen Form der Toxoplasmose erkrankt sein können, obwohl ihre IgM Werte negativ sind. Eine Behandlung der Toxoplasmose kann in solchen Fällen das Risiko für weitere Schwangerschaftskomplikationen deutlich senken (19), s. hierzu auch S. 255.

Es ist erschreckend, dass die Risiken für diese schwerwiegenden Symptome, psychischen Erkrankungen und Verhaltensauffälligkeiten schon allein bei einem positiven Toxoplasma IgG Nachweis zunehmen – und es legt nahe, dass eine unterschwellige Toxoplasmaaktivität in den Zysten erhebliche Auswirkungen auf die Träger einer Toxoplasmose haben kann - einem Verdacht, dem in der Forschung immer mehr nachgegangen wird (39, 56, 59, 100, 101, 108, 110, 122). Umfangreiche Übersichtsarbeiten zu den Risiken und Symptomen einer „latenten" Toxoplasmose wurden von Flegr und Escudero sowie Flegr et al. veröffentlicht (44, 45).

Die Liste dieser Symptome ist lang und detailliert, und die Autoren bezeichnen konsequenterweise die hohe Durchseuchung mit Toxoplasma gondii als großes und unterschätztes Problem für die Gesundheit der gesamten Bevölkerung, sogar ein globales Risiko – ich kann mich dem nur voll anschließen.

Toxoplasmen können wahrscheinlich alle Organsysteme erreichen und schwer beeinträchtigen, deshalb verursachen sie so vielfältige Symptome. Die Auswirkungen von Toxoplasmainfektionen auf unsere Gesundheit werden aber noch vor allem stark unterschätzt.

Dies liegt sicher daran, dass die resultierenden Erkrankungen oft nicht einer Toxoplasmainfektion zugeordnet werden, und möglicherweise auch daran, dass die einzelnen Symptome meist nur separat in den einzelnen Fachgebieten untersucht werden, und das Gesamtbild nicht gesehen wird.

Es könnte von zunehmender Bedeutung werden, dass sich verschiedene Toxoplasmastämme kreuzen können, wenn sie gleichzeitig in einer Katze anzutreffen sind. So können neue, atypische Varianten entstehen, die noch gefährlicher als die bisher bekannten Stämme sind (55). Dies wurde zunächst bei Katzen in Südeuropa festgestellt, aber auch schon 2010 bei Katzen in Deutschland nachgewiesen (60, 104). Aggressivere Stämme können eine höhere Bradyzoitenlast nach sich ziehen (110) und damit noch schwerwiegendere Gesundheitsbelastungen verursachen.

Konkret heißt das, dass in Zukunft toxoplasmabedingte Erkrankungen weltweit und auch in Deutschland schwerer verlaufen könnten. Wir müssen dringend die Infektionsraten vermindern und dürfen uns in der Diagnostik nicht auf traditionellen Standpunkten ausruhen – und wir müssen den Erkrankten effektive Behandlungen zukommen lassen.

6.5 Die Nachweisverfahren

In diesem Kapitel werden die Nachweisverfahren erklärt, und warum diese Erkrankung trotz sorgfältiger Laborarbeit mit den gegenwärtig üblichen Laborverfahren nicht sicher zu diagnostizieren ist.

Es muss zunächst betont werden, dass nicht automatisch eine Behandlung erforderlich ist, wenn Toxoplasmanachweise positiv sind. Toxoplasmen können lebenslang in unserem Organismus vorhanden sein, ohne dass wir erkranken. Eine Behandlung wird nur dann erforderlich, wenn ein Mensch auch an einer aktiven Toxoplasmose erkrankt ist und sich entsprechende Symptome entwickeln. Die immer wieder angesprochenen diagnostischen Probleme resultieren aus der Tarnung der Toxoplasmen, die beim Übergang von Tachyzoiten zu Bradyzoiten die Struktur ihrer äußeren Hülle stark verändern und sich in ihre Zielzellen zurückziehen (109, 112). So wird unsere Labortechnik in Bezug auf die Zystenformen weitgehend getäuscht.

Es werden momentan im wesentlichen 3 Nachweisverfahren verwendet; ein weiteres, der **Leukozytentransformationstest (LTT)** ist nach meinen Erfahrungen verlässlich, wird aber noch nicht allgemein benutzt (Details hierzu 238-239 und Fallbeispiele mit positivem LTT S. 152–181).

1) Das Mikroskopieren von Gewebsproben. Dies ist eine zeitaufwendige und schwierige Untersuchung, für verlässliche Ergebnisse müssen mehrere Gewebsproben aus verschiedenen Geweben entnommen werden. Es ist deshalb keine Methode, die im klinischen Alltag für eine größere Patientenanzahl geeignet wäre.

2) Der Nachweis von Genmaterial der Toxoplasmen im Blut mittels eines „PCR" Testes. Dieser gilt eigentlich als „Goldstandard" in der Diagnostik vieler Erkrankungen. Für die Toxoplasmose ist die Verlässlichkeit des PCR Test jedoch stark eingeschränkt (34, 64, 75).

Wahrscheinlich liegt das daran, daß Toxoplasmen überhaupt nur für kurze Zeit im Blut vorhanden sind (64), deshalb sind ihre Bestandteile dort auch nur selten nachweisbar.

3) Antikörperbestimmungen. Bei einer Infektion bildet ein Organismus für jeden Krankheitserreger spezifische Antikörper, sogenannte „Immunglobuline" (im folgenden mit „Ig" abgekürzt). Werden diese nachgewiesen, so hat sich der Organismus mit der entsprechenden Erkrankung auseinandergesetzt. **Bisher werden ausschließlich tachyzoitenspezifische Antikörper, meist IgM und IgG untersucht.**

IgM werden etwa 1-2 Wochen nach einer Toxoplasma Erstinfektion nachweisbar und bleiben, falls sie erhöht sind, mit einer großen zeitlichen Streuung im Durchschnitt für etwa 11 Monate nachweisbar (53), in etwa 27% auch länger als 2 Jahre.

Nach etwa 2-3 Wochen werden **IgG** nachweisbar (53), sie haben die Aufgabe einen langanhaltenden Schutz zu gewährleisten und sind oft noch Jahre später erhöht. Bei einer Toxoplasmainfektion entwickeln allerdings nicht alle Individuen Antikörper. Dies wurde schon 1966 im Tierversuch nachgewiesen (67), ein Ergebnis das im Laufe der Jahre immer wieder bestätigt wurde (36, 75, 132). In einigen Fällen versagten sogar mehrere Testverfahren gleichzeitig (Sabin Feldmann Test, Westernblot, modifzierter Agglutinationstest). Die tachyzoitenspezifischen IgG werden von einem Standardtest nur mit einer Sensitivität von etwa 82% erkannt (95), *es bleiben also mindestens 18% Raum für Fehler.* Falls die IgG nach einer Erstinfektion erhöht sind, sinken sie danach über Jahre langsam (64) ab, und es ist nicht klar wie lange sie überhaupt sicher nachweisbar bleiben. Aufgrund meiner *Erfahrungen nehme ich an, dass dies wahrscheinlich oft nicht mehr als etwa 15 - 20 Jahre der Fall ist.*

Der erste Labortest für Tachyzoiten wurde 1948 entwickelt (99). Was leider damals noch niemand ahnte: Dieser und nahezu alle bis heute verfügbaren Tests reagieren nur auf Antikörper, die gegen Tachyzoiten gerichtet sind, deshalb kann man mit ihnen auch nur diesen Teil der Erkrankung erfassen. Die Veränderungen in der Oberfläche der Toxoplasmen bei der Umwandlung von Tachyzoiten zu Bradyzoiten wurde erst 1996 entdeckt (112). Daraus folgt zwangsläufig, dass die herkömmlichen Antikörpertests Bradyzoiten nicht erfassen können.

Es ist auch bedenklich, dass die gegenwärtig üblichen Toxoplasmatests vor etwa 45 Jahren entwickelt wurden. Mikroorganismen, auch Toxoplasma gondii, verändern jedoch im Laufe der Jahre ihre Oberflächenstrukturen. Die Genauigkeit dieser Tests könnte deshalb in den letzten Jahren noch weiter abgenommen haben, darauf weist Professor Yolken vom Johns Hopkins Hospital in Baltimore hin (132). Die Forscher entwickelten ein Nachweisverfahren für Toxoplasma - Proteine, das sich als deutlich sensitiver als die bisherigen Antikörpernachweise erwies (s. ab S. 235). Auch das zeigt, dass bei negativem tachyzoitenspezifischen IgG eine Toxoplasmainfektion keinesfalls sicher ausgeschlossen ist.

Außerdem haben sich die Forschungen zur Verlässlichkeit der Antikörpertests immer nur auf Erstinfektionen konzentriert, niemals auf die Verlässlichkeit bei chronischen Krankheitsverläufen, in denen sehr wahrscheinlich eine Aktivität in den Zysten entscheidend ist. Die dort vorherrschenden Bradyzoiten lösen aber nur eine sehr schwache Antikörperantwort des Immunsystems aus (112, 136), deshalb stehen bisher kaum Testverfahren zur Verfügung, mit denen sie sich erfassen lassen. Ein Test für Bradyzoitenzysten (MAG-1) wurde entwickelt (132), sein Stellenwert ist aber noch nicht abschließend geklärt.

Aus all den genannten Gründen beweisen negative Testergebnisse nicht, dass sich keine Toxoplasmen im Körper befinden, ebensowenig wie sie eine Toxoplasmaaktivität in den Zysten oder chronische toxoplasmabedingte Erkrankungen sicher nachweisen könnten. Dass man weder Bradyzoiten noch ihre Aktivität im Labor sicher nachweisen kann, hat sicherlich stark zu der Sichtweise beigetragen, dass sie „harmlos" seien.

Zusammenfassend steht fest, dass wir in Bezug auf Tachyzoitennachweise mit einer hohen Fehlerquote leben müssen, und dass wir in Bezug auf Bradyzoiten und ihre Aktivitäten zur Zeit noch weitgehend „blind" sind. Das gegenwärtige Vorgehen in der Diagnostik, bei dem man sich nahezu ausschließlich auf tachyzoitenspezifische Antikörpertests verlässt, ist deshalb dringend ergänzungsbedürftig. (s auch Kap. 13 „Fortschritte in der Diagnostik" ab S. 235)

Angesichts der hier aufgezeigten Ungenauigkeiten der Antikörpertests ist es dann auch nicht wirklich überraschend dass die Toxoplasma IgG nur bei rund 60% meiner Patienten erhöht sind und die IgM Antikörper fast immer unterhalb des Grenzwertes liegen. Wohlgemerkt – bei Patienten die eine Ausschlussdiagnostik durchlaufen haben, typische Toxoplasmose-symptome und sehr häufig positive LTT Ergebnisse für Toxoplasmen zeigen, und die erfolgreich mit einer Toxoplasmosetherapie behandelt wurden.

Die Aussagekraft von Laborwerten ist also begrenzt – sie sind nicht perfekt, und müssen immer vor dem Hintergrund der Erkrankung bewertet werden. Deshalb muss man möglichst alle relevanten Vorbefunde und Symptome beachten und dann mit den aktuellen Laborwerten und dem Unter-schungsbefund zu einer Diagnose zusammenführen. Leider wird die Medizin dem nicht immer gerecht.

So trägt die Labortechnik zu Fortschritten, leider aber auch zu Problemen in der Medizin bei. Das liegt jedoch nicht an der Technik selbst, sondern an engstirnigem medizinischen Denken.

Manche Mediziner nehmen für die verwendeten Labormethoden einfach generell eine Sensitivität von 100% an. Diese bequeme, aber sachlich oft falsche Annahme kann zu schwerwiegenden Fehlern führen, denn mit dieser vermeintlichen Genauigkeit werden dann bei negativen Ergebnissen konventioneller Tests Erkrankungen wie eine Toxoplasmose oder Borreliose „ausgeschlossen". Solche Fehler haben das Potential tödlich zu sein (S. 26).

Die trotzdem oft vorliegenden schwerwiegenden Symptome werden dann mit einer naheliegenden und falschen Erklärung begründet: „Das ist psychosomatisch". Falls es bisher noch nicht offensichtlich geworden ist: ich halte „psychosomatisch" in manchen Fällen für eine bequeme und schädliche medizinische Ausrede. Bei unklaren Erkrankungen sollte die Medizin öfter den Mut haben, das den Betroffenen auch zu sagen, sie können allemal besser damit umgehen, als wenn ihre Erkrankungen einfach als Folgen psychischer Probleme abgetan werden.

Eine Diagnose anhand der vorhandenen Symptomkombination wird entscheidend, wenn Laborwerte wie hier gezeigt sehr unzuverlässig sind. Das ist auch bei einer chronisch aktiven Toxoplasmose möglich, wenn man ihre Symptome genau kennt und wird ausführlich im nächsten Kapitel beschrieben. Seit 2/2019 wird die Diagnostik in unserer Praxis mittels LTT Tests ergänzt, die nach den Erfahrungen befreundeter Kollegen und mir selbst hinsichtlich einer Toxoplasmose und sicher auch hinsichtlich einer Borreliose eine weitaus bessere Sensitivität als die herkömmlichen Tests zeigen (siehe S. 237-239).

6.6   Die Diagnose der aktiven Toxoplasmose in der Arztpraxis

Viele Risiken und Symptome einer Toxoplasmose wurden schon von der Forschung aufgedeckt (s.S. 45 – 49). Manche Symptome können auch von anderen Erkrankungen verursacht werden, deshalb muss man mittels geeigneter diagnostischer Maßnahmen Erkrankungen mit ähnlichen Symptomen ausschließen oder eben auch bestätigen. **Ausführlich wird dies in Kapitel 7 ab S. 60 besprochen.** Dies ist aufwendig und erfordert intensive Patientengespräche und sorgfältige Überlegung. Gerade bei einem so schwierig zu fassenden Krankheitsbild wie der aktiven Toxoplasmose muss man hier in jeder Richtung überlegen und gründlich vorgehen. **Spezifisch für eine aktive Toxoplasmose sind hierbei nicht die einzelnen Symptome, sondern deren Kombination.** (siehe auch S. 77 – 81 und S. 300).

Die Patienten, bei denen ich letztlich zu der Diagnose einer aktiven Toxoplasmose gelangte, litten an *Symptomkombinationen* mit ausgeprägter, permanenter Müdigkeit und Erschöpfung, Schmerzen der Muskulatur mit zum Teil verminderter muskulärer Leistungsfähigkeit oder Muskelkrämpfen und Konzentrationsstörungen; häufige Begleitsymptome waren Schweißausbrüche, Antriebslosigkeit und Kurzatmigkeit mit beschleunigtem Herzschlag schon bei leichter körperlicher Belastung. Alle auf den nächsten Seiten genannten Zahlen sind *nicht* das Ergebnis einer Studie, sondern beruhen auf meinen Erfahrungen mit den 27 Fällen aus meiner ersten Arbeit.

In der Anfangsphase der Erkrankung, die meist einige Wochen bis Monate andauert, wechseln sich oft symptomarme Phasen mit Krankheitsphasen ab, der Krankheitsverlauf ist also zu Beginn häufig *intervallartig.* Dies hatte sich bei den Patienten 8, 11, 13, 16 und 23 in der Vorgeschichte so ereignet, dieser Verlauf betrifft im Durchschnitt etwa

20% meiner Patienten. Im Laufe der Zeit nehmen die symptomarmen Phasen allmählich ab und es entwickelt sich ein dauerhaftes kontinuierliches Krankheitsbild, dessen Intensität weiter über Monate bis Jahre zunimmt. Im Folgenden werden die einzelnen Symptome beschrieben und die Häufigkeiten genannt, die aus meinen Falldokumentationen resultieren.

Ich weise hier schon darauf hin, dass sich in nahezu allen Fällen diese Symptome durch die Toxoplasmosebehandlung sehr deutlich, oft bis zur Beschwerdefreiheit, besserten. Dies war auch für mich am Anfang dieser Behandlungen schwer zu fassen, aber ich konnte zahlreiche Belege dafür finden, dass eben diese Symptome bei Toxoplasmoseerkrankten schon früher von anderen Kollegen beobachtet und behandelt worden waren (s. S. 45 - 49), nur habe ich eine Beschreibung des kompletten Krankheitsbildes, so wie es sich in der ärztlichen Praxis zeigt, nirgends gefunden.

Müdigkeit: Alle Patienten gaben eine ungewöhnliche, meist permanente Müdigkeit an, die ein hohes Schlafbedürfnis zur Folge hatte. Der vermehrte Schlaf hatte aber keine normale Wachheit und Leistungsfähigkeit zur Folge. Dieses Symptom tritt im Krankheitsverlauf sehr früh, häufig als erstes auf.

Muskulatur: Fast alle Patienten berichteten über muskuläre Probleme, die häufig seitengleich auftraten, die Arm - und Beinmuskulatur betrafen, über Wochen bis Jahre in den gleichen Muskelgruppen verspürt wurden, und in diesem Zeitraum langsam zunahmen. Häufig traten die Probleme während oder nach leichter körperlicher Belastung auf, z.B. „schwere Beine" oder **Schmerzen der Oberschenkelmuskulatur schon beim Treppensteigen.** Vor allem bei längerem oder sehr intensivem Krankheitsverlauf war die **betroffene Muskulatur druckschmerzhaft und die Leistungsfähigkeit vermindert,** zum Teil traten auch **vermehrte Muskelkrämpfe** oder Zuckungen einzelner Muskelbündel (=Faszikulationen) auf. In einigen Fällen traten die muskulären Probleme parallel mit der Müdigkeit auf, sie sind ebenfalls als ein eher früh auftretendes Symptom einzustufen.

Konzentrationsstörungen: **93% der Patienten** berichteten von deutlichen Konzentrationsstörungen und **Störungen des Kurzzeitgedächtnisses;** auch **Wortfindungsstörungen** waren ein häufiges Merkmal. Viele hatten Schwierigkeiten, sich auf mehrere Aufgaben zu konzentrieren, im Sinne eines gestörten „multi-Tasking", auch wurde oft ein benebeltes Gefühl beschrieben, und dass das Denken weniger klar sei („brain fog"). Diese neurologischen Symptome traten meist erst Wochen oder Monate nach der anfänglichen Müdigkeit (und den Muskelschmerzen) auf.

Schweißausbrüche: **78% der Patienten** berichteten von Schweißausbrüchen oder Hitzewellen, diese traten oft schon bei leichter Belastung und häufig auch in Ruhe auf, **vor allem nachts.**

In 67% der Fälle bestand eine Kurzatmigkeit und ein beschleunigter Herzschlag schon bei leichter körperlicher Belastung, entsprechend einer mittelgradigen Herzleistungsschwäche, in 2 Fällen sogar entsprechend einer **schweren Herzleistungsschwäche.** Dies hatte umfangreiche diagnostische Maßnahmen (EKGs, Ultraschalluntersuchungen, Herzkatheteruntersuchungen und mehr) zur Folge, die jedoch normale Ergebnisse erbrachten und keine Erklärung für diese Leistungsschwäche liefern konnten. Häufig berichteten Patienten von einer **Antriebslosigkeit (63%),** sie hatten erhebliche Schwierigkeiten, sich zu motivieren und mussten sich buchstäblich für alles „aufraffen". Auch dies ist als ein eher frühes Symptom einzuschätzen.

In 59 % der Fälle hatten entweder die Patienten selbst oder ihre Ange-
hörigen eine deutliche Tendenz zu **vermehrter Reizbarkeit und
Unbeherrschtheit** festgestellt, wobei den Patienten ihre Charakter-
änderung nicht erklärlich war.

44% der Patienten berichteten, sie hätten phasenweise ein störendes
„verwaschenes" oder „verschwommenes" Sehen, vor allem in Phasen
längerer Konzentration oder bei Erschöpfung. Die augenärztlichen
Untersuchungen erbrachten jeweils normale Befunde.

In 41% bestand eine depressive Verstimmung, die in 2 Fällen auch zu
einer behandlungsbedürftigen **Depression** führte.

38% beklagten eine nächtliche Unruhe und Schlaflosigkeit, die jedoch
unabhängig von den Schweißausbrüchen war. Dies äußerte sich meist
in ausgeprägten Durchschlafstörungen, auch hatten diese Patienten oft
große Schwierigkeiten, nach nächtlichem Aufwachen wieder einzuschlafen.

**37% der Patienten berichteten von einem ungerichteten Schwindel,
zum Teil mit Gangunsicherheiten und einer leicht gestörten motorischen Koordination mit einer Störung der Feinmotorik.** Sie berichteten oft, sie seien ungeschickt geworden, es fielen ihnen häufig Gegen-
stände aus den Händen, auch würden sie oft an Tischen, Stühlen,
Türrahmen etc „anecken".

33% der Patienten litten unter situationsunabhängigen Ängsten,
deren Ursache bislang unklar war, die sich aber unter der Therapie
deutlich besserten. Diese Ängste traten oft erst Jahre nach dem Beginn
der übrigen Toxoplasmosesymptome auf und hatten meist keine reale
Grundlage, dies war den betroffenen Patienten auch durchaus bewusst.
Sie wussten buchstäblich nicht, warum sie Ängste hatten.

Ebenfalls **33% der Patienten** berichteten von **Weichteilschwellungen und zum Teil auch leichten Wassereinlagerungen vor allem der Hände und Füße,** die sich unter der Therapie besserten. In 2 Fällen war dies so schwerwiegend, dass bereits „Lipödeme", also Kombination von Wassereinlagerungen und geschwollenem Fettgewebe, diagnostiziert worden waren. In einigen Fällen war eine Gewichtszunahme von etwa 5-10 kg im Rahmen einer Toxoplasmosereaktivierung zu beobachten, ebenso auch eine entsprechende Abnahme nach erfolgter Therapie.

In etwa **30%** berichteten die Patienten auch von einer **Morgensteifigkeit, morgendlichen Schmerzen bei den ersten Gelenkbewegungen (auch als Anlaufschmerzen bezeichnet), die oft bis etwa 30 Minuten anhielten, sowie allgemeinen Gelenkschmerzen.** Diese Schmerzen zeigten im Gegensatz zu borreliosebedingten Gelenkschmerzen *keine wandernde Charakteristik* (vergl. S.64). Regelrechte Gelenkentzündungen mit Gelenkschwellung oder Überwärmung wie bei rheumatischen Erkrankungen habe ich nicht beobachtet.

Häufig berichten die Patienten zunächst nur von einem dieser Symptome, meist wird die Müdigkeit zuerst genannt. Viele Menschen neigen jedoch dazu diese, wie auch die Schmerzen der Muskulatur, die Konzentrationsstörungen, Leistungsschwäche, Schweißausbrüche und weiteren Symptome als Alters- oder Verschleißbeschwerden einzuordnen und zunächst nicht anzusprechen.

Die entscheidenen Hinweise auf eine aktive Toxoplasmose ergeben sich erst bei detailliertem Nachfragen aus der Kombination der Symptome. Für den Arzt / Ärztin stellt sich die schwierige Aufgabe, alle Symptome zu erfragen und auch andere mögliche Ursachen zu berücksichtigen. Dies wird im nächsten Kapitel behandelt.

7. Differentialdiagnose - das Abwägen von Krankheitsursachen

Dieses Kapitel ist vor allem für medizinisch interessierte Leser und Ärzte von Bedeutung, es ist aber für das weitere Verständnis dieses Buches keine unbedingte Voraussetzung. Wer also bis hierhin von den Details etwas erschöpft ist, kann es auch zunächst zurückstellen und direkt zu Kapitel 8 ab S.78 wechseln.

Gerade bei wenig verlässlichen Laborergebnissen wie im Fall der chronisch aktiven Toxoplasmose ist es sehr wichtig, auch andere mögliche Krankheitsursachen in Erwägung zu ziehen.

Ich gebe hier eine Aufstellung der nach meinen Erfahrungen wichtigsten Differentialdiagnosen zur Toxoplasmose. Dies sind Erkrankungen, deren Symptome denen einer aktiven Toxoplasmose ähneln oder sich mit ihr überlagern können, deshalb sollten sie möglichst vor Behandlungsbeginn durch eine entsprechende Anamnese oder Laboruntersuchungen ausgeschlossen werden.

Dies ist von großer Bedeutung, weil eine solchermaßen übersehene Erkrankung den Behandlungserfolg einer Toxoplasmose zunichte machen kann. Ich habe sie entsprechend meiner Erfahrung geordnet. Wir starten mit den Erkrankungen, die den Behandlungserfolg einer Toxoplasmose am häufigsten stören können, und arbeiten uns dann zu den selteneren Ursachen vor. Andere Therapeuten bevorzugen vielleicht eine andere Reihenfolge, in der sie die Differentialdiagnosen durcharbeiten, und möchten vielleicht auch noch andere mögliche Ursachen berücksichtigen – es spricht nichts dagegen, das bleibt natürlich jedem selbst überlassen. Entscheidend ist, dass nichts übersehen wird.

Chlamydophila pneumoniae, Chlamydia trachomatis

Nach meinen Erfahrungen liegt bei einer chronisch aktiven Toxoplasmose in etwa 5-10% der Fälle gleichzeitig auch eine aktive Chlamydieninfektion vor, diese verstärkt einige Toxoplasmosesymptome und verursacht zusätzliche typische Symptome. In solchen Fällen hat es sich bewährt, die Chlamydien zuerst zu behandeln, da das Risiko eines Rückfalles so sehr viel geringer ist. Auch eine alleinige Chlamydienaktivität kann jedoch zu einer chronischen Erkrankung ähnlich einer Toxoplasmose führen und behandlungsbedürftig sein. Auf der „Zusatzliste Chlamydia", (S. 301), werden im Fall einer Chlamydienaktivität meist mehr als 25-30 Punkte erreicht.

Chlamydophila pneumoniae sind kleine Bakterien, die innerhalb unserer Zellen leben. Die Häufigkeit von Chlamydieninfektionen nimmt mit dem Alter zu und liegt bei etwa 60%, es ist jedoch unbekannt, wie häufig dies eine Erkrankung zur Folge hat. Chlamydien können lang anhaltende chronische Krankheitsbilder mit vielfältigen Symptomen wie Müdigkeit, Hustenreiz, Nasennebenhöhlenentzündungen, Sehstöhrungen und Augenbrennen, rheumaähnliche Gelenkbeschwerden sowie Schmerzen der Wirbelsäule, Sehnen und Fußsohlen auslösen. Auch Brennen im Magenbereich, Herzstiche und langfristig sogar Gefäßverschlüsse können vorkommen. Dieses Krankheitsbild wurde 2001 von Dr. Silke Brockmann in einem Brief an das Deutsche Ärzteblatt präzise beschrieben. Darauf basierend habe ich eine „Zusatzliste Chlamydia" verfasst, diese ist auf S. 301, oder als PDF zum Download auf meiner Website unter „Update Juli 2020" zu finden. Aufgrund der Symptomüberlappung mit einer Toxoplasmose müssen im Falle einer Chlamydientivität beide Listen parallel benutzt werden. Das Krankheitsbild ist unter meinen Patienten weniger häufig und meist nicht ganz so schwerwiegend wie eine chronisch aktive Toxoplasmose, aber wie auch bei der Toxoplasmose wird die Bedeutung chronischer Chlamydieninfektionen bisher noch deutlich unterschätzt. Bei Infektionen mit Chlamydophila pneumoniae sind Antikörpertests meist ausreichend verlässlich. Eine Besonderheit ist, dass ein akutes Geschehen oft durch ein erhöhtes IgA gekennzeichnet ist, dieses ist im Fall einer behandlungsbedürftigen Infektion häufig höher als das IgG. Es ist zu beachten, dass die sichere Diagnose einer Chlamydieninfektion bei Menschen mit angeborenem IgA Mangel (Häufigkeit etwa 1:500) schwierig ist, deshalb sollte im Zweifelsfall ein LTT Test ergänzt werden.

Chlamydia trachomatis gehört zu den am häufigsten sexuell übertragenen Krankheitserregern und verursacht Infektionen der Genitalorgane. Oft bleibt dies unbemerkt, es kann aber auch zu Entzündungen der Harnröhre, schmerzhaften Unterleibsentzündungen und Unfruchtbarkeit führen. Für den Nachweis von Chlamydia trachomatis ist ein direkter Nachweis, z.B. ein Abstrich zu bevorzugen. Urintests sind in der Durchführung zwar einfacher, nach meinen Kenntnisstand aber weniger verlässlich.

Bedingt durch die große Ähnlichkeit der beiden genannten Chlamydienstämme gibt es begleitend zu einem positiven Laborbefund eines Stammes oft auch eine etwas schwächere Begleitreaktion auf den jeweils anderen Stamm, das sollte aber nicht zu sehr irritieren. Es ist auch wenig relevant, denn die Behandlung ist identisch.
Standardantibiotika wie Clarithromycin 2x500 mg oder Doxycyclin 2 x 100 mg sind gut gegen Chlamydien wirksam, vor allem wenn man beide in dieser Dosis kombiniert. Eine etwas schwächer wirksame Alternative hierzu ist das "Wheldon Protokoll", hierbei kombiniert man Doxycyclin 2 x 100 mg täglich mit Azithromycin 1x 250 bis 500 mg an jedem 2. Tag. Eine Monotherapie mit Levofloxacin 500 mg 1x1 ist eine weitere Option, allerdings sind die möglichen Nebenwirkungen nicht unerheblich.

Auf jeden Fall ist es dringend zu empfehlen über 20 Tage zu behandeln, da es nach kürzerer Einnahme häufig zu Rückfällen kommt. Diese treten nach einer kombinierten 20-tägigen Therapie mit Clarithromycin 2 x 500 mg und Doxycyclin 2 x 100mg nur sehr selten auf.

Wenn Toxoplasmen und Chlamydien gleichzeitig aktiv sind, bessern sich während der Chlamydientherapie vor allem die Symptome auf der Zusatzliste Chlamydia, während sich die Toxoplasmosesymptome zunächst nur wenig vermindern. Die hierdurch resultierende 20 Tage längere Antibiotikaeinnahme ist leider nicht vermeidbar. Im Anschluss an diese erste Behandlung führt dann aber die Therapie der Toxoplasmose meist zu einer sehr guten Besserung der noch verbliebenen Symptome. Siehe hierzu auch Fall Therese M. ab S. 171 und Fallbericht 5 auf meiner Website.

Bei einer Borreliose (s. nächste Seite) sind die Verhältnisse ähnlich, denn statistisch betrachtet ist in Deutschland jeder 2. Borrelioseerkrankte auch gleichzeitig Träger einer Toxoplasmose. Falls beide Erkrankungen parallel aktiv sind, müssen sie auch beide behandelt werden, um therapeutisch erfolgreich zu sein (siehe Fall 16, S.122 und Fall Silke H. ab S. 164). Es ist hierbei vorteilhaft, zuerst die Borreliose und soweit vorhanden ihre Koinfektionen zu behandeln. Die hier für Chlamydien vorgestellte Therapie ist auch oft sehr gut gegen Borrelien wirksam, nur muss sie im Fall einer Borreliose mindestens 4, oft auch 6 Wochen oder länger verordnet werden.

Toxoplasmen, Chlamydien und Borrelien bilden zusammen ein Triumvirat, sie können in wechselnden Kombinationen schwere chronische Erkrankungen verursachen – s. hierzu auch S. 261. Wenn dies berücksichtigt wird und die Diagnostik und das therapeutische Vorgehen daran angepasst werden, kann man auch solche Mischinfektionen erfolgreich behandeln.

Borreliose

Diese bakterielle Erkrankung wird vor allem durch Zecken übertragen. Meist (nicht immer !!) kommt es nach einigen Tagen an der Bissstelle zu einer typischen Hautrötung, die sich langsam ausbreitet. Borrelien sind ebenso wie Toxoplasmen meist innerhalb von Zellen lokalisiert und können ähnliche Symptome verursachen. Die verlässlichsten Unterschiede der Symptomatik sind, dass bei einer Borreliose meist starke, von Gelenk zu Gelenk zu wandernde Schmerzen im Vordergrund stehen, - diese wandernde Charakteristik habe ich bei einer Toxoplasmose noch nicht beobachtet. Manchmal sind Gelenke auch angeschwollen und entzündet, auch dies tritt bei einer Toxoplasmose nicht auf. Wandernde Schmerzen der Muskulatur und Missempfindungen in wechselnden Lokalisationen können bei einer Borreliose ebenfalls auftreten. Eine weitere Besonderheit sind oft mehrfach täglich auftretende einschießende Schmerzen in wechselnden Körperregionen, die nur für wenige Sekunden vorhanden sind, diese treten bei einer Toxoplasmose nicht auf. Auch bei einer Toxoplasmose können die Symptomstärken schwanken, aber sie tun dies in Ihrer Gesamtheit, das Bild ist sozusagen „ruhiger" als der bisweilen chaotische Symptomverlauf einer Borreliose. **Standard-Antikörpertests und PCR sind nicht ausreichend verlässlich**, falls diese bei typischer Symptomatik negative Ergebnisse liefern, so ist ein **zusätzlicher LTT** (s. S.237) oder **Elispot** dringend anzuraten. Diese sind deutlich sensitiver, **schließen aber im negativen Fall eine Borreliose ebenfalls nicht sicher aus.**

Ich möchte auch darauf hinweisen, dass eine Beteiligung des Nervensystems (eine „Neuroborreliose") durch einen Nachweis von Borrelioseantikörpern im Hirnwasser (=Liquor) gesichert werden kann, **es jedoch keinen Beleg dafür gibt, dass ein Fehlen dieser Antikörper im Liquor eine Neuroborreliose sicher ausschließen würde.**

Therapie: In der Anfangsphase einer Borreliose sind viele Antibiotika wirksam, zum Beispiel Doxycyclin 2 x 100mg täglich, Clarithromycin 2 x 500mg, Amoxicillin 3 x 1000mg oder Cefuroxim 2 x 500 mg, alle jeweils über *mindestens* 14 Tage, oft auch 4 Wochen - auf jeden Fall aber bis sicher keine Krankheitszeichen mehr bestehen.

Bei Rückfällen (=Rezidiven) in späteren Phasen der Erkrankung können die Symptome wieder sehr stark ausgeprägt sein, und die Borrelien hierbei in aufgeknäulter Form vorliegen, und damit deutlich unempfindlicher für Antibiotika sein. Diese Formen ähneln Zysten, weshalb man oft auch vom Zystenstadium spricht. In diesem Stadium ist eine Borreliose enorm schwierig zu therapieren, selbst Ceftriaxon Infusionen bleiben oft wirkungslos – und es kann zu einem Kampf über Jahre werden, bis man eine Borreliose effektiv in den Griff bekommt. Eine mögliche Lösung liegt darin, Wirkstoffe einzusetzen, die diese „Zysten" aufbrechen. Dies gelingt mit Metronidazol 3 x 400 mg täglich oder Fluconazol 200-400mg einmal täglich. Letzteres ist eigentlich ein pilzhemmender Wirkstoff, ist aber gegen Zystenformen der Borreliose sehr effektiv. Folgende Kombination hat sich in meiner Arbeit auch für diese schwierigen Krankheitsstadien als äußerst wirkungsvoll gezeigt:

1 Woche Metronidazol 400 mg 3 x 1 + Clarithromycin 500mg 2 x 1
1 Woche Fluconazol 200-400mg 1 x 1, weiter fortzusetzen im wöchentlichen Wechsel über *mindestens* 4 Wochen. Dies hat mehreren meiner Patienten entscheidend geholfen.

Eine detaillierte Erörterung der Therapie der Borreliose und aller möglichen Koinfektionen würde den Umfang dieses Buches sprengen, ich möchte hierzu das Buch „Krank nach Zeckenstich" von Dr. Petra Hopf-Seidel empfehlen.

Vitamin D Mangel

führt zu Müdigkeit und kann auch vermehrte Muskelkrämpfe, eine verminderte muskuläre Leistungsfähigkeit und sogar eine Herzleistungsschwäche bewirken. Langfristig ist das Risiko für Osteoporose und Knochenbrüche erhöht. Das Immunsystem wird durch einen Vitamin D Mangel geschwächt, und sehr wahrscheinlich ist sogar das Risiko für bestimmte Krebserkrankungen erhöht. Die Ursache ist ein zu geringer Kontakt der Haut mit Sonnenlicht, das trifft heute leider auch schon auf viele Kinder zu, die sich zu wenig im Freien aufhalten. Es herrscht immer noch die Meinung vor, dass nur 15 min Sonnenlicht täglich auf Gesicht und Hände ausreichend für die Vitamin D Eigensynthese seien - das ist das jedoch häufig nicht der Fall.

Im Wachstum leiden die Knochen besonders und erreichen möglicherweise nie ihre volle Festigkeit. Eine Bürotätigkeit, ein dunkler Hauttyp oder Übergewicht sind starke Risikofaktoren für einen Vitamin D Mangel, und das permanente Tragen von traditioneller Kleidung, die nahezu die gesamte Haut bedeckt, ist ohne regelmäßige Einnahme von Vitamin D geradezu eine Garantie für einen schweren Vitamin D Mangelzustand. Dieser ist häufiger als oft angenommen wird, aber gut nachweisbar und mittels hochdosierter Vitamin D Präparate rasch zu beheben, die Symptome bessern sich dann innerhalb weniger Tage. Entscheidend ist, dass die verordneten Dosierungen auch hoch genug sind, denn wenn der Vitamin D-Spiegel im Blut deutlich erniedrigt ist, so ist auch unser Speicher im Fettgewebe entleert. Dieser muß aufgefüllt werden, damit die Vitamin D Werte langfristig stabil bleiben. Nebenwirkungen habe ich hierbei noch nicht beobachtet. Übliche Dosierungen: 20.000 I.E *pro Tag*, meist über 1-2 Monate je nach Ausgangswert und Körpergewicht / In der Schwangerschaft gilt eine Obergrenze von 4000 I.E. Pro Tag / Dosierung bei Kindern: in Absprache mit dem Kinderarzt.

Vitamin B1, B12, Folsäure- und Eisenmangel, Schilddrüsenunterfunktion

können Müdigkeit, Blässe, mangelnde Leistungsfähigkeit, Krämpfe, Kurzatmigkeit, Nervenschäden und zum Teil auch Blutarmut und Zungenbrennen verursachen. Das resultierende Bild kann einer aktiven Toxoplasmose ähneln oder deren Symptome verstärken. Sie sind mit Laboruntersuchungen sicher zu erkennen und gut behandelbar.

EBV = Epstein – Barr Virus

Dieses Virus löst eine **Mononukleose** = Pfeifersches Drüsenfieber aus. Es wird häufig in jugendlichem Alter von Mensch zu Mensch übertragen. Ab dem 40. Lebensjahr sind fast 100% der Menschen infiziert. Typische Symptome sind Müdigkeit, Abgeschlagenheit, Fieber und Lymphknotenschwellungen, oft im Halsbereich. Die Erkrankung heilt meist innerhalb einiger Wochen aus, kann aber in manchen Fällen zur Entwicklung eines ME/CFS führen (126), s. auch S. 72). **Achtung:** Die Antikörpertests sind mit Vorsicht zu bewerten, im Zweifel sind weitere Laboruntersuchungen wie eine PCR Bestimmung notwendig.

Eine Mononukleose kann durch eine Schwächung des Immunsystems eine Reaktivierung schon im Organismus vorhandener Toxoplasmen begünstigen (61), siehe auch Fall 19 auf S. 133, wie auch möglicherweise eine aktive Toxoplasmose das Ausheilen einer EBV Infektion hinauszögern oder sogar verhindern kann. Beide Erkrankungen belasten die CD8 Zellen, so dass eine gleichzeitige Aktivität beider Krankheitserreger für das Immunsystem nur schwer zu bewältigen ist.

CMV = Cytomegalie Virus

Es zählt wie auch das EBV Virus zu den Herpesviren, die Durchseuchung der Bevölkerung liegt bei etwa 40 – 50%. Die Infektion verläuft meist mit nur geringen Symptomen wie Fieber, Lymphknotenchwellungen, Kopf- und Gliederschmerzen, möglich sind auch eine Beteiligung des Zentralnervensystem, der Augen, der Lungen und der Leber. Bei Menschen mit gesundem Immunsystem heilt die Erkrankung in der Regel innerhalb von 1-2 Wochen aus, die Viren können aber lebenslang im Organismus überdauern. Bei einer Schwächung des Immunsystems können sie wieder aktiv werden und dann sogar gefährliche Krankheitsverläufe verursachen. *Das gleichzeitige Vorhandensein von CMV und Toxoplasmen kann das Risiko für eine Schizophrenie deutlich erhöhen* (34).

Bei der Diagnostik ist zu beachten, dass das IgM bei einer CMV Reaktivierung nach Angaben des Robert Koch Institutes negativ sein kann, so dass diese Krankheitsentwicklung leicht übersehen werden kann, wenn man nicht weitere CMV spezifische Laborwerte bestimmt.

Möglicherweise kann eine kombinierte Belastung des Immunsystems durch Toxoplasmen und CMV, ähnlich wie auch bei einem Zusammentreffen einer aktiven Toxoplasmose und EBV, einen sehr nachteiligen Einfluss auf den Heilungsverlauf haben – auch CMV belastet die CD8 Zellen.

FSME = Früh - Sommer Meningo – Encephalitis

ist ein Virus, das durch Zecken übertragen wird und zu einer Entzündung der Hirnhaut und des Gehirnes führt. Bei einer FSME stehen neurologische Symptome mit Missempfindungen und Lähmungen bis hin zu komatösen Zuständen im Vordergrund. Muskel- oder Gelenkschmerzen, wie sie bei einer Borreliose oder aktiven Toxoplasmose typisch sind, werden normalerweise nicht beobachtet.

Babesiose

Babesien werden typischerweise bei Zeckenstichen zusammen mit Borrelien als „Koinfektion" übertragen. Sie vermehren sich in den roten Blutkörperchen und verursachen hierbei oft einen schubförmigen Verlauf ähnlich einer Malaria. Dies wird in der Regel von hohem Fieber und / oder Schüttelfrost begleitet und in schweren Fällen kann es zu einem Ikterus (=Gelbsucht), auffällig dunklem Urin sowie zu kleinen punktförmigen Hauteinblutungen kommen. Die letztgenannten Symptome sind bei einer aktiven Toxoplasmose nicht zu beobachten.

Chronische Verlaufsformen können besonders bei Menschen vorkommen, deren Immunsystem durch andere Erkrankungen geschwächt ist, oder bei denen die Milz entfernt wurde. Der Nachweis von Babesien kann durch einen Blutausstrich oder durch den Nachweis von Genmaterial der Erreger im Blut erfolgen. Es ist sinnvoll, vor allem bei schubförmigen Krankheitsverläufen, die mit Fieberattacken einhergehen, an eine Babesiose zu denken und die entsprechenden Laborwerte zu veranlassen.

Bartonellose

Bartonellen leben im Regelfall intrazellulär, vor allem in den roten Blutkörperchen und der Innenwandung von Gefäßen. Eine Übertragung erfolgt häufig durch Katzen oder Zecken, deshalb spricht man auch von der "Katzenkratzkrankheit". Weitere Bartonellen Arten können durch Läuse, Sandfliegen oder durch Katzenflöhe übertragen werden. Nach der Infektion kann es bis zu 6 Wochen dauern bis erste Symptome auftreten, häufig heilt die Infektion innerhalb von 2-4 Monaten aus, allerdings können Bartonellen auch überdauern und vor allem bei abwehrgeschwächten Personen lang anhaltende Krankheitsbilder verursachen.

Die üblichen Antikörpertests sind wie auch bei anderen intrazellulären Infektionskrankheiten (wie z.B. Borrelien, Toxoplasmen und Babesien) nicht sehr zuverlässig, ein „Elispot" Test ist empfindlicher.

Die möglichen Symptome sind vielfältig, z.B. Müdigkeit, häufige Kopfschmerzen, Schmerzen der Gelenke und Muskulatur sowie Muskelkrämpfe, Muskelzuckungen oder Muskelzittern, geschwollene Lymphknoten, Schlafstörungen, innere Unruhe, Stimmungschwankungen, Schwindel, Konzentrationsstörungen, Depressionen, Angstzustände, Nervenentzündungen, Wutausbrüche, *morgendliches Fieber in Phasen von 1-6 Wochen, Schüttelfrost, schmerzende Fußsohlen, Schmerzen der Haut und schmerzempfindliche Knoten im Unterhautgewebe, gelegentliche Beschwerden im Bereich der Lymphgefäße (die letzteren, kursiv hervorgehobenen Symptome treten bei einer Toxoplasmose **nicht** auf).*

Letztlich ist bei allen chronischen Infektionen immer zu berücksichtigen, dass ein geschwächtes Immunsystem nicht nur die Kontrolle über einen Krankheitserreger verliert kann, sondern möglicherweise über mehrere.

So mag ein Immunsystem zunächst durch Toxoplasmen geschwächt werden, doch kann es in der Folge auch die Kontrolle über weitere Keime, wie Borrelien, Chlamydien oder Herpesviren, z.B. CMV oder EBV verlieren. In der Folge wird das Krankheitsbild hierdurch ausgeweitet, die Krankheitsintensität kann zunehmen und eine erfolgreiche Therapie wird schwieriger - ist aber in vielen Fällen dennoch möglich. Siehe hierzu auch 15.16 auf Seite 261.

Primär chronische Polyarthritis (PcP)

Dies ist die Bezeichnung für Rheuma, einer schweren Erkrankung, bei der das Immunsystem des Menschen selbst chronische Entzündungen und Zerstörungen der Gelenke auslöst. Es gibt eine Fülle von Laborwerten, allerdings sind „seronegative" Verläufe möglich. Bei diesen sind all diese Laborwerte negativ, obwohl nachweislich eine rheumatische Gelenkentzündung besteht. Im Unterschied zur aktiven Toxoplasmose stehen die Gelenkbeschwerden ganz im Vordergrund. Weichteilschmerzen können auftreten, neurologische Ausfallerscheinungen mit Missempfindungen werden nur selten beobachtet. Die Gabe von Cortison-Präparaten bewirkt innerhalb von wenigen Tagen eine sehr deutliche Besserung, hingegen sind diese bei einer aktiven Toxoplasmose wirkungslos.

Polymyalgia rheumatica

Dies ist eine rheumatische Muskelentzündung, die sich meist jenseits des 50. Lebensjahres abspielt und zu Schmerzen und Schwäche der Muskulatur vor allem des Schulter - und Beckengürtels führt. Morgensteifigkeit, Nachtschweiß, Appetitmangel und allgemeines Krankheitsgefühl können ebenfalls vorhanden sein. Neurologische Ausfallerscheinungen oder Gelenkbeschwerden fehlen bei dieser Erkrankung. Die Blutsenkung (BSG) und das CRP (ein Entzündungswert), sind im Gegensatz zur aktiven Toxoplasmose oft erhöht, ein weiterer Unterschied ist auch, dass sich die Symptome einer Polymyalgia rheumatica wie bei der PcP unter der Gabe von Cortison-Präparaten innerhalb weniger Tage deutlich bessern. *Achtung: Eine Toxoplasmose kann eine Polymyalgie nach sich ziehen, die auch nach Abschluss der Toxoplasmosebehandlung bestehen bleibt und eine Behandlung wie bei einer „normalen" Polymyalgie erfordert (Quellen 13 und 26, siehe auch in „27 Fallbeispiele" ab S. 79).*

Chronic Fatigue Syndrom = Syndrom der chronischen Müdigkeit

Im englischsprachigen Raum wird ein CFS auch als *Myalgic Encepahlo-Myelitis* (**ME**) bezeichnet, dies bezeichnet eine Entzündung der Muskeln und des Nervensystems. Häufig werden diese Begriffe als **ME/CFS** zusammengefasst. Schätzungen zufolge sind in Deutschland etwa 240.000 und weltweit etwa 17 Millionen Menschen betroffen.

Es ist eine der wichtigsten Differentialdiagnosen zur chronisch aktiven Toxoplasmose. Dieses Krankheitsbild kann nach verschiedenen Virusinfekten (124) oder nach einer Toxoplasmose (63) auftreten, es kann aber möglicherweise auch durch eine Kombination solcher Erkrankungen bedingt sein (124). Der Begriff ME/CFS erfasst die Erkrankung nicht vollständig, denn zu den Symptomen gehören neben der immer vorhandenen Müdigkeit und tiefgreifenden Erschöpfung vor allem auch Muskelschmerzen mit zum Teil deutlicher Schwäche, Konzentrationsstörungen, Schweißausbrüche und weitere Symptome, die über Jahre zunehmen können, bis sie ein normales Leben nahezu unmöglich machen. Diese Erkrankung gilt bisher als kaum therapierbar, und das ist für alle Betroffenen ausgesprochen schwerwiegend.

Typischerweise entwickelt sich bei einem ME/CFS eine erhebliche Verschlimmerung der Symptome für mehrere Stunden oder sogar Tage, wenn Betroffene ihre persönliche, oft sehr niedrige Schwelle für körperliche oder mentale Belastungen überschreiten, dies wird auch als „post exertional malaise" (PEM) bezeichnet. Nach meinen Erfahrungen tritt diese aber bei einer chronisch aktiven Toxoplasmose nur eher selten und nicht so intensiv wie beim ME/CFS auf.

Es ist sicher ein Fehler, ein ME/CFS als psychosomatisch einzuordnen, denn es wurden auffällige Stoffwechselveränderungen im Blut von ME/CFS Patienten festgestellt, die nicht „psychisch" bedingt sein können. Es handelt sich um eine Erschöpfung der Mitochondrien (die „Kraftwerke" unserer Zellen), diese wird als mitursächlich für die Entwicklung eines ME/CFS angesehen (87). Auch Toxoplasmen können die Funktion der Mitochondrien beeinträchtigen (115), und auch ein ME/CFS auslösen (63).

Die Symptome eines ME/CFS und einer chronisch aktiven Toxoplasmose überlappen sich, und es ist denkbar, dass Toxoplasmen in einigen Fällen die Ursache oder ein wesentlicher zusätzlicher Krankheitsfaktor eines ME/CFS sind. Wenn man sich bei einem ME/CFS zu einem Behandlungsversuch entscheidet, ist es zu empfehlen, sehr vorsichtig dosiert, z.B. mit 2 x 150 mg Clindamycin zu beginnen, und die Dosierung nur langsam zu steigern, um eine Erstverschlimmerung möglichst zu vermeiden.

Auch die Kombinationstherapien sollten niedriger dosiert werden, denn es ist sicher sinnvoller, über einen längeren Zeitraum mit reduzierten Dosierungen zu arbeiten, als eventuelle Reaktionen auf übliche Dosierungen in Kauf zu nehmen. CFS Patienten sind oftmals in Ihrer Gesundheit so angegriffen, dass eine therapiebedingte Erstverschlimmerung schlicht unzumutbar ist.

Ich möchte hier auch auf ein ausführliches 3-teiliges Interview hinweisen, das auf www.toxoplasmachronic.com unter „Medien" verlinkt ist. Gegenstand des Interviews sind die Grundlagen der Toxoplasmosediagnostik und Therapie, Unterscheidungsmerkmale zur Borreliose und zu chlamydienbedingten Symptomen, und die Querverbindungen zu ME/CFS, long- und post-Covid.

Fibromyalgie

Dieser Begriff ist weniger eine präzise Diagnose, sondern mehr ein Sammelbegriff, der ausgeprägte Schmerzen des Bindegewebes und der Muskulatur beschreibt. Das kann so intensiv werden, dass für die Betroffenen schon eine etwas festere Berührung schmerzhaft ist – und dies kann auch bei einer ausgeprägten aktiven Toxoplasmose der Fall sein. Die Diagnose ist schwierig zu stellen, vor allem, weil viele andere Erkrankungen ausgeschlossen werden müssen und weil es keine Laborwerte gibt, die eine Fibromyalgie sicher erfassen könnten. Typischerweise sind bei dieser Erkrankung sogenannte „Tender points" sehr druckschmerzhaft, dies ist ein wesentlicher Teil der Diagnosefindung, auch Konzentrationsstörungen können vorhanden sein. 2013 wurde für Deutschland eine Häufigkeit von etwa 2% der Bevölkerung ermittelt. Bei mehreren meiner Patienten war als Krankheitsursache zuvor eine Fibromyalgie vermutet worden, die genannten Schmerzen bildeten sich jedoch bei ihnen durch die Toxoplasmosetherapien vollständig zurück.

Somatoforme Schmerzverarbeitungsstörung

Dies ist ein neuerer Begriff in der Medizin. Wenn ein Mensch sehr starkem psychischen Stress ausgesetzt ist, kommt es durch das Überfluten des Gehirnes mit Stresshormonen zu einer Verschiebung der Schmerzschwelle in Richtung einer höheren Empfindlichkeit. Der auslösende Stressreiz kann lange zurückliegen, z.B. in der Kindheit. Leichte Schmerzreize werden dann sehr viel stärker wahrgenommen. Der Schmerz ist nicht „eingebildet" und kann von hoher Intensität sein. Die Behandlung erfolgt mit speziellen Schmerzpräparaten, Psychotherapie und Antidepressiva. Müdigkeit, Kurzatmigkeit, Konzentrationsstörungen, Sehstörungen und Schweissausbrüche wie bei einer aktiven Toxoplasmose gehören aber nicht zu diesem Krankheitsbild.

Depression

Dies ist eine schwere psychische behandlungsbedürftige Erkrankung, doch leider wird sie zu häufig als Ursache angeführt, wenn Patienten unter unklaren Symptomen leiden. *Das Problem ist dann nicht die Erkrankung, sondern die falsche Diagnose.*

Eine Depression zeichnet sich durch eine permanent niedergedrückte Stimmung, häufige negative Gedanken und eine Antriebslosigkeit aus. Viele Patienten verlieren auch die Freude am Leben, leiden unter einem verminderten Selbstwertgefühl und Interessenlosigkeit, auch Schlafstörungen und Konzentrationsstörungen können auftreten. Menschen können manchmal so schwer beeinträchtigt sein, bei einer Depression wird dies jedoch zu einem Dauerzustand. Die psychischen Merkmale können in ähnlicher Form auch bei einer chronisch aktiven Toxoplasmose vorhanden sein, jedoch stehen dann die körperlichen Symptome wie Muskelschmerzen, Kurzatmigkeit, Schweißausbrüche und Sehstörungen im Vordergrund und eine depressive Verstimmung ist meist „nur" ein Begleitsymptom. Oder anders ausgedrückt:
Wenn im Rahmen einer Depression auffallend viele körperliche Symptome vorhanden sind, sollte hinterfragt werden, ob möglicherweise auch ein noch nicht festgestellter Mangelzustand oder eine bisher unerkannte körperliche Erkrankung eine Rolle spielen können – und hier kommt auch eine chronisch aktive Toxoplasmose in Frage.

Koronare Herzerkrankung

Wenn Herzkranzgefäße verengt sind, tritt meist eine Kurzatmigkeit und ein Engegefühl im Brustkorb bei Belastungen auf, häufig mit Schmerzausstrahlungen in den linken Arm. Dies bezeichnet man als „Angina pectoris", was übersetzt nichts anderes heißt als „Enge in der Brust".

Daraus resultieren eine verminderte körperliche Belastbarkeit und manchmal vermehrte Schweißausbrüche bei Anstrengung. Auch diese Symptome können variabel sein, eine Angina pectoris äußert sich manchmal nicht in der Brust, sondern als belastungsabhängiges Druckgefühl und Schmerzen auch im Unterkiefer, Oberbauch oder im Rückenbereich, in mittlerer Höhe des Brustkorbes. Das EKG *kann* in Ruhebedingungen hierbei noch völlig normal sein, mit einem Belastungs-EKG kann ein höherer prädiktiver Wert (= Vorhersagewahrscheinlichkeit) von etwa 70% erreicht werden. Es bleibt leider noch Raum für Fehler; und deshalb sollte man bei Patienten, die trotz normaler Befunde weiterhin unter Angina pectoris Beschwerden leiden, eine Überweisung zum Kardiologen oder eine Einweisung in eine kardiologische Abteilung in Erwägung ziehen.

Asthma bronchiale / COPD

Die Lungenfachärzte mögen mir verzeihen, dass ich hier diese Erkrankungen in einem Punkt zusammenfasse. Beim Asthma bronchiale überwiegt als Ursache eine „Verkrampfung" der kleinen Bronchien, häufig mit einem allergischen Hintergrund. Bei der Chronisch Obstruktiven Pulmonalen Dysplasie (= COPD) überwiegt hingegen eine Gewebsveränderung der Lunge mit einer Zunahme der wenig belüfteten „Toträume" und Abnahme der Anzahl der Lungenbläschen. Beide Formen führen zu einer Kurzatmigkeit bei Belastung und können sich mischen; die Lungenfachärzte sind in der Lage, diese Formen zuzuordnen und gut zu behandeln. Auch hier muss man vorsichtig sein; denn die Kurzatmigkeit bei einem Asthma bronchiale oder einer COPD können einer Angina pectoris sehr ähnlich sein.

Labordiagnostik kann eine wertvolle Hilfe sein, aber man sollte ihr nicht bedingungslos vertrauen, und bei widersprüchlichen Ergebnissen bedenken, dass ihre Aussagekraft begrenzt ist. Ein häufiger Fehler unserer gegenwärtigen Medizin ist es sicher, bei zunächst unklaren Symptomen zu schnell ein psychisches Problem als Ursache zu vermuten.

Die schwerwiegende Konsequenz ist, dass dann manchmal gar nicht mehr nach anderen Erklärungen gesucht wird. Man muss deshalb vorsichtig und verantwortungsvoll mit „psychosomatischen" Diagnosen umgehen. Es kann unter Umständen Wochen dauern, bis die richtige Diagnose gestellt werden kann – aber diese ermöglicht dann meist eine effektive Therapie.

Gerade bei chronischen Erkrankungen recherchieren manche Patienten auch selbst, und das kann sinnvoll und wichtig sein. Auch wenn die daraus resultierenden Diskussionen etwas erschöpfend sein können, versuche ich konstruktiv damit umzugehen, denn die Medizin ist so umfangreich, dass niemand alle Fachbereiche und neuen Entwicklungen vollständig überblicken kann. Außerdem kennen die Betroffenen ihren Körper und ihre Symptome gut - und sie können durchaus auch mal richtig liegen.

Sehr viele wichtige Aspekte des Menschen (Gang, Körperhaltung, Gesichtsausdruck, Psyche, Hautfarbe, das Abhören, der Tastbefund, eventuelle Schweißneigung, und vieles mehr) sind bisher durch Technik nicht zu erfassen, Menschen haben dafür jedoch ein natürliches Empfinden. Medizin erfordert neben einem möglichst umfangreichen Wissen auch weiterhin Aufmerksamkeit und gutes Zuhören, ein gutes Einfühlungsvermögen, Erfahrung, eine gründliche körperliche Untersuchung und sorgfältiges Abwägen. Auch Intuition spielt in der Diagnosefindung manchmal eine Rolle - und diese lässt sich in absehbarer Zukunft sicher nicht durch noch mehr Technik oder KI ersetzen.

8. Die „Checkliste Toxoplasmose"

2015, zu Beginn der Falldokumentationen, brachte ich nur die vier ersten Symptome auf der Checkliste mit einer aktiven Toxoplasmose in Verbindung, aber es stellte sich bald heraus, dass es noch deutlich mehr Symptome gibt, die für die Diagnose und Verlaufsbeurteilung relevant sind. Die Liste wurde im Laufe der Zeit vervollständigt und ist in der jetzigen Form ein nützliches Hilfsmittel, aber sicher noch nicht perfekt.

Entscheidend ist bei der Beurteilung nicht ein einzelnes Symptom, sondern deren Kombination, dazu auf den nächsten Seiten mehr.

Weil die chronisch aktive Toxoplasmose mit Laborwerten allein zur Zeit nicht sicher diagnostiziert und beurteilt werden kann, stuft der Patient die Intensität seiner einzelnen Symptome vor, während und nach der Therapie auf einer Skala von 0 – 10 ein. Diese Einstufung ist naturgemäß rein subjektiv, aber man sollte sich vor allem als Arzt davor hüten, sie deshalb nicht ernst zu nehmen. Nach meinen Erfahrungen wägen die Patienten ihre Antworten sorgfältig ab und gehen verantwortungsvoll mit diesem Punktesystem um.

Die „Checkliste Toxoplasmose" ist das Resultat intensiver Recherchen früherer Fallbeschreibungen und einer vertrauensvollen Zusammenarbeit mit meinen Patienten. Es ist anzunehmen, dass „gleich schwere" Schmerzen oder Probleme von Menschen verschieden eingestuft werden, aber jeder einzelne wird wahrnehmen, ob sich seine Symptome durch eine Therapie deutlich verbessern oder nicht. Von Skeptikern wird auch häufig ein „Placebo - Effekt" als mögliche Ursache der Besserungen vermutet. Es ist jedoch vollkommen unwahrscheinlich, dass man so vielen Patienten, die in den meisten Fällen seit Jahren an einer schweren Erkrankung leiden, eine Heilung suggerieren könnte.

Die Checkliste ermöglicht über das Symptommuster eine Risikoabschätzung hinsichtlich einer aktiven Toxoplasmose und eine Verlaufsbeobachtung der einzelnen Symptome während und nach einer Therapie. „0" steht für Symptomfreiheit, etwa „5" für mittlere Symptomstärken, bis hin zu „10" für schwerste Symptome. Erfahrungsgemäß liegen die addierten Symptomintensitäten (der „Toxoplasmosescore") bei Patienten, bei denen eine Toxoplasmose diagnostiziert und erfolgreich behandelt werden kann, meist zwischen etwa 70 und 140.

Wir verfügen über keine Labormethoden, mit denen wir eine chronisch aktive Toxoplasmose in jedem Fall sicher erfassen könnten, deshalb sind die Anamnese und die Symptome der Patienten von entscheidender Bedeutung. Aus Sicht mancher Mediziner sollte man den Laborwerten mehr Glauben schenken als den Angaben der Patienten. Allerdings wird niemand davon gesund, das seine Laborwerte „schön" sind.

Die Basis ist immer eine gründliche Voruntersuchung mit einem Ausschluss anderer Krankheitsursachen. Wenn die aktive Toxoplasmose erst wenige Monate besteht oder die Betroffenen jünger sind, ist die Intensität der Symptome häufig noch nicht sehr stark ausgeprägt und sie nehmen oft über Tage zu und wieder ab, ich bezeichne dies als einen intervallförmigen Verlauf. Auf der Checkliste werden die Symptomintensitäten an den „schlechten" Tagen dokumentiert. Die Verlaufsform ist zur Einschätzung der Erkrankung und auch hinsichtlich der Therapieoptionen von Bedeutung, denn bei einem intervallförmigen Krankheitsverlauf ist der Wirkungseintritt meist etwas rascher, und die Symptome bilden sich meist vollständiger zurück. Manchmal kann man in diesem Stadium auch noch mit einer milden pflanzlichen Therapie (s. 12.9 ab S.231) einen Erfolg erzielen. Verläuft die Erkrankung jedoch gleichförmig, mit hoher Symptomintensität und möglicherweise schon über viele Jahre, so ist eine Antibiotikatherapie gegenwärtig meist nicht vermeidbar.

In Kapitel 9 ab S.87 werden Nutzen und Risiken von Antibiotika erörtert. Eine Kombinationstherapie sollte verordnet werden, wenn der Toxoplasmosescore während einer anfänglichen 7-10 tägigen Clindamycintherapie deutlich (um etwa 25-50%) rückläufig ist. Siehe hierzu auch Seite 83 und „Der Therapiebeginn" ab Seite 212. In den meisten Fällen wird in dieser Situation auch der der Toxoplasma LTT (S. 237 – 239) deutlich positiv sein. Wenn Symptome einer Toxoplasmose vorhanden sind, wäre auch ein positiver Toxoplasma IgM ein Therapieanlass, nur ist dieser Wert zur Diagnose der *chronisch* aktiven Toxoplasmose aus den vielfach genannten Gründen sehr unzuverlässig (S. 50–54). Die Checkliste ist auf Seite 82 sowie im Anhang auf Seite 300 und als PDF zum download auf meiner website (siehe 2. Seite) zu finden.

Weil die Symptome so vielfältig sind, ist es unerlässlich, sowohl bei der Diagnose wie auch bei den Verlaufsbeobachtungen regelmäßig den kompletten Fragebogen durchzuarbeiten, sonst lassen sich weder die Diagnose noch der Therapieverlauf sicher beurteilen.

Anmerkung: Seit 2/2019 bestimmen wir neben den Toxoplasma IgG und IgM auch den Toxoplasma LTT (Details hierzu unter siehe S.237 - 239). Die Ergebnisse deuten auf eine sehr gute Sensitivität dieses Testes für die Erkennung einer chronisch aktiven Toxoplasmose hin, doch liegt soweit mir bekannt noch keine Studie zu dieser Fragestellung vor. Auch dieser Test kann jedoch eine Toxoplasmose nicht zu 100% ausschließen, so dass in manchen Fällen ein Behandlungsversuch auch bei negativem LTT Ergebnis sinnvoll und erfolgversprechend sein kann.

Wie die Checkliste benutzt wird:

Die Basis ist immer eine abgeschlossene Differentialdiagnose, bei der andere Krankheitsursachen ausgeschlossen wurden. Wenn von den ersten 6 Symptomen auf der Checkliste nicht mehr als 3 vorhanden sind und die Begleitsymptome unauffällig sind, ist eine aktive Toxoplasmose nach meinen Erfahrungen unwahrscheinlich. Zu einer hohen Wahrscheinlichkeit für eine aktive Toxoplasmose führen hingegen eine Intensität von mindestens „5" für „Müdigkeit"

und 3 der nächsten 5 Symptome

   oder

2 der nächsten 5 Symptome und mindestens 2 der übrigen Symptome

Alle Patienten mit aktiver Toxoplasmose gaben eine ungewöhnliche Müdigkeit an, deshalb schließt ein Fehlen dieses Symptoms eine aktive Toxoplasmose weitgehend aus.

Je mehr Kriterien zutreffen, desto höher ist die Wahrscheinlichkeit für eine aktive Toxoplasmose. Die Häufigkeit der hier aufgelisteten Symptome nimmt von oben nach unten ab (vergl. S. 55 – 59 und S. 210/211). Bei kurzer Krankheitsdauer und/oder geringer Krankheitsintensität sind häufig nur einige der ersten 8 Symptome vorhanden.

Das Kriterium „Sehstörungen" hat nach Ausschluss von Augenerkrankungen eine hohe Bedeutung, denn mir ist keine andere Erkrankung bekannt, die diese charakteristischen Störungen verursacht (S.58 und S. 204). Bezüglich der Symptome „Gangunsicherheit / Koordinationsstörungen" berichten die Patienten meist von einem auffällig häufigen „Anecken" an Türrahmen oder Möbelstücken, sowie von leichten Koordinationsstörungen, Störungen der Feinmotorik und vermehrter Ungeschicklichkeit.

Checkliste Toxoplasmose

Frau/Herr ....

Alter: .... Jahre   **Symptomdauer**..............   **Intervalle**   ja / nein

Toxoplasma   **IgG** .... IU/ml   **IgM** .... AU/ml

LTT: ....   Datum: ....   Datum: ....

Behandlung: ....

Müdigkeit	0 1 2 3 4 5 6 7 8 9 10	0 1 2 3 4 5 6 7 8 9 10
Muskelschmerzen	0 1 2 3 4 5 6 7 8 9 10	0 1 2 3 4 5 6 7 8 9 10
Konzentrations-störungen	0 1 2 3 4 5 6 7 8 9 10	0 1 2 3 4 5 6 7 8 9 10
Schweißausbrüche	0 1 2 3 4 5 6 7 8 9 10	0 1 2 3 4 5 6 7 8 9 10
Kurzatmigkeit	0 1 2 3 4 5 6 7 8 9 10	0 1 2 3 4 5 6 7 8 9 10
Antriebslosigkeit Erschöpfung	0 1 2 3 4 5 6 7 8 9 10	0 1 2 3 4 5 6 7 8 9 10
Gereiztheit	0 1 2 3 4 5 6 7 8 9 10	0 1 2 3 4 5 6 7 8 9 10
Sehstörungen	0 1 2 3 4 5 6 7 8 9 10	0 1 2 3 4 5 6 7 8 9 10
Schwindel	0 1 2 3 4 5 6 7 8 9 10	0 1 2 3 4 5 6 7 8 9 10
Depression	0 1 2 3 4 5 6 7 8 9 10	0 1 2 3 4 5 6 7 8 9 10
Ängste	0 1 2 3 4 5 6 7 8 9 10	0 1 2 3 4 5 6 7 8 9 10
Morgensteifigkeit	0 1 2 3 4 5 6 7 8 9 10	0 1 2 3 4 5 6 7 8 9 10
Wassereinlagerungen	0 1 2 3 4 5 6 7 8 9 10	0 1 2 3 4 5 6 7 8 9 10
Schlafstörungen	0 1 2 3 4 5 6 7 8 9 10	0 1 2 3 4 5 6 7 8 9 10
Gangunsicherheit Koordinationsstörung	0 1 2 3 4 5 6 7 8 9 10	0 1 2 3 4 5 6 7 8 9 10
Oberbauchdruck	0 1 2 3 4 5 6 7 8 9 10	0 1 2 3 4 5 6 7 8 9 10
Kopfschmerzen	0 1 2 3 4 5 6 7 8 9 10	0 1 2 3 4 5 6 7 8 9 10
Gelenkschmerzen	0 1 2 3 4 5 6 7 8 9 10	0 1 2 3 4 5 6 7 8 9 10
LK – Schwellungen	0 1 2 3 4 5 6 7 8 9 10	0 1 2 3 4 5 6 7 8 9 10
SCORE	....	....

8.1 Die Bestätigung der Diagnose

Wenn relevant andere Erkrankungen und Mangelzustände ausgeschlossen worden sind, das Ergebnis der „Checkliste Toxoplasmose" deutlich auf eine aktive Toxoplasmose hinweist und in der Mehrzahl der Fälle auch ein positiver Toxoplasma LTT vorliegt, ist ein Behandlungsversuch sinnvoll. Der Patient muss eindeutig darüber aufgeklärt worden sein, dass eine 100%ige Sicherung der Diagnose *vor* Therapiebeginn bei einer chronisch aktiven Toxoplasmose manchmal nicht möglich ist, und es ist seine Entscheidung, ob er diese Therapie beginnen möchte. Es wäre sicher vorzuziehen, einen Therapieversuch nur bei unzweifelhaft nachgewiesener Erkrankung, also auch eindeutigem positivem Labornachweis zu unternehmen, nur sind die zur Zeit üblichen Laborwerte zu ungenau (S. 50 - 54). Die Erkrankung ist andererseits auch zu schwerwiegend, als dass man eine Behandlung einfach aufschieben könnte, bis verlässlichere Laborwerte allgemein zur Verfügung stehen, denn das kann noch viele Jahre dauern.

Bei negativem LTT erfolgt zunächst ein 7-10 tägiger Therapieversuch mit Clindamycin 3 x 300mg bis 2 x 600mg täglich, es ist auch allein gegen Toxoplasmen wirksam (9). Bei Allergien sind Nitrofurantoin 2x 50 bis 2x 100 mg oder Rovamycin 1,5 mio 4x1 bis 3x2 täglich Alternativen. Lassen die Symptome während dieser Behandlung deutlich nach, so ist eine aktive Toxoplasmose als Ursache der Erkrankung mit hoher Wahrscheinlichkeit anzunehmen, und dann schließt sich eine duale oder rotierende Therapie (ab S. 224) über 3-6 Wochen mit nachfolgender Prophylaxe an. Wenn der Toxoplasma LTT (s.S. 237-239) ein positives Ergebnis zeigt, verordne ich meist von Beginn an solch eine Therapie.

Eine duale oder rotierende Therapie zeigt in nahezu allen Fällen, in denen der Behandlungsbeginn mit Clindamycin erfolgreich ist, eine gute bis sehr gute Wirkung.

Das entscheidende Medikament der meisten Kombinationstherapien, die deutlich stärker als Clindamycin allein wirken, ist Pyrimethamin (in Deutschland als „Daraprim" zugelassen). Dieses entzieht den Parasiten Folsäure und schwächt sie dadurch stark. Außer gegen Toxoplasmen ist es noch gegen Malaria und gegen Pneumocystis carinii (ein Erreger bestimmter Formen der Lungenentzündung) sowie Cystoisosporiasis (eine Durchfallerkrankung (120)) und Babesien (eine fieberhafte, malariaähnliche Erkrankung, S. 68) wirksam. Diese Erkrankungen unterscheiden sich jedoch von einer Toxoplasmose und verursachen andere Symptome.

Es erbringt meist keinen Erfolg, wenn bei einer ausbleibenden Wirkung des Clindamycins trotzdem eine Kombinationstherapie verordnet wird. In solchen Fällen muss noch einmal geprüft werden, ob ein Mangelzustand besteht oder ob vielleicht parallel noch eine andere Erkrankung besteht. Aufgrund der hohen Durchseuchung mit Chlamydia pneumonia von 60% sollte hier auch unbedingt eine mögliche Aktivität von Chlamydien berücksichtigt werden, s. hierzu auch S. 61-63, den Fallbericht ab Seite 171 sowie 5.15. auf Seite 261 und Fallbericht 5 auf www.toxoplasmachronic.com.

Nach den Erfahrungen der letzten 10 Jahre halte ich es auch für möglich, dass in manchen Fällen die Bradyzoitenlast so hoch ist, dass mit den gegenwärtigen Therapien keine Verbesserung erzielt werden kann. Es wäre auch möglich, dass der Mitochondrienstoffwechsel durch die Toxoplasmen gestört wird (115) – hier gibt es Übergänge zum ME/CFS (vergl. Seite 72). Eine weitere Problematik liegt in Mischinfektionen – die jahrelange Be- und Überlastung des Immunsystems kann manchmal dazu führen dass immer mehr Krankheitserreger parallel aktiv werden und die Diagnostik und Therapie erheblich erschweren - siehe hierzu auch S. 261.

8.2 Das therapeutische Ziel

Der erste naheliegende Gedanke ist der, dass man die Toxoplasmen mit Hilfe von Medikamenten vollständig abtöten möchte, um den Patienten dauerhaft zu heilen. Wir verfügen aber bisher über keine Medikamente, die dazu in der Lage wären - das liegt wahrscheinlich vor allem daran, dass die Toxoplasmen in Form von Bradyzoiten einen langsamen Stoffwechsel aufweisen und relativ unempfindlich sind. *Wie helfen dann die beschriebenen Therapien ?*

Es wurde schon erwähnt, dass Bradyzoiten und Tachyzoiten in den Zysten nebeneinander vorliegen können (12). Bei einem Gesunden sind dies unter der Kontrolle eines leistungsfähigen Immunsystems nur sehr wenige Tachyzoiten, und die Aktivität sowohl der Bradyzoiten wie auch der Tachyzoiten ist insgesamt nur gering. Bei einer Schwächung des Immunsystems nimmt ihre Aktivität jedoch zu und sie können zunehmende Symptome einer aktiven Toxoplasmose verursachen, auch können sich vermehrt Bradyzoiten in Tachyzoiten umwandeln. Solange diese aber ihre Wirtszellen nicht in großen Mengen verlassen, bleiben die Antikörpertests trotz dieser Aktivitäten negativ, wie in den Fällen der Gruppe B und den ab S. 153 und 179 geschilderten Fällen. Eine Erkrankung kann aber auch allein durch eine starke Bradyzoitenaktivität ohne „Unterstützung" durch Tachyzoiten ausgelöst werden (19, 59).

Die zum Teil sehr hohe Krankheitsdauer bis maximal 50 Jahre (Fall 5) weisen darauf hin, dass es für das Immunsystem manchmal sehr schwer ist, die Kontrolle über die Toxoplasmen zurückzugewinnen, wenn diese erst einmal in ein aktiveres Stadium gewechselt sind. Schlüsselfaktoren für den Krankheitsverlauf sind eine Störung der CD4 T-Helferzellen (74) und eine Erschöpfung unseres Immunsystems, die sich in einer Funktionsstörung der sogenannten CD8 Zellen zeigt (12).

Therapeutisch kommt es darauf an, die gestörte Balance der Parasiten mit dem Immunsystem des Wirtes durch die Therapie wieder zugunsten des Wirtes „einzustellen". Durch die Therapie wird der Druck auf die Toxoplasmen für die Dauer der Medikamenteneinnahme so stark erhöht, dass sie ihre Aktivitäten deutlich reduzieren müssen, und in der Folge lassen die Symptome immer mehr nach, bis zur Symptomfreiheit.

Tachyzoiten, die mit ihrem schnelleren Stoffwechsel empfindlicher auf die Antibiotika reagieren, können sich durch Rückwandlung in Bradyzoiten (39) schützen, so können sie überdauern. Nach der Therapie kann das Immunsystem dann wieder allein einen ausreichend hohen Druck auf die Parasiten aufrecht erhalten, so dass der Patient gesund bleibt; und diese Balance zu unseren Gunsten kann dann zumindest über Monate, oft auch über Jahre stabil sein.

Diesen Normalzustand gilt es wiederherzustellen. Ich halte es für möglich, dass sich das Immunsystem einschließlich der CD4 und CD8 Zellen durch eine Therapie wieder vollständig erholen kann und der Mensch dadurch dauerhaft gesundet, wenn die Therapie effektiv ist und lange genug andauert. Deshalb ist nach Abschluss der eigentlichen Behandlung eine mehrwöchige Prophylaxe mit zwei bis drei Therapietagen pro Woche von großer Bedeutung - diese verschafft dem Immunsystem Zeit, in der es sich regenerieren kann, und wird ausführlich in Kap 12.7. ab S.227 erklärt.

Die Kapitel 9 und 10 sind wie das gesamte Buch ebenfalls allgemeinverständlich gehalten. Sie sind aber eher für medizinisch besonders interessierte Leser gedacht. Die Fallbeschreibungen beginnen in Kapitel 10.1 ab S. 99.

9. Antibiotika – Nutzen, Risiken und Unsinn

Die Behandlung der Toxoplasmose erfordert auch Antibiotika, die ich durchaus kritisch sehe - deshalb nehme ich hierzu Stellung, bevor in den Fallbeschreibungen die Krankheitsbilder und Therapien geschildert werden. Naturheilkundliche Präparate werden auf den Seiten 231 bis 235 besprochen, ihre Wirkung ist allerdings schwächer.

9.1   Der Nutzen der Antibiotika

Es sind heute viele Erkrankungen behandelbar, die früher buchstäblich hunderttausende von Menschenleben kosteten. Wir erleben diese Fälle (z.B. die Pest die, frühzeitig erkannt, mit Antibiotika behandelbar ist) jedoch in unserem Kulturkreis nicht mehr, und man sollte auch heute im Alter von 45 Jahren nicht mehr an einer jetzt behandelbaren Lungenentzündung versterben. Dies führt leicht zu der falschen Schlussfolgerung, dass Antibiotika gar nicht so dringend nötig wären, und dass man darauf weitgehend verzichten sollte. Das Gegenargument ist, dass ein flächendeckendes Aussetzen von Antibiotikatherapien pro Jahr allein in Deutschland eine sicher 5-6 stellige Anzahl von vermeidbaren Todesfällen auslösen würde.   Warum und wie nutzen uns Antibiotika ?

Antibiotika sind dazu bestimmt, Mikroorganismen anzugreifen, damit deren Wachstum stark verlangsamt wird oder diese abgetötet werden. Wenn sich krankmachende Bakterien stark vermehren, kann so eine Therapie für einen Menschen schlicht lebensrettend sein, und Antibiotika haben sicher an der heute erreichbaren Lebensspanne einen wesentlichen Anteil. Im Grunde dient uns hier die Natur als Vorbild: Das bekannte Penicillin wird ursprünglich von Penicillium notatum, einem Pilz produziert, der sich damit gegenüber seiner Konkurrenz durchsetzt. Penicillin bricht die Zellwände von bestimmten Bakterien auf, und es wurden viele Varianten entwickelt, so z.B. auch das Amoxicillin, das ein „breiteres" Wirkspektrum hat. Dies hat den Vorteil, dass man mehr Bakterienarten gleichzeitig „erwischt". Die Therapie ist ungenauer, es ergibt sich aber eine bessere Heilungschance. Das führt zunächst einmal zu guten therapeutischen Erfolgen, nur dadurch sind viele Erkrankungen wie Tuberkulose, Lungenentzündungen, Nierenbeckenentzündungen, infizierte schwere Wunden und sogar Knocheninfektionen und vieles mehr erst behandelbar geworden. Das Problem ist dabei, dass auch nützliche Keime abgetötet werden und unser Mikrobiom dadurch erheblich gestört werden kann - dies wird unter 9.2 erörtert.

Ärzte früherer Generationen mussten bei Wundinfektionen frühzeitig und häufig amputieren und bei vielen Krankheiten regelrecht abwarten, ob das Immunsystem des Patienten ihn am Leben hielt, oder eben nicht ... Hilfe war bei vielen Erkrankungen nicht möglich. Diesen Nutzen der Antibiotika sollte man sich vor Augen führen, bevor man über die Risiken spricht.

9.2   Die Risiken der Antibiotika

Eines davon resultiert aus der Fähigkeit von Bakterien, sich an Antibiotika anzupassen und Resistenzen zu entwickeln. Es gelingt in der Regel nicht, Bakterien vollständig abzutöten. Einige überleben die Therapie, zum Beispiel, indem sie das Antibiotikum zersetzen, wie dies bei einer Penicillinresistenz der Fall ist. Diese widerstandsfähigeren Bakterien werden „selektiert". Sie brauchen möglicherweise Wochen, um sich von der Therapie zu erholen, aber in der nächsten Krankheitsphase haben ihre Nachkommen einen Überlebensvorteil und reagieren weniger empfindlich auf das Antibiotikum.

Über Jahre kann ein übermäßiger Antibiotikaeinsatz zur Entwicklung von Keimen führen, die gegen mehrere Antibiotika gleichzeitig resistent sind. Diese „multiresistenten Keime", zum Beispiel auch der sogenannte MRSA, sind sehr schwierig zu behandeln. Die Häufung von Antibiotikaresistenzen und nachlassende Wirkung von Reserveantibiotika ist ein globales Problem, das hier nur kurz angesprochen werden kann und sicher noch für viele Jahre eine hohe Aufmerksamkeit von Ärzten, Krankenhäusern und Behörden erfordern wird.

2022 wurde hierzu im *Lancet* eine umfangreiche Studie veröffentlicht, an der weltweit über 140 Forscher beteiligt waren. Nach diesen Resultaten verstarben allein 2019 weltweit über 1,2 Millionen Menschen an resistenten Keimen. Zum Vergleich: An HIV/Aids starben 2020 geschätzt 680000 Menschen, an Malaria 627000. Niedrige Raten an Antibiotikaresistenzen lassen sich langfristig nur durch eine sparsamere Verwendung von Antibiotika erreichen.

Weitere Nachteile von Antibiotika sind, dass sie zu Unwohlsein und Übelkeit führen können und im Extremfall sogar zu direkten Störungen der Leber- und Nierenfunktion oder auch der Blutbildung führen können. Neben diesen unerfreulichen bis potentiell gefährlichen Nebenwirkungen können auch indirekte Nebenwirkungen durch das Abtöten nützlicher Bakterien entstehen. Das gesamte Ökosystem der uns bewohnenden Mikroorganismen, das „Mikrobiom" kann stark gestört werden, da sehr viele Bakterien durch Antibiotika - vor allem Breitspektrum Antibiotika - unter Selektionsdruck geraten und zum Teil auch abgetötet werden.

Wir schwingen mit den Antibiotika also eine ziemlich große Keule, die viele verschiedene Mikroorganismen gleichzeitig abtötet und das sind nicht nur die gerade krankmachenden Bakterien. Eine bekannte und sehr unangenehme Nebenwirkung ist das Auftreten von Pilzinfektionen im Mund oder im Schambereich als Folge einer Antibiotikatherapie, z.B. mit dem genannten Amoxicillin. Durch das massenhafte Abtöten von Bakterien entsteht als Nebeneffekt auf den Schleimhäuten Platz für andere Keime, zum Beispiel Pilze, dies ist dann sehr oft „Candida albicans". Dieser ist in geringerem Maße regelmäßig auf unseren Schleimhäuten vorhanden, aber er kann von der Antibiotikatherapie profitieren, weil mit dem Abtöten von bestimmten Bakterien seine direkten Konkurrenten geschädigt werden. Die Folge ist, dass man dann auch die zu starke Vermehrung des Pilzes behandeln muss – dies ist eine Situation, die man eigentlich gerne vermeiden möchte.

Ein glücklicher Umstand, für den die Medizin nun rein gar nichts kann, ist, dass das Mikrobiom meist selbstheilend ist und uns Vieles verzeiht. Das Ökosystem unserer Mikroorganismen findet meist wieder selbstständig zu dem früheren Gleichgewicht zurück. Nur deshalb gibt es nicht noch mehr Nebenwirkungen durch Antibiotika. So klingen z.B. Durchfälle infolge von Antibiotikabehandlungen nach dem Absetzen der Antibiotika häufig von allein ab. Falls das nicht eintritt, muss das Mikrobiom des Darmes analysiert werden und das gestörte Gleichgewicht wieder einreguliert werden. Hierfür werden zum Beispiel Präparate mit lebenden Lakto- und Bifidusbakterien verwendet.

Wenn die natürliche Symbiose mit unseren Mikroorganismen gestört ist, sollte es eigentlich eine Standardmaßnahme sein, diese wieder herzustellen, damit lassen sich sehr viele Darmproblem in den Griff bekommen. Leider hat sich das bisher in der Medizin noch nicht durchgesetzt.

Es geht also um einen zurückhaltenden, verantwortungsvollen Umgang mit Antibiotika, ein „zu wenig" ist gefährlich, wir zahlen aber auch einen hohen Preis für ein „zu viel". Bezüglich der Therapiedauer ist ein Umdenken erforderlich: Nach neueren Erkenntnissen ist oft schon eine Behandlung über 3-5 Tage effektiv, eine lange Behandlung von etwa 7-10 Tagen bewirkt hingegen neben dem therapeutisch erwünschten Effekt ein erhöhtes Risiko für die Entwicklung von Antibiotikaresistenzen. (dt Ärzteblatt 11/2017). Die alte Regel, derzufolge eine Packung Antibiotika immer aufgebraucht werden sollte um Resistenzen zu vermeiden, wurde deshalb 2017 von der WHO verworfen. Bei leichteren Infekten setze ich in der Praxis anstelle von Antibiotika gerne ein Senfölpräparat oder Kapseln mit ätherischen Ölen ein, auch 2%ige Silbereiweiss Nasentropfen sind manchmal hilfreich.

Nicht für jede Erkrankung gibt es jedoch geeignete Naturheilpräparate; und sicher hat bei schweren Erkrankungen der Einsatz von Antibiotika seine Berechtigung. Man sollte die möglichen Nebenwirkungen besprechen, und es ist sinnvoll zu überwachen, ob die Verträglichkeit und der Nutzen des Medikamentes in Ordnung sind. Bei der Arbeit in der Praxis halte ich es beim Einsatz von Antibiotika bei „normalen" Erkrankungen mit folgender Faustformel:

Ein Antibiotikaeinsatz 1 mal pro Jahr, z.B. für die Behandlung einer schweren eitrigen Bronchitis, einer schweren Nasennebenhöhlenentzündung oder ähnlichem ist nicht erstrebenswert, aber in Ordnung, wenn natürliche Medikamente für den jeweiligen Behandlungsfall nicht ausreichend sind. Ich halte es für sinnvoll, einem Patienten auch bei großen Behandlungsabständen wechselnde Antibiotika zu verordnen, um das Resistenzrisiko zu minimieren.

Eine 2-malige Notwendigkeit für einen Antibiotikaeinsatz pro Jahr lässt mich nachdenklich werden; das Immunsystem sollte eigentlich nicht so oft Hilfe benötigen. Es lohnt sich, darüber nachzudenken, ob es belastende Faktoren gibt, die dies erklären.

Bei einer 3-maligen Notwendigkeit für einen Antibiotikaeinsatz pro Jahr ist Vorsicht angebracht. Es könnten belastende Mangelzustände oder Erkrankungen bestehen, die eine bessere Immunleistung verhindern.

An diesem Punkt muss man als Arzt sehr wachsam sein und Zeit in ein ausführliches Patientengespräch und gründliche Untersuchungen investieren. Es gibt viele mögliche auslösende Faktoren. Ein Vitamin D Mangel (s. S. 66) beeinträchtigt das Immunsystem und sollte deshalb in solchen Fällen routinemäßg ausgeschlossen werden. Eine chronische Nasennebenhöhlenentzündung, chronisch entzündete Zahnwurzeln, eine chronische Gallenblasenentzündung, eine chronische Blinddarmentzündung, eine chronisch aktive Toxoplasmose oder im gefährlichsten Fall, eine bösartige Erkrankung, kommen als weitere mögliche Ursachen in Frage. All diese Krankheiten können, müssen aber nicht auffällige Laborwerte verursachen.

Zusammenfassend gibt es neben den möglichen direkten Nebenwirkungen durch Antibiotika deutliche Hinweise dafür, dass das Risiko von Antibiotikaresistenzen mit der Häufigkeit und Dauer von Antibiotikaeinnahmen wächst, und Ärzte verordnen zunehmend Antibiotika nur noch über eine möglichst kurze Zeit, um dieses Resistenzrisiko zu mindern – dadurch wird auch die Belastung unserer „guten" Bakterien reduziert. Ärzte sollten Antibiotika so zurückhaltend wie möglich einsetzen – und Patienten ein Antibiotikum nicht vorschnell einfordern.

Die Behandlung der chronisch aktiven Toxoplasmose nimmt jedoch eine Sonderrolle ein, denn Toxoplasmen sind viel zu zäh und ausdauernd, als dass man sie mit einer kurzen Therapie zu einem dauerhaften Rückzug veranlassen könnte. Deshalb ist ein sparsamer Einsatz von Antibiotika im Fall der aktiven Toxoplasmose leider meist nicht möglich, und eine Verkürzung der Toxoplasmosebehandlung ohne nachfolgende Prophylaxe (s. S. 227) führt nach meinen Erfahrungen meist zu einem raschen Wiederauftreten der Symptome und ist absolut nicht zu empfehlen.

Pflanzliche Alternativen stehen zur Verfügung, sind jedoch leider nur bei sehr leichten Verläufen einer chronisch aktiven Toxoplasmose oder zur frühzeitigen Therapie eines Rückfalles ausreichend wirksam, deshalb werden sie erst in Kap 12.9 ab S. 231 vorgestellt.

9.3 Unsinn: Antibiotika zur Behandlung grippaler Infekte

Gerade in den ersten Tagen einer Erkältung werden die Symptome zum größten Teil durch Viren ausgelöst. Dies sind Krankheitserreger, die noch viel kleiner als Bakterien sind und sich in Zellen des menschlichen Körpers oder auch in Bakterien vermehren. Sie haben keinen eigenen Stoffwechsel, sondern nutzen den ihrer Wirtszellen.

Deshalb sind normale Antibiotika, die den Stoffwechsel von Bakterien stören, zu Beginn eines grippalen Infektes wirkungslos, sie beeinträchtigen die Viren überhaupt nicht. In diesem Stadium sind körperliche Schonung und pflanzliche Medikamente die weitaus sinnvollere Wahl (Im Fall einer „echten Grippe" ist es jedoch in einzelnen Fällen sinnvoll ein Medikament zu verordnen, das die Virusvermehrung stoppt).

Wenn der Virusinfekt länger als etwa eine Woche andauert, so treten zunehmend Bakterien in den Vordergrund der Erkrankung. Sie nutzen die Gelegenheit sich zu vermehren, während das Immunsystem mit der Bekämpfung der Viren ausgelastet ist. Aus einem virusbedingten Schnupfen wird dann zum Beispiel eine eitrige bakterielle Nasennebenhöhlenentzündung. Auch in diesem Stadium ist ein Antibiotikaeinsatz noch nicht zwingend erforderlich, dies muss in jedem Einzelfall abgewogen werden.

Die durchgetaktete Arbeitswelt hat hier leider einen negativen Einfluss: Wenn ich Patienten verschiedene Möglichkeiten zur Behandlung einer Infektion zur Auswahl stelle, wählen sie manchmal aus Sorge, vielleicht eine etwas längere Krankschreibung zu benötigen, die kürzere (Antibiotika) Variante. Damit folgen sie dann nicht unbedingt meinem Rat, aber auch solche Gründe muss ein Hausarzt berücksichtigen.

10. Die Falldokumentationen

Die folgenden Ausführungen beruhen auf meinen Dokumentationen über Patienten mit aktiver Toxoplasmose im Rahmen meiner normalen Sprechstundentätigkeit ab 2015. Etwa Mitte 2016 reifte die Entscheidung, die vorhandenen Dokumentationen in einer Arbeit zusammenzufassen. Diese Fallsammlung ist unabhängig, es gibt keine Interessenkonflikte und keine Einflussnahme oder Zuwendungen durch „Dritte", insbesondere nicht durch Pharmaunternehmen.

Die Arbeit kann unter www.toxoplasmachronic.com heruntergeladen werden. Es sind 27 Behandlungsfälle aufgeführt und ausgewertet, in den letzten Jahren sind noch viele weitere hinzukommen. Auch wenn ich vom ärztlichen Standpunkt gesehen jeden einzelnen dieser Fälle wichtig finde,   beschränke ich mich hier auf 15 Fälle aus dieser Phase der Toxoplasmosebehandlungen, und 8 ab 2/2019 dokumentierte Fälle, die in etwa einen Querschnitt des Krankheitsbildes wiedergeben. Bei allen Patienten wurden die Tachyzoitenantikörper bestimmt   (IgG: positiv ab 8,8 IU/ml, IgM: positiv ab 10 AU/ml), außerdem wurden sie zu den einzelnen Symptomen befragt. „0" bedeutet hierbei beschwerdefrei, „10" steht für das obere Ende der Skala, also intensivste Beschwerden, beziehungsweise Schmerzen.   Bei den ab 2019 behandelten Patienten wurde zusätzlich der Toxoplasma LTT bestimmt, ein SI Wert von über 2 ist grenzwertig, ab 3 ist er positiv.

Entscheidend für die Diagnose ist die Kombination der Symptome und nicht die Einzelintensitäten, die natürlich jeder Mensch etwas anders empfindet. Im Übrigen ist eine Symptomverminderung bei einer Intensität von beispielsweise 8 oder 9   auf eine 1 oder 0 in jedem Fall ein guter Erfolg, und es hat sich zur Zeit noch keine genauere Methode etabliert, um das Krankheitsgeschehen und den Heilungsverlauf der chronisch aktiven Toxoplasmose zu erfassen und zu dokumentieren.

Die 10 Fälle aus der Gruppe A dieser Fallsammlung, die auf den Seiten 99 bis 130 vorgestellt werden, weisen deutliche Symptome einer aktiven Toxoplasmose auf. Bei ihnen ist ein Toxoplasma-Antikörper, das IgG erhöht. Mit einem positiven IgG Nachweis ist es unstrittig, dass diese Patienten Träger einer Toxoplasmose sind, allerdings ist das Toxoplasma IgM bei diesen Patienten nicht signifikant erhöht bzw in den meisten Fällen ganz negativ.

Das führt zu Kontroversen, denn man geht in der Medizin allgemein noch davon aus, dass eine behandlungsbedürftige *aktive* Toxoplamose bei negativen Toxoplasma IgM nicht vorliegen könne. Diese Annahme ist jedoch nicht gesichert, und ich halte sie für falsch, denn die Verlässlichkeit der Antikörperbestimmungen wurde nur für *Erstinfektionen* untersucht, niemals jedoch für eine Reaktivierung mit einem *chronischen Verlauf* einer Toxoplasmose.

Wenn die Erkrankung im Rahmen einer Reaktivierung durch eine Bradyzoitenaktivität ausgelöst wird, können tachyzoitenspezifische Antikörper diese Aktivität zwangsläufig nicht erfassen (zur Erklärung s. auch Seite 50-54). Das negative IgM bedeutet dann lediglich, dass die Symptome nicht durch Tachyzoiten, ausgelöst werden, sondern dass es sich sehr wahrscheinlich um einen chronischen Verlauf mit vermehrter Bradyzoitenaktivität in den Zysten handelt.

Dies ist noch zu wenig bekannt, und deshalb führt ein fehlender IgM Nachweis zur Zeit auch bei ausgeprägten Krankheitszeichen noch zu dem Schluss, dass der betreffende Patient nicht an einer aktiven Toxoplasmose leiden kann. Um es an dieser Stelle noch einmal ganz klar auszusprechen: Für diesen Standpunkt gibt es keinen Beweis.

Die hier vorgestellten Patienten wiesen alle deutliche Symptome einer chronisch aktiven Toxoplasmose auf – bei negativen IgM. Sie sprachen sehr gut, oft bis zur Beschwerdefreiheit, auf die Toxoplasmosebehandlungen an.

Die 5 Fälle aus der Gruppe B der Fallsammlung auf den Seiten 131 bis 152 stammen aus einer Gruppe von Patienten, bei denen die Toxoplasma-Antikörper komplett negativ waren, die aber trotzdem die nahezu identischen Symptome einer aktiven Toxoplasmose zeigten. Die Patienten dieser Gruppe sprachen sogar noch etwas besser auf die Toxoplasmosebehandlungen an.

Ab Seite 153 werden dann 8 Fälle mit positivem LTT vorgestellt, in denen ab 2019 erfolgreiche Behandlungen dokumentiert wurden, diese sind nicht Bestandteil der ursprünglichen Fallsammlung und Statistik. Dort wird auch stellvertretend für mehr als 20 weitere mir bekannte Fälle ab S. 176 ein Fall vorgestellt, in dem eine Toxoplasmareaktivierung nach einer Covid-19 Infektion auftrat und eine post-Covid ähnliche Symptomatik auslöste, sowie ab S. 179 ein Fall, in dem eine Toxoplasmosereaktivierung durch eine Impfung ausgelöst wurde.

Die Wirksamkeit der Toxoplasmosetherapien wird von Skeptikern manchmal mit Placeboeffekten begründet. Lesen sie bitte die Krankengeschichten und beurteilen Sie selbst, ob man so viele schwer erkrankte Patienten durch Placeboeffekte so effektiv behandeln kann – ich halte dies nach meiner über 30 jährigen Berufserfahrung für ausgeschlossen. Ein weiterer Kritikpunkt ist manchmal, ich würde mich außerhalb der sogenannten „Evidence based Medicine" bewegen. Hierzu nehme ich unter 15.9 auf S. 267 Stellung.

Persönliche Anmerkung: *Der Anlass für die Behandlungen in den im Folgenden geschilderten Fällen waren allein die schweren Erkrankungen der Patienten infolge einer chronisch aktiven Toxoplasmose. Die Erkrankungen zeigen deutliche Gemeinsamkeiten, die meisten Patienten waren seit Jahren erkrankt und hatten schon viele diagnostische und therapeutische Prozesse durchlaufen. Alle Patienten wurden vor Therapiebeginn von mir sorgfältigst über den medizinischen Hintergrund sowie die Wirkung und möglichen Nebenwirkungen der von mir verordneten Medikamente aufgeklärt.*

Die Anfangsbehandlung mit Clindamycin wurde verordnet, nachdem andere Erkrankungen ausgeschlossen worden waren und wenn aufgrund der Symptomkombination eine hohe Wahrscheinlichkeit für eine aktive Toxoplasmose bestand. Zur Einschätzung dieses Risikos dient die auf Seite 81 vorgestellte „Checkliste Toxoplasmose". Eine Kombinationstherapie wurde verordnet, wenn diese erste Behandlung innerhalb von 7 bis 10 Tagen eine deutliche Besserung erbrachte. In den 8 Fällen, die ab S. 153 unter 10.3 vorgestellt werden, lag eine zusätzliche Bestätigung der Erkrankung in Form von positiven Toxoplasma LTT Ergebnissen vor.

Die Dokumentationen zeigen neben den langen und schweren Krankheitsgeschichten auch einen großen Zugewinn an Gesundheit und Lebensqualität durch die Toxoplasmosetherapien. Im Laufe dieser Behandlungen kam ich immer mehr zu der Überzeugung, dass man bei diesem Krankheitsbild die Entscheidung für eine Therapie nicht allein von den gegenwärtig verfügbaren Antikörpertests abhängig machen darf, denn dann wären diese Menschen nicht behandelt worden – und das möchte ich mir in Anbetracht der schweren Erkrankungen gar nicht vorstellen. Zur Zeit (2/2024) leiden keine der hier genannten Patienten, auch nicht diejenigen, bei denen im weiteren Verlauf noch ein Rückfall (=Rezidiv) behandelt werden musste, an Toxoplasmosesymptomen.

10.1　10 Behandlungsfälle mit Antikörpernachweis 2015-2019

Fall 1, Veronika M. 35 Jahre.

10/2009 wurde bei Frau M. aufgrund wandernder Gelenkschmerzen und weiterer Symptome eine Borreliose (s. S. 64) diagnostiziert und behandelt. Die Behandlung war schwierig und zog sich über etwa 6 Wochen hin, war aber erfolgreich – den Ausschlag gaben Infusionen mit „Ceftriaxon" 2.0g täglich über 4 Wochen. Einige Wochen später stellten sich dann jedoch Gliederschmerzen, eine Morgensteifigkeit vieler Gelenke von etwa 15 Minuten und eine vermehrte Müdigkeit ein. Es bestanden jedoch keine wandernden Gelenkschmerzen mehr, so dass ein Rückfall der Borreliose als Ursache dieser erneuten Symptome unwahrscheinlich war. 1/2010 erfolgte eine rheumatologische Untersuchung mit der Diagnose einer „Fibromyalgie" (s. auch S. 74).

7/2010 wurde der Blinddarm aufgrund einer chronischen Entzündung entfernt. Danach besserte sich der Zustand von Frau M. etwas, sie war jedoch noch weiterhin sehr müde und abgeschlagen und fühlte sich nicht gesund.　10/2010 wurde bei Frau M. eine umfangreiche Zahnsanierung durchgeführt. Der Allgemeinzustand besserte sich jedoch nicht weiter, sie benötigte wegen diffuser, ausgeprägter Schmerzen am ganzen Körper weiterhin regelmäßig ein starkes Schmerzmittel – nur die Ursache blieb leider trotz aller Bemühungen weiterhin unklar.

1/2012 wurden eine allgemeine Müdigkeit, Leistungsschwäche und eine reduzierte Herz- und Lungenbelastbarkeit mit einer Kurzatmigkeit schon bei leichten Belastungen dokumentiert. Ein Vitamin D Mangel von 5,2 ng/ml (normal oberhalb 20) wurde mittels Dekristol 20.000 ausgeglichen, trotzdem besserte sich der Allgemeinzustand nur wenig. Es entwickelten sich leichte Wassereinlagerungen mit Spannungsge -

fühlen in den Händen, Füßen und Unterschenkeln, und es bestand phasenweise ein „verwaschenes" Sehen.

Das EKG und die Ultraschalluntersuchung des Herzens erbrachten normale Befunde und erklärten die Wassereinlagerungen nicht, eine Herzmuskelentzündung wurde ausgeschlossen. Bei einem Belastungs-EKG war Frau M. bis 125 W belastbar; die Herzfrequenz war hierbei jedoch mit 162 Schlägen pro Minute höher als erwartet. Das Herz musste also mit einer ungewöhnlich hohen Frequenz schlagen, um die notwendige Leistung aufzubringen. Dies war zunächst nicht erklärlich.

Zu diesen Beschwerden traten seit Anfang 2014 auch häufige unklare abendliche Hitzewallungen hinzu. 7/2015 litt Frau M an einer schweren eitrigen Akne im Leistenbereich. In der Folge entwickelte sich, mit einer Verzögerung von etwa 3 Monaten, 10/2015 ein regelrechter Leistungseinbruch mit Antriebslosigkeit, Konzentrationsstörungen, Schmerzen der Muskulatur, Müdigkeit und Schweißausbrüchen. Ab 3/2016 wurden die Abszesse im Leistenbereich insgesamt 3 x operativ eröffnet, eine Besserung des Allgemeinzustandes trat nicht ein.

4/2016 zeigten die Laborwerte bis auf einen Folsäuremangel von 2,2 ng/ml (normal ab 5,4) keine Auffälligkeiten. Eine Folsäuregabe über 3 Monate führte jedoch zu keiner Besserung des Krankheitsbildes. 7/2016 zeigte sich im Blutbild eine leichte entzündliche Reaktion mit einem gering erhöhten CRP Wert, das erklärte die Erkrankung keineswegs. **Toxoplasma IgG 17,5 IU/ml, IgM negativ.** Die Symptome bestanden zu diesem Zeitpunkt seit etwa 6 Jahren, seit etwa 10 Monaten bestand ein deutlicher Leistungseinbruch. Die Folsäureeinnahme wurde sofort beendet, da Toxoplasmen dadurch möglicherweise gefördert werden.

Therapie: Bereits unter der einwöchigen Therapie mit Clindamycin 600mg 2 x 1 kam es zu einer Verbesserung einiger Symptome; nach 4 Wochen Kombinationstherapie mit Daraprim, Calciumfolinat und Sulfadiazin fühlte sich die Patientin deutlich besser. Da noch Symptome bestanden, wurde die Therapie um 2 Wochen verlängert. Nach insgesamt 6 Wochen Therapie war die Patientin nahezu beschwerdefrei.

Frau M.: Ergebnisse und Symptomlinderung in %

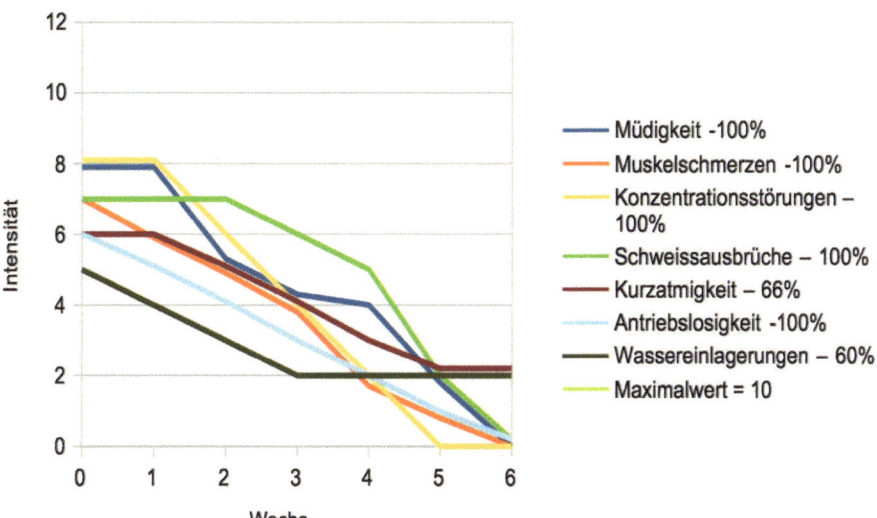

Zeitpunkt der Interviews: Vor Beginn der Therapie, nach 1 Woche Clindamycin, 4 Wochen Kombinationstherapie und nach 6 Wochen Kombinationstherapie

Kommentar: In der Vorgeschichte gab es mehrere Faktoren, die das Immunsystem der ansonsten gesunden jungen Frau belasteten: Eine Borreliose, eine chronische Blinddarmentzündung, ein sanierungsbedürftiger Zahnstatus und zuletzt eine schwere eitrige Akne.

Die Patientin litt seit mindestens 6 Jahren unter Morgensteifigkeit, Muskel- und Gliederschmerzen, später an Abgeschlagenheit, Antriebslosigkeit, Konzentrationsstörungen und Kurzatmigkeit bei Belastung. Die Ursache war eine chronisch aktive Toxoplasmose, die sich etwa 2 Monate nach Beginn der schweren Akne erheblich verschlechtert hatte.

Sowohl die Müdigkeit wie auch die Schweißausbrüche besserten sich nach Therapieende noch weiter, und nach der Toxoplasmosetherapie litt die Patientin nie mehr an einer eitrigen Akne. Das weist darauf hin, dass sich die Immunleistung nach der Therapie deutlich verbessert hat.

7/2019, etwa 3 Jahre später, erlitt Frau M. einen Rückfall, das Toxoplasma IgG war hierbei von ursprünglich 17,5 IU/ml auf 12,4 IU/ml gesunken, das IgM war weiterhin negativ; der LTT war mit 16,2 SI deutlich positiv.

Aus dem gesunkenen Toxoplasma IgG kann man folgern, dass es offensichtlich zu keiner erneuten Tachyzoitenaktivität gekommen war. Somit können der Rückfall und das positive LTT Ergebnis nur durch eine Bradyzoitenaktivität bzw vermehrte Aktivität in den Zysten bedingt sein. Während einer 4 - wöchigen Toxoplasmosetherapie gesundete die Patientin vollständig, ohne dass Restsymptome verblieben.

Dies wurde analog so bei 5 weiteren Patienten so beobachtet, wie auch im nächsten Fall, und es unterstreicht, dass eine Toxoplasmose wie hier bei einem der früher dokumentierten Fällen auch ohne LTT diagnostiziert werden kann, und dass dieser, während eines Rückfalles bestimmt, dann durchaus positiv sein kann. (siehe auch Seiten 130, 171 und 229)

Fall 3, Udo M. 60 Jahre

Herr M. übte einen sehr anstrengenden Beruf aus und litt schon seit Jahren an starken Muskelschmerzen und unklarer Müdigkeit. Er führte dies auf seine harte Arbeit zurück und tatsächlich besteht auch ein erheblicher Wirbelsäulenverschleiß; das erklärte jedoch nicht die Muskelschmerzen oder die ständige Müdigkeit. Er war auch häufig sehr unausgeglichen, konnte sich nicht mehr gut konzentrieren und war sehr vergesslich geworden, was zu häufigen unnötigen Streitereien führte.

Eine Kernspinuntersuchung (MRT) des Gehirnes erbrachte einen völlig normalen Befund. Es bestand eine leichte Schilddrüsenunterfunktion infolge einer Schilddrüsenentzündung, jedoch besserte sich der Zustand des Patienten auch nicht, nachdem dieses Problem behoben worden war. Es wurde ein Vitamin D Mangel mittels 20.000 Einheiten Vitamin D pro Tag ausgeglichen, auch dies führte zu keiner fassbaren Verbesserung – es gab also offensichtlich noch mindestens einen weiteren bislang unklaren Krankheitsfaktor. 9/2016 wurden die Toxoplasma-antikörper bestimmt: **Toxoplasma IgG 26,7 IU/ml, IgM negativ.** Zu diesem Zeitpunkt bestand die Symptomatik seit etwa 5 Jahren, und nach entsprechender Aufklärung verordnete ich Herrn M. eine Toxoplasmosetherapie.

Therapie: Es wurde zunächst Clindamycin 600mg 2 x 1 verordnet. Bereits innerhalb der ersten Behandlungswoche halbierte sich die Intensität der Muskelschmerzen, die Müdigkeit besserte sich ebenfalls deutlich, Herr M. war auch deutlich weniger gereizt. Es kam zu einem Durchfall, der sich nach Absetzen des Clindamycin rasch besserte. Anschließend wurde 4 Wochen mit Daraprim, Calciumfolinat und Sulfadiazin behandelt, die Symptome besserten sich weiter deutlich.

Herr M.: Ergebnisse und Symptomlinderung in %

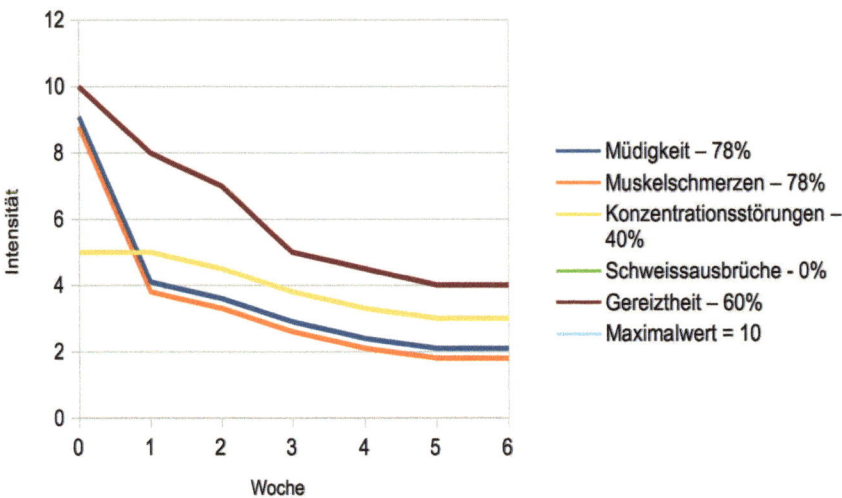

Zeitpunkt der Interviews: Vor Therapiebeginn, nach 1 Woche Clindamycin, und nach 4 Wochen Kombinationstherapie

Kommentar: Auffällig war in diesem Fall neben der guten Wirksamkeit
der Therapie vor allem, dass sich die Unausgeglichenheit und das häufig
gereizte Verhalten des Patienten rasch und deutlich besserten. Herr M.
litt nicht unter Schweißausbrüchen, dieses Symptom ist nach meinen
Beobachtungen in etwa 20 bis 30% der Fälle einer aktiven Toxoplasmose
nicht vorhanden.

Etwa 1/2020 kam es nach mehr als 3 Jahren zu einem Rückfall, 9/2020 war
das Toxoplasma IgG war von 26,7 auf 14,0 herabgesunken, das IgM
war weiterhin negativ und der Toxoplasma LTT betrug 46,5 SI.
Unter einer rotierenden Therapie bildeten sich die Symptome
innerhalb von 4 Wochen erneut rasch und weitgehend zurück (s.
auch Erläuterung zu den Rückfällen S. 130).

Fall 5, Gerda M. 67 Jahre

Dies ist der Fall mit der längsten Vorgeschichte, etwa 50 Jahre, und einem der schwersten Verläufe. Das Ergebnis ist eine lange und schwere Krankheitsgeschichte, die deutlich zeigt, wie schwerwiegend eine unbehandelte chronisch aktiven Toxoplamose verlaufen kann.

Frau M. berichtete, schon als junge Frau habe sie ständig unter Muskelschmerzen und Müdigkeit gelitten, sie habe sich immer schon schlecht belasten können und sei schon bei leichten Belastungen immer kurzatmig gewesen. 1995 erlitt sie eine Herzmuskelentzündung, deren Ursache nicht festgestellt werden konnte; seitdem besteht eine Herzrhythmusstörung. Ebenfalls 1995 wurde aufgrund von chronischen Gelenkschmerzen Rheuma diagnostiziert, das allerdings nicht im Labor nachweisbar und damit „seronegativ" war. Seit Jahren bestanden ausgeprägte Ängste unklarer Ursache, die sich bei geringsten Anlässen verschlimmerten.

Seit mindestens 16 Jahren bestanden chronische Schmerzen der Wirbelsäule, der Hand- und Fingergelenke, der Hüften und der Knie. Als ursächlich hierfür wurde eine Arthrose gesehen. Dies würde jedoch bedeuten, dass ein schwerer Gelenkverschleiß schon im Alter von 51 Jahren bestanden hätte – nicht auszuschließen, aber ungewöhnlich. Seit ca. 2001 bestanden schmerzhafte Schwellungen in den Händen und Füßen und eine ungewöhnlich lange Morgensteifigkeit von 3-4 Stunden. 2003 wurde zusätzlich eine sekundäre Tendomyopathie, also starke Schmerzen der Sehnen und der Muskulatur diagnostiziert. Das linke Hüftgelenk und das rechte Kniegelenk wurden durch „Totalendoprothesen" (TEP) ersetzt, leider besserten sich die Gelenkbeschwerden hierdurch nur wenig. Seit 2006 erfolgte eine Therapie mit Methotrexat, einem Rheumabasismedikament, allerdings ohne dass die Gelenkschmerzen wesentlich nachließen. Ab etwa 2/2010 kam es zu einer zunehmenden Verschlechterung des Allgemeinzustandes, Frau M. wurde immer müder und schwächer, die Schmerzen nahmen zu. Deshalb wurde sie 3/2010 stationär aufgenommen. Die Kollegen vermuteten einen Rheumaschub und verordneten ein Cortisonpräparat, das bei rheumatischen Erkrankungen zumindest vorübergehend rasch und deutlich helfen sollte, allerdings blieb es hier weitgehend unwirksam.

2010 stellte sich Frau M. wegen eines schweren Infektes in der Sprechstunde vor. Ich verordnete ihr mit Clindamycin 2 x 600 mg ein Antibiotikum, das den Infekt besserte, zu meiner Verwunderung stellte sich die Patienten aber kurz darauf nochmal vor und bat mich um eine erneute Verordnung des Clindamycin, da es ihr auch „allgemein" sehr gut geholfen habe. Da ich unnötige Antibiotikaverordnungen vermeiden möchte, ging ich nicht darauf ein – denn eine aktive Toxoplasmose als mögliche Ursache vieler ihrer gesundheitlichen Probleme hatte ich damals einfach noch nicht „auf dem Schirm".

3/2013 erfolgte wegen ungewöhnlicher Erschöpfung und Schwindel eine Untersuchung bei einem Kardiologen (ein Herzspezialist). Es wurde eine geringe Undichtigkeit einer Herzklappe festgestellt, ein häufiger Befund, bei einer eigentlich guten Auswurfleistung von 70 %. Es bestanden außerdem ein intensiver Schwindel und eine ausgeprägte Gangunsicherheit. Da die Patientin weiterhin auch unter einer Kurzatmigkeit und beginnenden Wassereinlagerungen in den Unterschenkeln litt, erfolgte ein Belastungs- EKG. Dies war aufgrund einer ausgeprägten Schwäche nur bis 75 Watt möglich, das entspricht etwa dem Gehen in der Ebene. Erwartet hatte ich eine Belastbarkeit von 100 bis 125 W. Den Widerspruch zwischen dem an sich guten kardiologischen Befund und der eingeschränkten Belastbarkeit der Patientin konnte ich zunächst nicht erklären. 1/2014 wurden aufgrund ausgeprägter Gelenkschmerzen verschiedene Laborwerte bestimmt. Der Rheumafaktor, ein weiterer Faktor für bestimmte rheumatische Erkrankungen (ANA) und verschiedene andere Laborwerte waren unauffällig und halfen nicht weiter. Da starke Gelenkschmerzen bestanden, wurde vorübergehend ein Kortison verordnet (30 mg Prednisolon täglich), das jedoch erneut nur schwach wirksam war.

9/2016 wurde in Anbetracht der mittlerweile ausgeprägten Schwellungen der Unterschenkel eine Untersuchung bei einem Venenspezialisten vorgenommen. Die Diagnose war ein Lipödem (= Fettschwellung) der Beine und eine ausgeprägte Lymphabflusstörung, dies bedeutet, dass das Gewebswasser (Lymphe) nicht mehr in ausreichendem Maße abfließen kann. 11/2016 hatte ich schon mehrere andere Patienten hinsichtlich einer aktiven Toxoplasmose behandelt, und bei einem erneuten eingehenden Gespräch mit der Patientin wurde mir klar, dass eine aktive Toxoplasmose möglicherweise die Ursache für viele ihrer Symptome sein könnte. Ich bestimmte die Toxoplasma-Antikörper: **Toxoplasma IgG 32,5 IU/ml, IgM negativ.** Zu diesem Zeitpunkt bestand das Krankheitsbild seit etwa 50 Jahren, seit etwa 6 Jahren war die Lebensqualität hochgradig eingeschränkt.

Therapie: Da eine ausgeprägte Druckschmerzhaftigkeit der Muskulatur bestand, reduzierte ich die Anfangsdosis auf 3 x 300 mg Clindamycin. Während der ersten 2 Tage verspürte Frau M. stärkere Muskelschmerzen. Danach besserte sich aber der gesamte Zustand kontinuierlich, nach 1 Woche hatte sich die allgemeine Belastbarkeit etwas gebessert, die Patientin berichtete auch, ihre Gedanken seien klarer. Nun wurde eine Kombinationstherapie mit Clindamycin 300mg 3 x 1 sowie Daraprim 2 x 1 und Calciumfolinat 1 x 1 verordnet, die über insgesamt 6 Wochen fortgesetzt wurde. Nahezu alle Symptome besserten sich jetzt kontinuierlich, die Schmerzmedikation wurde reduziert, die „Wassertablette" (Torasemid 10 mg/d) konnte bei sehr gutem Rückgang der Wassereinlagerungen von 7 auf 0 und deutlicher Besserung der Kurzatmigkeit abgesetzt werden. Die Antriebslosigkeit und Muskelschmerzen reduzierten sich von 10 auf 0, die Muskulatur war jetzt nicht mehr druckempfindlich. Die Konzentrationsfähigkeit verbesserte sich weiter, und auch die vorher ausgeprägte körperliche Schwäche besserte sich, Frau M.G. konnte ein leichtes Training aufnehmen. Die Schweißausbrüche besserten sich nur etwas, Frau M. berichtete jedoch, diese Symptomatik sei stark von der Einnahme eines Hormonpräparates abhängig, das ihr von ihrem Gynäkologe verschrieben wurde. Die Therapie wurde nach 6 Wochen bei sehr gutem Erfolg beendet, aber es stellte sich aber nach nur 3 Wochen ein Rückfall ein.

Die erneute Kombinationstherapie erbrachte schon nach 2 Tagen wieder eine sehr gute Wirkung. 3/2017 nahm die Patientin diese Therapie zur Prophylaxe noch an einem Tag pro Woche ein, dies wurde in Anbetracht der sehr langen Krankheitsdauer von etwa 50 Jahren noch über mehrere Monate fortgeführt, um einen erneuten Rückfall zu vermeiden.

Kommentar: Die Verbesserungen der Symptome und die Besserung der Lebensqualität lassen sich nur schwer in Worte fassen. Vor der Therapie war die Patientin so geschwächt, dass sie in wörtlichen Sinne noch nicht mal einen Liter Milch tragen konnte. Sie war kaum noch in der Lage ihren Haushalt zu führen, und im Winter konnte sie ihre Wohnung kaum verlassen, da ihr der Wintermantel zu schwer war. Die permanenten Schmerzen, Müdigkeit, Antriebslosigkeit und Konzentrationsstörungen machten ein normales Leben fast unmöglich. Die Krankheits-dauer ist mit etwa 50 Jahren sehr hoch; hierin sehe ich auch den Grund, dass die Symptombesserungen zum Teil nicht die Werte von anderen Patienten erreichen.

Frau M.: Ergebnisse und Symptomlinderung in %

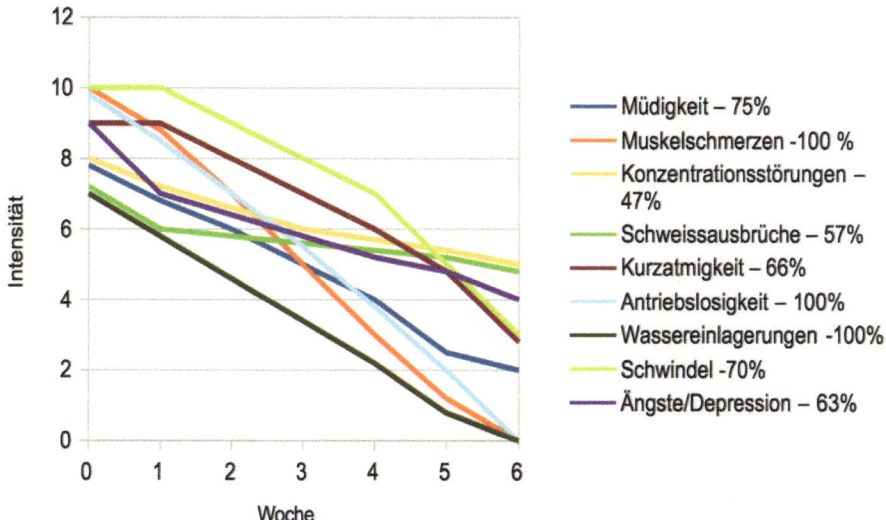

Zeitpunkt der Interviews: Vor Therapiebeginn, nach 10 Tagen Clinda-mycin 3 x 300mg, und nach 6 Wochen Kombinationstherapie

Obwohl die Symptome bei dieser Patientin sehr schwer ausgeprägt sind, sind die Toxoplasma IgG Antikörper mit 32,5 IU/l nur mäßig erhöht, die IgM sind negativ. Am ehesten ist dieser Fall noch mit Fall 14 (S.120) zu vergleichen, allerdings ist dort das IgG mit 106 IU/ml um mehr als das Dreifache erhöht.   Dieser Vergleich legt nahe, dass die Höhe der tachyzoitenspezifischen IgG wenig bis nichts über die Ausprägung einer chronisch aktiven Toxoplsmose aussagt.

Fall 6, Ina S. 68 Jahre

Schon 1995 erfolgte wegen einer erheblichen Kurzatmigkeit eine Herzkatheteruntersuchung, eine Verengung der Herzkranzgefäße wurde
hierbei ausgeschlossen. 1999 wurde ein gutartiger Lagerungsschwindel
diagnostiziert. 9/2010 wurde wegen der weiterhin bestehenden Kurzatmigkeit und reduzierten Belastbarkeit von 75 W erneut eine Ultraschalluntersuchung des Herzens durchgeführt und erbrachte   einen
normalen Befund. 5/2013 erbrachte eine erneute Herzkatheteruntersuchung weiterhin einen unauffälligen Befund.   9/2013 musste nach
einer Entzündung eines tiefen Dickdarmabschnittes, des Sigma, der
erkrankte Darmabschnitt operativ entfernt werden.   2 Monate später
wurde   in diesem Bereich eine narbige Verengung geweitet sowie ein
Dickdarmpolyp entfernt.   Frau S. erholte sich nur schlecht von diesen
Eingriffen und berichtete, seitdem fühle sie sich häufig zerschlagen, die
Muskulatur schmerze schon bei leichter Belastung und sie habe deutlich
weniger Kraft und häufige Schweißausbrüche.   Sie schaffe nichts mehr
im Haushalt, sei antriebslos, habe starke Schlafstörungen   und sei auch
sehr vergesslich geworden.

6/2016 wurde ein künstliches Kniegelenk implantiert, danach verstärkten sich die Symptome noch mehr; nunmehr schmerzte die Oberschenkelmuskulatur schon beim Treppensteigen, die Kurzatmigkeit und
die Konzentrationsstörungen nahmen nochmals zu. **10/2016 war der
Toxoplasma IgG 35,7 IU/ml, das IgM war negativ.** Zu diesem Zeitpunkt bestand das Krankheitsbild seit etwas über 3 Jahren.

Therapie: Es wurde Clindamycin 2 x 600 mg verordnet, darunter
besserten sich die Symptome innerhalb einer Woche.   Trotz stark ausgeprägter Symptome wurde aufgrund der guten Wirkung und Verträglichkeit keine Kombinationstherapie eingesetzt, sondern nur Clindamycin für weitere 3 Wochen verordnet.

Frau S.: Ergebnisse und Symptomlinderung in %

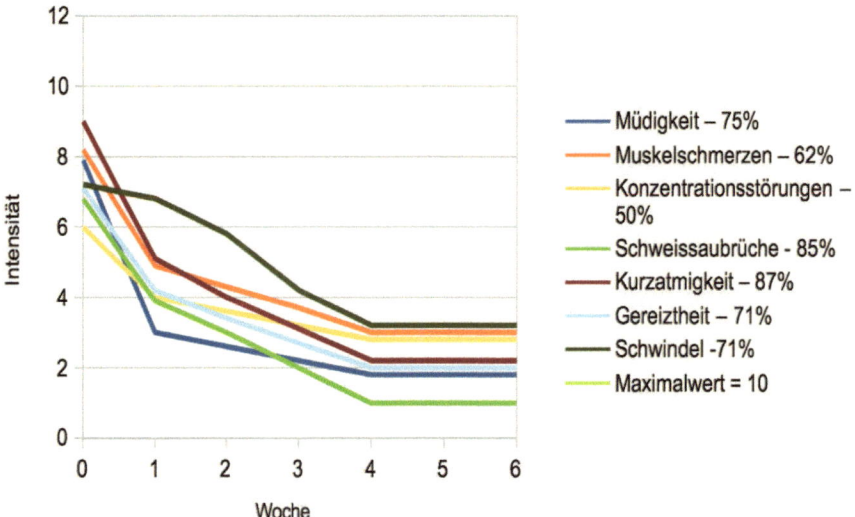

Zeitpunkt der Interviews: Vor Therapiebeginn, nach 1 Woche Clindamycin 2 x 600mg, und nach 4 Wochen Clindamycin 2 x 600mg

Es verbesserten sich außerdem noch Schlafstörungen von 7 auf 2,
entsprechend einer Symptomverbesserung von 71%. Seit der Toxoplasmosetherapie besteht keinerlei Kurzatmigkeit mehr, erneute Herz-
untersuchungen waren seither nicht erforderlich. Frau S. hatte keine
Nebenwirkungen.

Kommentar: Die Symptomatik bestand schon seit mindestens 3 Jahren
und nahm nach einer Dickdarmentzündung und nachfolgender OP zu,
eine weitere Verschlechterung stellte sich nach einer 2. OP (Knie TEP)
ein. Die zeitliche Abfolge spricht dafür, dass infolge einer Schwächung
der Patientin durch die Operationen eine vorbestehende Toxoplasmose
in ein aktiveres Stadium wechselte. 2/2024 ist Frau S frei von Symptomen einer Toxoplasmose.

Fall 8, Charlotte S. 63 Jahre

Frau S. litt schon seit längerem an hartnäckigen Schmerzen ihrer Muskulatur, als 2003 erstmals in einer neurologischen Ambulanz der Verdacht auf eine Myopathie (eine Muskelerkrankung) geäußert wurde. Die körperliche Untersuchung und eine Untersuchung der Muskulatur mittels elektrischer Impulse erbrachten unauffällige Befunde. Eine Biopsie (Probenentnahme) aus der Muskulatur wurde erwogen, aber nicht durchgeführt.

2004 erfolgte aufgrund der unklaren Leistungsminderung, deutlichen Tagesmüdigkeit und Antriebsschwäche eine Untersuchung bei einem Herzspezialisten. Das Belastungs-EKG war bis 125 Watt unauffällig, dann erfolgte wegen einer ausgeprägten muskulären Erschöpfung und eines Blutdruckanstieges ein Abbruch. Ein Rechtsherzkatheter zeigte nur gering erhöhte Druckwerte im Herzen bei Belastung, das Langzeit - EKG erbrachte einen unauffälligen Befund. Aufgrund starker Anlauf-schmerzen zahlreicher Gelenke und belastungsabhängigen Schmerzen in Muskeln und Gelenken erfolgte 2016 eine rheumatologische Untersuchung. Eine Rheumatherapie mit MTX wurde erwogen, aber nicht begonnen.

10/2016 rückten bei einem Gespräch in der Praxis die unklaren Muskel-schmerzen, Müdigkeit und Konzentrationsstörungen in den Mittel-punkt. Wie sich herausstellte, bestand die Symptomatik seit etwa 15 Jahren, mit einem abnormen Muskelkater schon nach leichten körper-lichen Belastungen. Des Weiteren bestand eine Kurzatmigkeit mit einer Intensität bis 6 bei körperlicher Belastung und Schwellungen des Binde-gewebes mit einer Intensität bis 8 im Bereich der Hände und Unter-schenkel.

Auffällig war ein intervallförmiger Verlauf mit 3 - 4 monatigen beschwerdeärmeren Intervallen und darauf folgenden, bis zu 10 Tage langen Verschlechterungen mit starken Muskelschmerzen, Morgensteifigkeit, Antriebslosigkeit, Konzentrationsstörungen, Müdigkeit und Wortfindungsstörungen. Insbesondere die Wortfindungsstörungen und die Störungen des Kurzzeitgedächnisses hatten seit 2-3 Jahren deutlich zugenommen.

11/2016 zeigte das Muskelenzym CK mit 212 U/l eine leichte Erhöhung, **das Toxoplasma IgG war mit 38,4 IU/ml deutlich erhöht, das IgM negativ.** Da im Vorfeld schon eine ausführliche Diagnostik erfolgt war und zahlreiche Symptome einer aktiven Toxoplasmose zutrafen, wurde mit einer Therapie begonnen.

Therapie: Es wurde Clindamycin 600mg 2 x 1 verordnet, ab dem 3. Tag besserten sich darunter die Muskelschmerzen und die Müdigkeit etwas. Nach 1 Woche bestanden keine Morgensteifigkeit und Muskelschmerzen mehr, die Müdigkeit und Konzentrationsstörungen hatten sich von 10 auf 2 reduziert. Die Antriebslosigkeit hatte sich von 10 auf 5 halbiert, der Schwindel reduzierte sich von 5 auf 3.

Eine Kombitherapie mit Daraprim, Calciumfolinat und Sulfadiazin besserte die Symptomatik weiter, nach etwa 14 Tagen ließ die Wirkung jedoch nach. Nun wurde das Sulfadiazin durch Clindamycin 600mg 2 x 1 ersetzt; dies führte zu einer kontinuierlichen weiteren Besserung der Symptome. Auch das bisher ungeklärte unscharfe, „verwaschene" Sehen verschwand völlig. Trotz intensiver Symptomatik seitens der aktiven Toxoplasmose bestanden wie in Fall 3 keine Schweißausbrüche.

Frau S.: Ergebnisse und Symptomlinderung in %

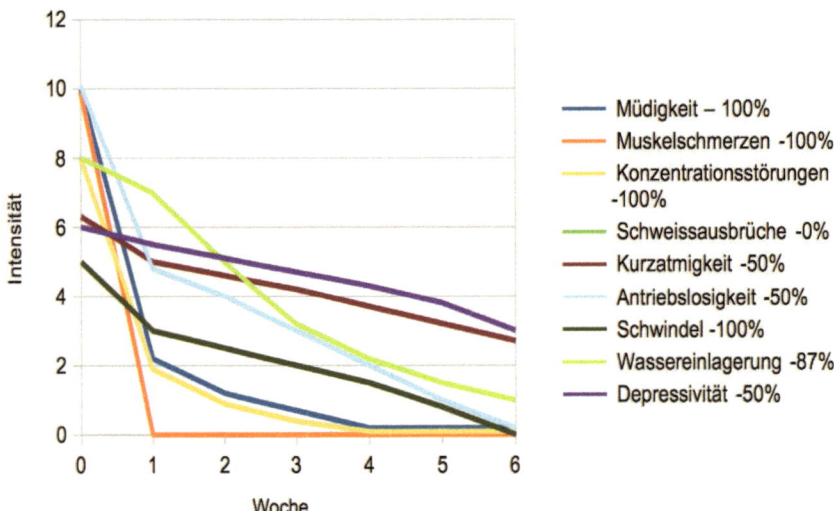

—	Müdigkeit – 100%
—	Muskelschmerzen -100%
—	Konzentrationsstörungen -100%
—	Schweissausbrüche -0%
—	Kurzatmigkeit -50%
—	Antriebslosigkeit -50%
—	Schwindel -100%
—	Wassereinlagerung -87%
—	Depressivität -50%

Zeitpunkt der Interviews: Vor Therapiebeginn, nach 1 Woche Clinda-mycin, und nach 4 Wochen Kombinationstherapie

Kommentar: Auffällig ist bei diesem Fall, dass die Wirkung der Therapie sehr rasch einsetzte, in ähnlicher Form habe ich das auch bei anderen Patienten mit intervallartigen Verläufen beobachtet (s. nächster Fall). Frau S. vertrug die Therapie ohne Nebenwirkungen.

Die Patientin ist Raucherin und es besteht eine chronische Lungener-krankung, aus diesem Grund war wahrscheinlich keine weitere Verbesserung der Kurzatmigkeit zu erzielen.   Aus Sicherheitsgründen wurde nach Therapieende Anfang 1/2017 nochmals ein Belastungs-EKG durchgeführt, dieses war bis 100 Watt unauffällig.   Frau S ist 2/2024 weiterhin beschwerdefrei.

Fall 11, Maren K. 39 Jahre

Frau K. berichtete, sie leide seit mindestens 9 Jahren unter einer ausgeprägten Müdigkeit, Schlafstörungen (9) mit nächtlichen Schweißausbrüchen (9), Muskel- und Gliederschmerzen am ganzen Körper (6), sie
friere oft und sei ständig sehr abgespannt und erschöpft (10). Seit ca
2012 bestanden diffuse Bauchschmerzen und häufige Durchfälle (10), bis
auf eine leichte Magenschleimhautentzündung hatten sowohl eine
Magen- wie auch eine Darmspiegelung keinen auffälligen Befund
ergeben. Zu der Dauermüdigkeit traten eine nächtliche Unruhe und
eine ungewöhnliche Vergesslichkeit (6) hinzu. Auch fielen ihr häufige
Lymphknotenschwellungen in den Achseln (7) sowie leichte Wassereinlagerungen mit Spannungsgefühlen in den Händen und Unterschenkeln auf.

Frau K. litt auch besonders unter starken Ängsten und depressiven
Verstimmungen (9) sowie ausgeprägter Gereiztheit und Ungeduld (10),
die aus nichtigem Anlass auftraten. Sie berichtete, seit ca Anfang 2016
friere sie abends, auch hätten sich die nächtlichen Schweißausbrüche
und weitere Symptome verschlimmert.

Bei ihr lief die gesamte Krankheitsaktivität in Intervallen von 2-3
Wochen ab. Nach 2-3 „guten" Wochen fühlte sie sich für ein paar Tage
mit allen oben genannten Symptomen sehr krank, danach nahmen die
Symptome wieder etwas ab - bis zum nächsten Mal...

6/2016 entwickelte sich eine Kurzatmigkeit bei Belastung und eine
ausgeprägte Herzunruhe, 10/2016 ergaben die Laborwerte normale
Werte für das Blutbild, Muskelenzym (CK) und einen Entzündungswert
(CRP) **bei deutlich erhöhten Toxoplasma IgG von 68,5 IU/ml und
einem IgM von 3,32 AU/ml.** Zu diesem Zeitpunkt bestanden die
Beschwerden seit etwa 9 Jahren.

Therapie: Unter 2 x 600 mg Clindamycin kam es in den ersten 4 - 5 Tagen zu einer Zunahme der Muskelschmerzen, es traten sogar tastbare Schwellungen in der Muskulatur auf, aber gleichzeitig kam es auch zu einer Abnahme der Kurzatmigkeit und der Gliederschmerzen. Nach insgesamt 9 Tagen hatten sich die Schwellungen der Muskulatur zurückgebildet. Die Patientin verspürte in der ersten Woche unter der Therapie auch vermehrte Angstgefühle, die sich nach 9 Tagen deutlich gebessert hatten. Es wurde nun eine Kombinationstherapie mit Daraprim, Sulfadiazin und Calciumfolinat verordnet. Bereits nach 5 Tagen Kombinationstherapie hatten sich die Muskelschmerzen und Ängste auf 0 reduziert, die allgemeine Belastbarkeit verbesserte sich ebenfalls.

Frau K.: Ergebnisse und Symptomlinderung in %

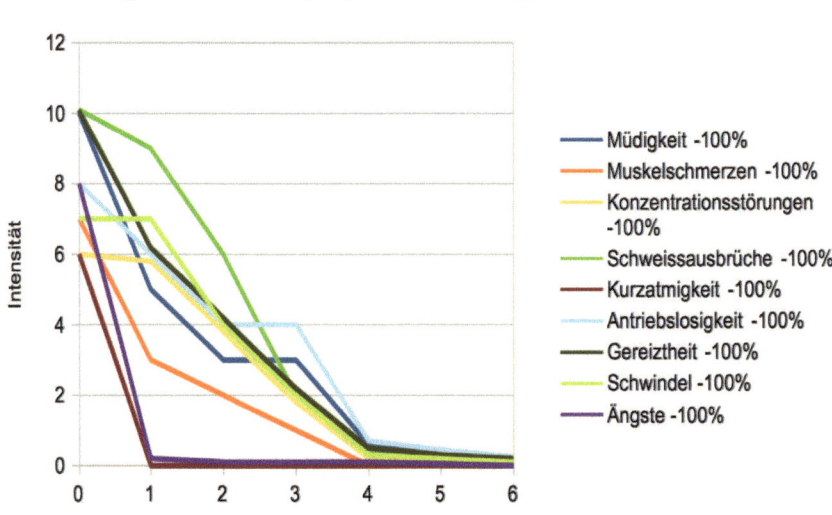

Zeitpunkt der Interviews: Vor Therapiebeginn, nach 1 Woche Clindamycin, und nach 4 Wochen Kombinationstherapie

Die Bauchsymptome waren im weiteren Verlauf ebenfalls komplett rückläufig. Es traten keine Lymphknotenschwellungen mehr auf, die Wassereinlagerungen verschwanden. Bei der abschließenden Befragung 1/2017 war Frau K. seit etwa 6 Wochen beschwerdefrei.

Kommentar: Einige Patienten berichteten, unter der anfänglichen Clindamycingabe sei es in den ersten 3 Tagen zu einer leichten Zunahme der Symptome gekommen. Nur in diesem Fall traten jedoch auch tastbare Schwellungen der Muskulatur und eine Zunahme der Angstgefühle auf, bevor deutliche Verbesserungen einsetzten. Deshalb setzte ich in Fällen mit ähnlich intensiven Symptomen die anfängliche Clindamycingabe auf 3 x 300 mg herab.

Wie auch in Fall 8 lag hier ein intervallartiger Verlauf vor, und auch hier setzte die Wirkung frühzeitig und deutlich ein. Alle Symptome bildeten sich vollständig zurück.

Erhebliche Bauchsymptome durch Toxoplasmen, die oft Magen- und Darmspiegelungen erforderlich machten, traten auch in 4 weiteren Fällen auf, so in Fall 12 (S. 118) Fall 14 (S. 120) sowie in den Fällen 20 und 21 (siehe Originalarbeit). Eine durch Toxoplasmen verursachte Entzündung von Lymphknoten im Bauchraum als mögliche Ursache der Bauchbeschwerden ist bereits seit langem bekannt (70). Auch eine Magenbeteiligung (51), eine Leberbeteiligung (35) und nach neueren Forschungen auch eine Darmbeteiligung (103) durch eine aktive Toxoplasmose sind möglich und können bei der Entstehung von Bauchbeschwerden eine Rolle spielen, wodurch sich auch das Verschwinden dieser Symptome nach den Toxoplasmosebehandlungen erklärt.

Fall 12, Heide F. 61 Jahre

Seit mindestens 15 Jahren bestanden unklare Schmerzen der Muskulatur, Fingergelenke, beider Hüftgelenke, der Knie- und der Ellenbogen-
gelenke sowie Morgensteifigkeit. Eine entsprechende Abklärung in einer
Fachklinik erbrachte keine wegweisende Diagnose. 2011 wurde ein Vitamin D Mangel ausgeglichen, allerdings besserten sich die zahlreichen
Beschwerden kaum.   Frau F. berichtete nun, seit etwa 10 Jahren leide
sie auch ständig an einer permanenten Müdigkeit, Antriebslosigkeit,
ausgeprägter Kurzatmigkeit schon bei leichter Belastung (bis 10),
starken Schweißausbrüchen und häufigem Schwindel (bis 6). Die Beine
waren seit Jahren ständig angespannt und geschwollen (bis 10),
phlebologisch war dies als Lipödem III mit zunehmend dekompensierten
Lymphabfluss Störung eingestuft worden. Auch litt sie unter starken
Konzentrationstörungen, häufigem verwaschenen Sehen, war ausgesprochen leicht reizbar und ungeduldig, hatte unklare Ängste und
morgens oft ein unklares Zittern.

2012 wurde eine Rheumabasistherapie verordnet, die jedoch keine
Besserung erbrachte und aufgrund von Nebenwirkungen rasch wieder
beendet wurde. Frau F. berichtete auch, seit Jahren habe sie wiederkehrende Bauchbeschwerden ungeklärter Ursache, die sich um den
Nabel herum und im Oberbauch als Druck oder Übelkeit äußerten, seit
einigen Monaten habe sie auch einen intensiven entzündlichen Haut-
ausschlag im Unterbauch- und Oberschenkelbereich. 11/2016 war ein
spezieller Rheumafaktor (ANA) schwach positiv, **das Toxoplasma IgG
war mit 74 IU/ml deutlich positiv, das IgM war negativ.**

Therapie: Es wurde Clindamycin 2 x 600 mg verordnet, und die gesamte
Symptomatik besserte ich innerhalb einer Woche etwas. Nach 1 Monat
Daraprim, Calciumfolinat und Sulfadiazin zeigten sich neben den in der

Grafik gezeigten Veränderungen folgende Verbesserungen: Die Sehstörungen reduzierten sich von 8 auf 0, die entzündlichen Hautveränderungen von 10 auf 2 und die Bauchbeschwerden von 7 auf 3.

Frau F.: Ergebnisse und Symptomlinderung in %

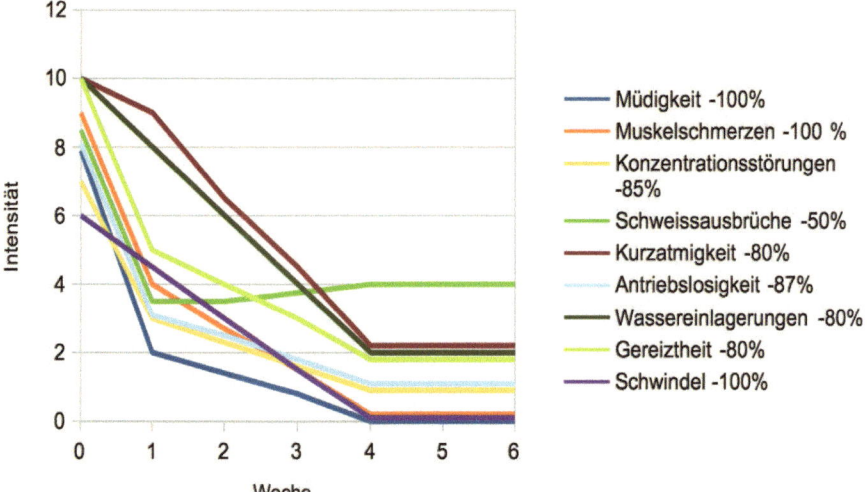

Zeitpunkt der Interviews: Vor Therapiebeginn, nach 1 Woche Clindamycin, und nach 4 Wochen Kombinationstherapie

Kommentar: Besonders auffällig war, dass die ausgeprägten Schwellungen der Beine um etwa 80% zurückgingen. Ähnliche Verbesserungen wurden auch in 8 anderen Fällen (S. 206, 210, 211) beobachtet. Es ist denkbar, dass die Toxoplasmen bei diesen Patienten Entzündungen des Bindegewebes verursachten, die Wassereinlagerungen nach sich zogen. Die Besserung der Kurzatmigkeit war ebenfalls auffällig: Nach der Therapie kann sich Frau F. weit besser körperlich belasten und problemlos wieder bis zu 6 km wandern; dies war vorher unmöglich.

Fall 14, Anja H. 47 Jahre

Seit 1998 bestanden bei Frau H. ausgeprägte Schmerzen der Muskulatur der Arme und des Rückens, etwa 2004 wurde eine Fibromyalgie diagnostiziert. Es wurden mehrere Wirbelsäulen- und Knieoperationen vorgenommen. Frau H. war depressiv, niedergeschlagen und energielos. 2009 erbrachten eine Magenspiegelung und eine Darmspiegelung bis auf eine leichte Entzündung der Speiseröhre normale Befunde. Ein Schlafapnoesyndrom (Atempausen im Schlaf) wurde ausgeschlossen.

6/2015 bestanden wiederholt erhebliche Schmerzen und Druckgefühle im rechten Oberbauch (bis 10) sowie ein auffällig heller Stuhlgang. Eine Gallenblasenentzündung schied als Ursache jedoch aus, da diese schon 2012 entfernt worden war. Unter dem Verdacht auf eine bakterielle Gallenwegsentzündung wurde ein Antibiotikum, Ciprofloxacin 500 2 x 1 verordnet. Dies führte zu einer deutlichen, aber nur vorübergehenden Besserung.

2016 verschlechterte sich der Allgemeinzustand von Frau H. dann erheblich; die Müdigkeit, Schwäche und diffusen Muskelschmerzen am ganzen Körper nahmen deutlich zu. Genaueres Nachfragen ergab, dass diese Symptome seit etwa 9 Jahren zugenommen hatten, außerdem bestanden seit etwa 6-7 Jahren Konzentrationsstörungen und Schlafstörungen, und seit etwa 3 Jahren eine erhebliche Kurzatmigkeit (bis 10). Seit etwa 2016 war das Sehen auf dem linken Auge deutlich „verwaschen", der augenärztliche Befund war jedoch unauffällig. **9/2016 Toxoplasma IgG 97,9 IU/ml, IgM 3,06 AU/ml**, die übrigen Laborwerte waren normal. Zu diesem Zeitpunkt bestanden die Symptome seit etwa 18 Jahren.

Therapie: 10/2016 wurde Clindamycin 2 x 600 mg verordnet, nach 16 Tagen Einnahme zeigten sich deutliche Fortschritte, nun wurden zusätzlich Daraprim und Calciumfolinat verordnet. Weil sich jedoch nach 7 Wochen Kombitherapie noch kein ausreichender Behandlungs-erfolg eingestellt hatte, wurde auf Cotrimoxazol forte 2 x 1 anstelle des Clindamycin gewechselt. Nach weiteren 20 Tagen wurde die Therapie bei gutem Erfolg beendet.

Frau H.: Ergebnisse und Symptomlinderung in %

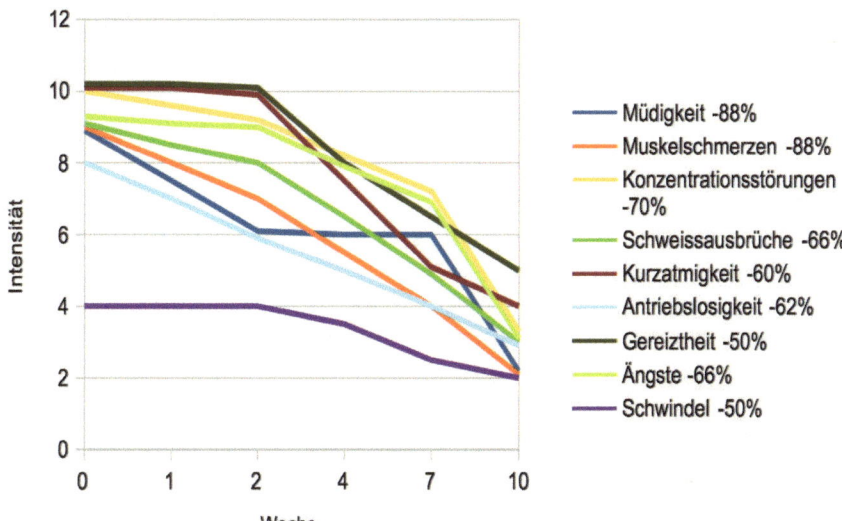

Zeitpunkt der Interviews: Vor Therapiebeginn, nach 16 Tagen Clinda-mycin 600mg 2x1, nach 7 Wochen Clindamycin Kombitherapie und nach 10 Wochen Cotrimoxazol Kombinationstherapie

Kommentar: Dies ist der Fall mit der längsten Therapiedauer, die Grafik musste deshalb im Zeitablauf   komprimiert werden. Die Besserungen von der 2. bis zur 10. Woche verliefen somit etwas langsamer, als der optische Eindruck vermittelt. Der langsame Heilungsverlauf ist am ehesten auf die lange Krankheitsdauer von etwa 18 Jahren und die schwache Wirkung der 1. Kombitherapie zurückzuführen. Neben den in der Grafik gezeigten Veränderungen verminderten sich die rechtsseitigen Oberbauchschmerzen von 10 auf 2 (ähnlich wie in Fall 25 S.141), es trat kein heller Stuhlgang mehr auf. Die Schlafstörungen und Morgensteifigkeit reduzierten sich von 9 auf 2.

Anfang 2021 kam es nach einer Schwächung der Patientin durch einen Herpes zoster und einen operativen Eingriff zu einem Toxoplasmoserezidiv. 6/2021 war der Toxoplasma IgG von 97,9 auf 92 IU/ml herabgesunken, das IgM war weiterhin negativ, der Toxoplasma LTT lag bei 17,6 SI. Unter einer rotierenden Toxoplasmosetherapie bildeten sich alle Symptome innerhalb von 4 Wochen nahezu vollständig zurück.

Fall 16, Karin D. 44 Jahre

Seit etwa dem 13. Lebensjahr (1985) bestanden chronische Schmerzen am ganzen Körper, deshalb wurde Frau D. schon in der Kindheit mehrfach stationär untersucht. Die Befunde waren jedoch immer negativ, ein rheumatische Erkrankung wurde ausgeschlossen. 2002 wurden Schweißausbrüche, ein ausgeprägter Erschöpfungszustand und Schluckbeschwerden dokumentiert. Wie sich erst weit später herausstellte, handelte es sich um wiederkehrende Phasen mit Schmerzen fast aller Gelenke, ungewöhnlicher Schwäche, Herzjagen bei Belastung sowie Müdigkeit und Schmerzen der Muskulatur, auch waren seit dem 15. Lebensjahr immer wieder Lymphknotenschwellungen in den Achseln aufgefallen. Frau D. hat 2 gesunde Kinder im Alter von 14 und 17 Jahren.

3/2015 musste sie sich einer Operation am Unterleib unterziehen. Nach der Operation war der Verlauf zunächst unauffällig, jedoch kam es etwa 1 Monat später zu einer Verschlechterung der Kurzatmigkeit und auffälligem Pulsanstieg schon bei leichter Belastung.

Eine Endokarditis (Entzündung der Herzinnenhaut) wurde im Kranken-haus ausgeschlossen, bis auf eine leicht verminderte Belastbarkeit von 100 W zeigten sich normale Befunde. Allerdings kam es bei dieser Belastung zu einem auffällig starken Anstieg der Herzfrequenz auf 178 Schläge pro Minute, dies deutet auf eine Herzschwäche hin. Es wurden keine Bakterien im Blut nachgewiesen, auch die Laborwerte waren unauffällig. Frau D. wurde zu einer Psychotherapie geraten, anschließ-end wurde sie entlassen. Ihr Zustand verschlechterte sich jedoch innerhalb weniger Tage, und ich wies sie in eine andere Abteilung ein.

Auch hier wurden normale Befunde erhoben, das Belastungs- EKG war jedoch nur noch bis 75 W durchführbar, und Frau D. war nun auch zunehmend geschwächt und hatte sehr starke Schweißausbrüche. Es wurde eine mittelgradige Herzleistungsschwäche NYHA II (NYHA= New York Heart Association) diagnostiziert; jedoch ohne dass eine Ursache benannt wurde, und der Verdacht auf eine depressive Episode geäußert. Die Patientin wurde entlassen und stellte sich in der Praxis vor.

Hier bestand eine Kaltschweißigkeit und ein leicht verschärftes Atemge-räusch, die Untersuchung des Bauches war unauffällig. Das erklärte in keiner Weise den mittlerweile bedrohlichen Zustand. Von den Blut-werten war nur die Blutsenkung, ein unspezifischer Entzündungswert, mit 38/58 mm erhöht.

Therapie: Ich nahm aufgrund der erhöhten Blutsenkung und des bedenklichen Zustandes der Patientin an, dass möglicherweise Bak-terien durch ihren Organismus streuten, also eine Sepsis vorläge, und entschied mich zu Infusionen mit 1 x Ceftriaxon 2.0g täglich, einem starken Antibiotikum. Dies ist in einer Arztpraxis eine ungewöhnliche Massnahme, es war aber aufgrund des gefährdeten Zustandes der Patientin unumgänglich. Ich war sehr erleichtert, als sich der Zustand von Frau D. unter den täglichen Infusionen deutlich besserte, und nach

30 Infusionen bestand nur noch eine geringe Restsymptomatik; die Behandlung konnte beendet werden. 9/2015, etwa 4 Monate später, verschlechterte sich die Belastbarkeit zunächst ganz schleichend, dann traten intensive Gelenkschmerzen in den Vordergund. Mitte 11/2015 berichtete mir Frau D. auf Nachfrage, sie habe schon seit ihrer Jugend wandernde Gelenkschmerzen; daraus ergab sich für mich erstmals der Verdacht, dass eine chronische Borreliose die Gelenkschmerzen verursachen könnte und dass eventuell eine Herzmuskelentzündung durch Borrelien vorläge. Dies würde auch die gute Wirkung der Ceftriaxoninfusionen erklären, denn diese sind gegen Borrelien hoch-wirksam. Ein Rheumawert und die Borrelioseantikörper waren negativ, jedoch schließt das eine Borreliose nicht zu 100% aus.

2/2016 wurde aufgrund der wieder stark zunehmenden Symptomatik erneut mit Ceftriaxoninfusionen begonnen, die gut wirksam waren. Diesmal erfolgte nach 30 Infusionen mit Ceftriaxon eine Prophylaxe mit einer Ceftriaxoninfusion zunächst in wöchentlichen Abständen. 9/2016 erfuhr ich, dass die Patientin „seit sie denken kann" immer schon auch starke Schmerzen der Muskulatur, eine ungewöhnliche Müdigkeit und Minderung der körperlichen Belastbarkeit gehabt habe. Sie habe häufig starke Schwankungen der Sehstärke und ihr sei häufig sehr schwin-delig. Die Kernspinuntersuchung des Kopfes war unauffällig. Frau D. berichtete weiter, sie sei im ländlichen Bereich aufgewachsen, sie habe schon im Kindesalter sehr häufig frisches Fleisch gegessen.

Das Toxoplasma IgG war mit 106 IU/ml deutlich erhöht, das IgM war negativ. Zu diesem Zeitpunkt bestanden die Symptome seit über 30 Jahren. Die Ceftriaxoninfusionen wurden pausiert und Clindamycin 2x600 mg verordnet. Darunter nahmen die Gelenkschmerzen wieder rasch zu, die Patientin bemerkte keine positive Wirkung. Nach wenigen Tagen wurden die Ceftriaxoninfusionen wieder aufgenommen und gleichzeitig eine Kombinationstherapie mit Daraprim, Calciumfolinat und Sulfadiazin verordnet. Nunmehr kam es erstmals zu einem Rückgang aller Symptome gleichzeitig.

Frau D.: Ergebnisse und Symptomlinderung in %

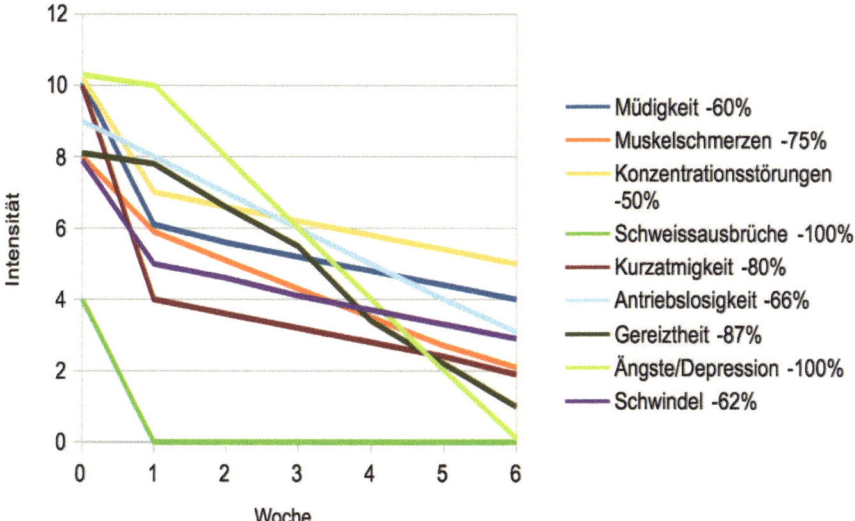

Zeitpunkt der Interviews: Vor Therapiebeginn nach 1 Woche und nach 6 Wochen Kombinationstherapie. Nach 6 Wochen Kombinationstherapie hatten sich neben den in der Grafik gezeigten Veränderungen folgende Symptombesserungen ergeben: Haarausfall von 10 auf 1, Schlafstörungen von 8 auf 3, Schwellungen der Hände und Füße von 4 auf 2.

Kommentar: Dies ist einer der komplexesten und schwierigsten Fälle; und Sie können herauslesen, dass es ein langer mühsamer Kampf war, der der Patientin und mir alles abgefordert hat; denn es handelte sich um 2 Erkrankungen, deren Symptome sich überlappten. Die seit dem 13. Lebensjahr ausgeprägten wandernden Gelenkschmerzen und später die Herzmuskelschwäche wurden sehr wahrscheinlich durch eine Borreliose verursacht, ließen sich aber gut mittels Ceftriaxon therapieren. Gleichzeitig bestand jedoch schon seit der Jugend eine aktive Toxoplasmose mit entsprechender Symptomatik, die die Patientin schwächte und wahrscheinlich auch den raschen Rückfall nach der ersten Ceftriaxonbehandlung begünstigte. Die Wirkungslosigkeit des Clindamycins erklärt sich wahrscheinlich durch das gleichzeitige Pausieren der Ceftriaxoninfusionen. Aufgrund der besonderen Umstände verordnete ich an diesem Punkt direkt eine Toxoplasmose - Kombitherapie.

Erst die kombinierte Behandlung beider Erkrankungen erbrachte endlich eine weitgehende Besserung fast aller Symptome. Zur Rezidivprophylaxe der Toxoplasmose wurde noch für etwa 2 Monate ein Behandlungstag mit Daraprim / Calciumfolinat / Sulfadiazin pro Woche eingelegt. Danach war die Patientin über 2 Jahre beschwerdefrei. Es ist allerdings zur Zeit noch außerhalb unserer Möglichkeiten so effektiv zu behandeln, dass es zu gar keinen Rückfällen kommt. Diese sind sowohl bei einer Toxoplasmose wie auch bei einer Borreliose möglich (siehe auch Seite 229).

11/2019 musste bei Frau D. ein Borrelioserezidiv behandelt werden, und knapp 4 Jahre später nach einer Operation ein Toxoplasmoserezidiv. **Hierbei war das Toxoplasma IgG auf 61,4 IU/ml herabgesunken, das IgM war weiterhin negativ, der LTT betrug 32,2 SI.** *Zuletzt kam es etwa 11/2023 nach einer Covid-19 Infektion zu einem kombinierten Toxoplasmose- und Borrelioserezidiv, dass erneut eine Kombination von Ceftriaxon Infusionen und Toxoplasmosetherapie erforderte und so erneut erfolgreich behandelt werden konnte.*

Fall 17, Victoria S. 37 Jahre

Die Patientin berichtete, sie habe seit 4/2016 mehrere starke grippale Infekte gehabt, seit 5/2016 bestanden ausgeprägte Lymphknotenschwellungen im Unterkieferbereich. Seitdem hatte sie sich nicht mehr richtig erholt; sie war sehr müde, hatte Konzentrationsstörungen und Schmerzen im Bereich der Schultern, Ellenbogen und Handgelenke.

Nach etwa 3 Monaten verschlechterte sich 8/2016 der Zustand noch weiter. Nunmehr traten am ganzen Körper starke Muskel- und Gliederschmerzen, Wortfindungsstörungen, sehr starke Schweißausbrüche, Hitzegefühle und Lymphknotenschwellungen im Halsbereich hinzu. Kurzatmigkeit und Herzjagen traten nun schon bei leichten Belastungen auf, Frau S. fühlte sich ständig sehr erschöpft und ihr Sehvermögen war trotz normalem augenärztlichem Befund häufig beeinträchtigt, im Sinne eines „verwaschenes" Sehens. Sie war ungewöhnlich gereizt. Labor: Blutbild und BSG normal, die übrigen Blutwerte einschließlich Schilddrüsenwerten waren ebenfalls normal, der Folsäurespiegel war mit 19 ng/ml leicht erhöht. **Toxoplasma IgG über 400 IU/ml, IgM 4,75 AU/ml.** Zu diesem Zeitpunkt bestanden die Symptome seit etwa 7 Monaten

Therapie: Es wurde Clindamycin 2 x 600 mg verordnet. Nach 10 Tagen hatten sich die Symptome etwas gebessert, es wurde nun eine Kombinationstherapie mit Daraprim, Calciumfolinat und Sulfadiazin über 1 Monat verordnet. Hierunter besserte sich das gesamte Beschwerdebild. Die Antriebslosigkeit von 9, die Gereiztheit von 6 und die Sehstörung von 3 verschwanden völlig. Die Wortfindungsstörungen besserten sich deutlich, das Herzjagen reduzierte sich von 7 auf 2, und die Lymphknotenschwellungen waren ebenfalls deutlich rückläufig.

Frau S.: Ergebnisse und Symptomlinderung in %

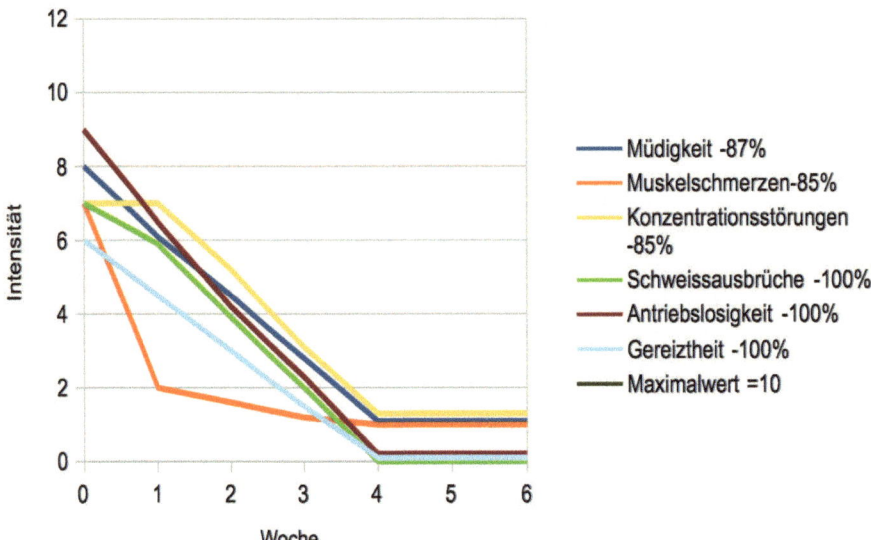

Zeitpunkt der Interviews: Vor Therapiebeginn, nach 10 Tagen Clindamycin 600 2 x 1 und nach 4 Wochen Kombinationstherapie

Kommentar: Etwa 3-4 Wochen nach mehreren Infekten traten Symptome einer aktiven Toxoplasmose auf, die über Monate zunahmen. Der
Zeitpunkt der Infektion ist unklar, aber der Toxoplasma IgG Wert lag
nach einer Krankheitsdauer von etwa 7 Monaten noch oberhalb des
Messbereiches, bei negativem IgM.   Die Therapie wirkte rasch und
effektiv, *damals verordnete ich jedoch noch keine Rückfallprophylaxe.*
Nur etwa 6 Wochen nach Behandlungsende kam es daher zu einem
Rückfall mit zunächst milden Symptomen. Die Patientin stellte sich
glücklicherweise frühzeitig wieder vor und es wurde sofort wieder eine
Kombitherapie aufgenommen. Diese führte schon innerhalb einer
Woche zur Symptomfreiheit, nach 3 Wochen konnte die Therapie been-
det werden.

Frau S.: Ergebnisse und Symptomlinderung der Rezidivbehandlung

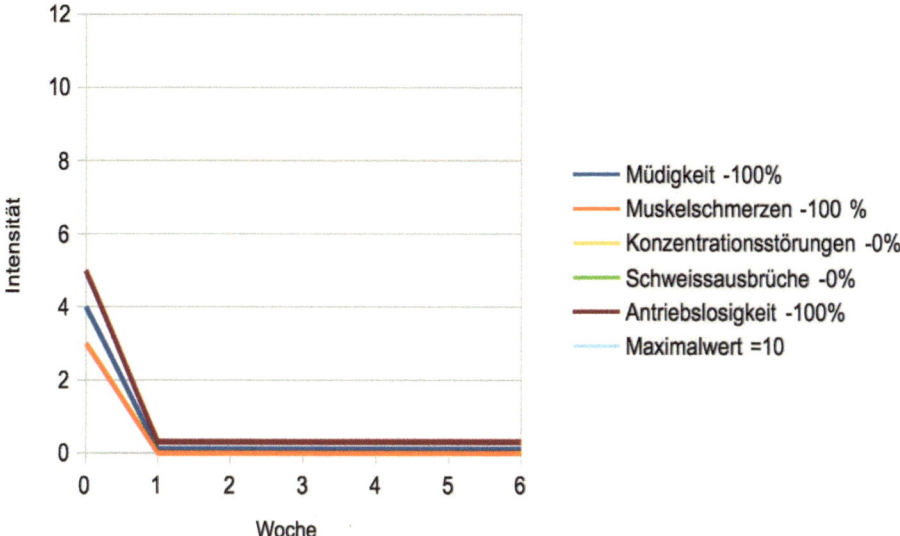

Zeitpunkt der Interviews: 6 Wochen nach Ende der 1. Kombinationstherapie zu Beginn des Rezidivs und nach 3- wöchiger Kombinationstherapie.

Kommentar: Dieser Behandlungsfall zeigt sehr deutlich, wie irreführend ein negativer IgM sein kann. Offenkundig lag die Erstinfektion noch nicht sehr lange zurück, denn der Toxoplasma IgG war mit einem Ergebnis oberhalb des Messbereiches sehr stark erhöht. Bei ausgeprägten Symptomen einer Toxoplasmose war der IgM dennoch negativ. Es zeigt sich auch sehr deutlich, wie nachteilig es sein kann, wenn keine Rezidivprophylaxe verordnet wird – aufgrund solcher Erfahrungen verordne ich diese seit Jahren regelmäßig (siehe auch 12.7. ab Seite 227).

Wie auch bei den anderen hier vorgestellten Fällen kann der IgM Wert auch bei ausgeprägten Symptomen negativ sein; er ist als Ausschlusskriterium für eine chronisch aktive Toxoplasmose nicht verlässlich.

6/2019 erlitt Frau S. einen erneuten Rückfall. 8/2016 hatte der ursprünglich sehr hohe Toxoplasma IgG von über 400 IU/ml, auf eine starke Tachyzoitenaktivität zu Beginn der Erkrankung hingewiesen. Der IgM war hingegen damals nicht signifikant erhöht, er betrug nur 4,75 AU/ml. Zum Zeitpunkt des Rückfalles war der IgG nun auf 106 IU/ml gesunken, der Toxoplasma IgM war negativ. Der LTT war mit 89,3 SI stark erhöht (positiv ab 3) und zeigte damit, trotz negativem Toxoplasma IgM, eine Toxoplasmaaktivität an. *Das gleiche Muster zeigt sich auch in den Fällen 1 (S.99), 3 (S.103), 14 (S.120), 16 (S. 122) und in Fall 7 der ersten Fallsammlung, dort auf S. 34 zu finden.*

In diesem Fall betrugen der IgG vor der ersten Behandlung 37,9 IU/ml und der IgM 3,99 AU/ml. Zum Zeitpunkt des Rückfalles 7/2019 bestanden erneut ausgeprägte Toxoplasmosesymptome, der IgG war nun auf 18,9 IU/ml gesunken, der IgM war nicht mehr messbar. Der LTT war mit 8,5 SI erhöht und bestätigte die Notwendigkeit für eine Behandlung, die erneut erfolgreich verlief.

Da in allen 5 Fällen das tachyzoitenspezifische IgG im Vergleich zur ersten Behandlung gesunken, und das tachyzoitenspezifische IgM nicht mehr nachweisbar ist, ist es offenkundig in keinem dieser Fälle zu einer erneuten Tachyzoitenaktivität gekommen. Die Rückfälle und die damit verbundenen erhöhten Toxoplasma LTT Werte können deshalb nur durch eine vermehrte Bradyzoitenaktivität hervorgerufen worden sein.

Diese früh dokumentierten Fälle zeigen besonders eindrücklich, dass man eine chronisch aktive Toxoplasmose auch ohne einen LTT diagnostizieren und erfolgreich behandeln kann, dass dieser aber bei einem späteren Rezidiv die Diagnose oft bestätigt.

10.2   5 Behandlungsfälle ohne Antikörpernachweis 2015 - 2019

Nach Fall 17 mit dem höchsten Antikörperwert werden nun 5 Fälle geschildert, bei denen Toxoplasma IgG und IgM komplett negativ waren. Die Patienten waren jedoch mit den gleichen Symptomen wie die zuvor genannten Fälle erkrankt und die Toxoplasmosetherapien erwiesen sich sogar als noch etwas wirksamer. Das löst bei meinen Kollegen noch Unverständnis aus – man muss sich aber aus den vielfach angeführten Gründen (siehe S. 50 – 54) von der Vorstellung lösen, dass die Antikörpertests eine Toxoplasmaaktivität sicher anzeigen. Ich weiß, dass ich mich wiederhole, aber in Kurzform nochmals:

Wenn eine Infektion mit Toxoplasma gondii längere Zeit zurückliegt, so sinken die nachweisbaren Antikörper, die ausschließlich die schnelle Form der Toxoplasmen, die *Tachyzoiten* erfassen, langsam ab, und sind irgendwann gar nicht mehr nachweisbar. Es wurde nur nie untersucht, nach was für einem Zeitraum dieser Punkt erreicht ist.   Falls das Immunsystem nun durch eine andere Erkrankung geschwächt wird (oder die Toxoplasmen genug Zeit hatten, das Immunsystem zu erschöpfen) kann es zu einer *Reaktivierung* kommen, und die Aktivität der Toxoplasmen nimmt langsam zu; sie tun dies aber zunächst vor allem in ihren Zysten in der Form von *Bradyzoiten,* deren Aktivität wir mit den gegenwärtigen Antikörpertests nicht erfassen können.

Sie können auch in dieser Form überraschend aktiv sein   (109), und es wurde bewiesen, dass ihre Aktivitäten auch ohne Beteiligung von Tachyzoiten Erkrankungen verursachen (42, 33, 122) und zu einer Erhöhung von Zytokin - Spiegeln führen können (40), von denen bekannt ist, dass sie Entzündungsreaktionen hervorrufen. Erhöhte Antikörper würden erst messbar, wenn diese Bradyzoiten sich in Tachyzoiten umwandeln und diese aus den Wirtszellen ausbrechen würden.

Vor diesem Hintergrund muss man sich wirklich wundern, dass eine Verlässlichkeit der üblichen Antikörpertests für Toxoplasmose Reaktivierungen bei Menschen mit weitgehend intaktem Immunsystem noch nie überprüft wurde – im Gegenteil, ihre Unzuverlässigkeit, allein auch nur eine Toxoplasmainfektion zu identifizieren, wurde mehrfach nachgewiesen (36, 75, 132). Deshalb stehen die komplett negativen Antikörpernachweise in der Gruppe B auch nicht im Widerspruch zur aktuellen Forschung.

Kritiker vertrauen weiterhin fest auf traditionelle Antikörpertests und führen manchmal mögliche Placeboeffekte als Ursache der Besserungen an. Lesen sie bitte die Krankengeschichten und beurteilen Sie selbst, ob man Patienten, die so schwer erkrankt sind, durch Placeboeffekte effektiv behandeln kann – ich halte dies nach meiner über 30-jährigen Berufserfahrung für ausgeschlossen. Die Patienten sind sicher auch zu schwer erkrankt, als dass sie warten könnten, bis möglicherweise in einigen Jahren klinische Studien vorliegen, die meine Vorgehensweise bestätigen.

Wenn die Ausschlussdiagnostik komplett ist und die Checkliste ein hohes Risiko für eine chronisch aktive Toxoplasmose anzeigt, wird diese nach meinen Erfahrungen in etwa 60% der Fälle durch einen positiven Toxoplasma LTT bestätigt. Werden diese Patienten behandelt, so liegt die Erfolgsquote bei über 80%. Eine behandlungsbedürftige Toxoplasmose ist jedoch bei einem negativem LTT nicht immer sicher ausgeschlossen, da auch der LTT nicht in jedem Fall eine behandlungsbedürftigen Toxoplasmose anzeigt. Details hierzu siehe Seiten 237 – 239.

Fall 19, Julia S. 25 Jahre

Seit etwa Mitte 2014 litt Frau S. erstmals an unklaren, allmählich zunehmenden Schweißausbrüchen, 1/2015 suchte sie mich deshalb auf. Alle Laborwerte und die Ultraschalluntersuchungen waren unauffällig, weitere Untersuchungen erfolgten bei der ansonsten fitten und belastbaren Studentin zunächst nicht.

Ein Jahr später stellte sich Frau S. erneut vor, sie fühlte sich deutlich schlechter und es bestanden starke Schweißausbrüche, unklares Herzjagen und Lymphknotenschwellungen im Halsbereich. Die Blutsenkung war mit 46 / 66 mm erhöht, das CRP (ein Entzündungswert) war auf 2,7 mg/dl erhöht. Des Weiteren waren mehrere Leberwerte deutlich erhöht und im Ultraschall zeigte sich eine vergrößerte Milz. Die Antikörper gegen das Epstein – Barr Virus (EBV, siehe Seite 67) waren deutlich erhöht, somit bestand eindeutig ein „Pfeiffersches Drüsenfieber" gleichbedeutend mit einer akuten Mononukleose. Dies ist eine Viruserkrankung, die meist innerhalb weniger Wochen von selbst ausheilt. Unter körperlicher Schonung normalisierten sich der Gesundheitszustand und die Laborwerte bis 3/2016 wieder, Frau S. war wieder belastbar.

Ab 9/2016 kam es jedoch innerhalb von wenigen Wochen zu 3 aufeinanderfolgenden starken Infekten und einer unklaren Schwächung; deshalb stellte sich die Patientin 11/2016 zur Klärung der Ursache vor. Bei entsprechenden Nachfragen stellte sich heraus, dass sie seit etwa 2 Jahren nicht nur zunehmende Schweißausbrüche hatte, sondern auch viele andere Symptome. Dies waren Muskelschmerzen, Müdigkeit, Konzentrationsstörungen, Gliederschmerzen, allgemeine körperliche

Schwäche, Morgensteifigkeit, Kurzatmigkeit und Herzjagen schon bei leichten Belastungen sowie ein häufiger intensiver Schwindel. Auch schon vor der EBV Infektion waren ihr seit Jahren häufige Lymphknotenschwellungen im Halsbereich aufgefallen.

12/2016 waren das Blutbild, die Blutsenkung, alle Leberwerte, das Vitamin D und das Speichereisen normwertig. Das EBV IgG war 433 mit E/ml deutlich erhöht, (positiv ab 20) – das IgM war negativ. Dies ist typisch für eine abgelaufene EBV Infektion. **Das Toxoplasma IgG war negativ, das IgM mit 3,7 AU/l leicht,** wenn auch nicht signifikant erhöht. Zu diesem Zeitpunkt bestanden die Symptome mit zunehmender Tendenz seit etwa 2 Jahren; seit etwa 2 Monaten war eine deutliche Verschlechterung eingetreten. Wie schon mehrfach vorher ausgeführt, lässt sich eine aktive Toxoplasmose mittels Laborwerten nicht sicher ausschließen, vor allem, nicht wenn sich zahlreiche typische Toxoplasmose-Symptome kombinieren, und das IgM wie in diesem Fall etwas auffällig ist.

Therapie: Es wurde Clindamycin 300 3 x 1 verordnet. Dies führte im Verlauf von 11 Tagen zu einer Besserung vieler Symptome, jedoch blieben zunächst die Schweißausbrüche, Morgensteifigkeit, Antriebslosigkeit und Gereiztheit unbeeinflusst. Es wurden Daraprim, Calciumfolinat und Sulfadiazin verordnet, was anfangs zu weiteren Verbesserungen führte. Nach 20 Tagen wurde dann jedoch wegen einer nachlassenden Wirkung das Sulfadiazin abgesetzt und stattdessen Clindamycin 300 3 x 1 mit Daraprim und Calciumfolinat kombiniert. Daraufhin reduzierten sich auch die übrigen Symptome auf 0, so dass die Therapie nach insgesamt 30 Tagen beendet werden konnte.

Frau S.: Ergebnisse und Symptomlinderung in %

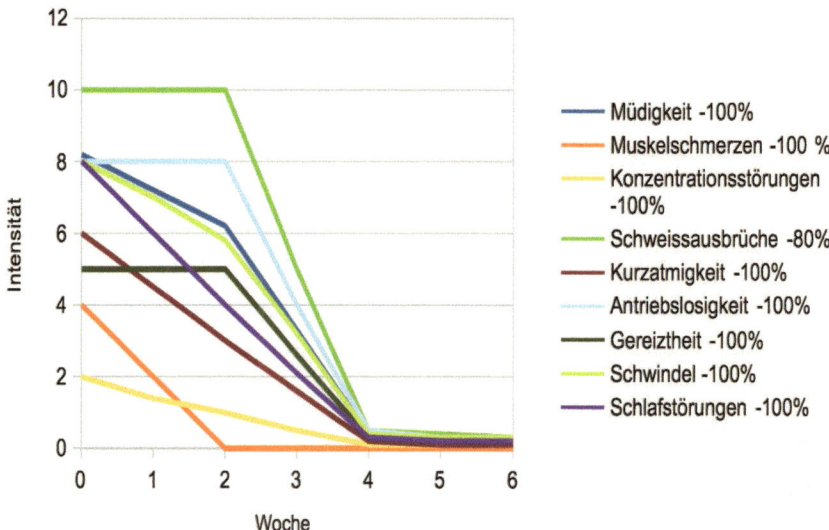

Zeitpunkt der Interviews: Vor Therapiebeginn, nach 11 Tagen Clinda-mycin 300 3 x 1, und nach 4 Wochen Kombinationstherapie

Kommentar: Die Mononukleose dauerte von 1/2016 bis etwa 3/2016 an und schwächte die Patientin. Ab 9/2016 traten gehäuft Infekte und Symptome einer aktiven Toxoplasmose auf, die zuvor wahrscheinlich in leichterer Form schon etwa 2 Jahre bestanden hatten. Es wurden schon früher Fälle beschrieben, in denen ein Chronic Fatigue Syndrom (=CFS, siehe S. 72) im Anschluss an eine Mononukleose auftrat (63).

Dieser Fall zeigt, dass eine Mononukleose ein Immunsystem so schwächen kann, dass eine zuvor schon bestehende Toxoplasmose in ein aktiveres Stadium eintreten kann. Da bei manchen CFS Patienten die Erkrankung durch eine Mononukleose eingeleitet wird, könnte dies bei einigen die Erklärung für ihr CFS darstellen. Seit der Toxoplasmosetherapie hat Frau S. nie einen Rückfall erlitten, sie ist 2/2024 seit 7 Jahren beschwerdefrei.

Fall 21, Iris H. 35 Jahre

Frau H. bekam 2009 eine gesunde Tochter und 2012 einen gesunden Sohn. Nach der 2. Geburt erholte sie sich nur sehr langsam, sie war häufig müde und erschöpft, hatte nächtliche Schweißausbrüche und wurde sehr nervös und ungeduldig.

Es wurde eine Schwangerschaftsdepression diagnostiziert. Allerdings entwickelte sich auch eine langsam zunehmende Kurzatmigkeit und vermehrtes Herzklopfen; schon normales Treppensteigen bereitete Frau H. Probleme, dazu kamen deutliche Wassereinlagerungen in den Unterschenkeln sowie eine morgendliche Steifigkeit und Muskelschmerzen; sie fühlte sich manchmal sehr kraftlos. Hin und wieder trat ein verwaschenes Sehen auf, ohne dass hierfür eine Ursache gefunden werden konnte.

Diese Symptome zeigten über den gesamten Zeitraum eine langsame, aber deutlich zunehmende Tendenz und bestanden nunmehr seit etwa 3 ½ Jahren. **12/2016 Toxoplasma IgG und IgM negativ.** Wie auch im vorherigen Fall lässt sich eine chronisch aktive Toxoplasmose mittels Laborwerten nicht sicher ausschließen.

Therapie: Bei typischen klinischen Beschwerden für eine aktive Toxoplasmose wurde ein Behandlungsversuch mit Clindamycin 2 x 600 mg unternommen. Dies führte zu einer leichten Besserung vor allem der Müdigkeit und der Muskelschmerzen, sodass ab Anfang 2017 eine Kombinationstherapie mit Clindamycin, Daraprim und Calciumfolinat verordnet wurde. Nun besserten sich alle Symptome kontinuierlich und die Behandlung konnte nach einem Monat beendet werden.

2/2024 ist Frau H seit 6 Jahren gesund, sie hatte seitdem keine Toxoplasmosemosereaktivierung mehr.

Frau H.: Ergebnisse und Symptomlinderung in %

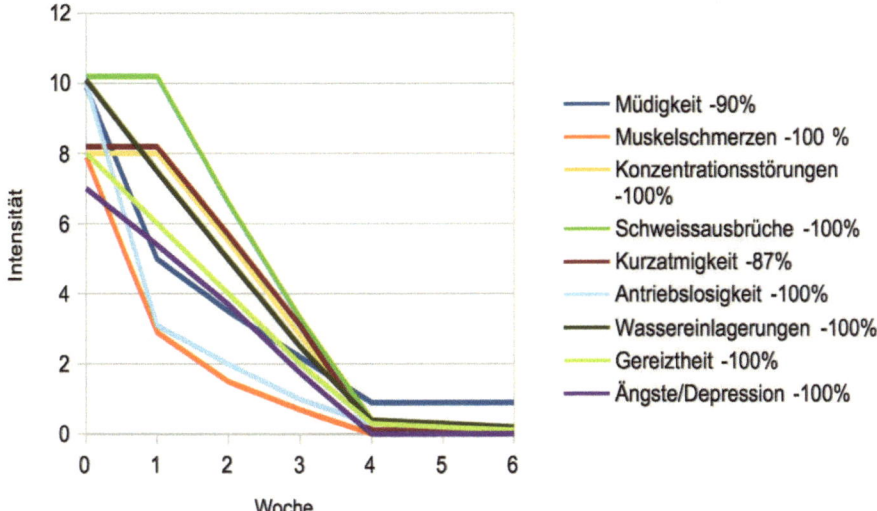

Zeitpunkt der Interviews: Vor Therapiebeginn, nach 1 Woche Clindamycin 600 2 x 1, nach 4 Wochen Kombinationstherapie

Kommentar: Eine depressive Entwicklung gegen Ende der Schwangerschaft ging nahtlos in eine aktive Toxoplasmose über, deren Symptome
sich über einen Zeitraum von 8 Jahren langsam, aber kontinuierlich
verschlechterten. Eine ähnliche Entwicklung hatte sich auch in Fall 23
(s. Originalarbeit S. 68) abgespielt. Neben den in der Grafik gezeigten
Veränderungen ergaben sich folgende Verbesserungen: Die Sehstörungen reduzierten sich von 3 auf 0, Schlafstörungen, Oberbauchbeschwerden und ein diffuses Druckgefühl im Bauch besserten sich von 10
auf 0.

*Diese Fälle zeigen, dass es bei einer lang anhaltenden Schwangerschafts-
depression sinnvoll ist, auch eine aktive Toxoplasmose als Ursache in
Betracht zu ziehen, gezielt nach diesen Symptomen zu fragen und
gegebenenfalls auch zu behandeln.*

Fall 24, Regina H. 45 Jahre

9/2012 erkrankte Frau H. an einer Lungenentzündung, von der sie sich nicht gut erholte. Noch ein Monat später bestand eine Kurzatmigkeit schon bei geringsten Belastungen und Frau H. wurde zu einer kardiologischen Untersuchung überwiesen. Diese ergab eine leicht eingeschränkte Pumpfunktion der linken Herzkammer mit einer reduzierten Ejektionsfraktion (EF) von 45%. Es wurde nun eine Herzkatheteruntersuchung durchgeführt, die Herzkranzgefäße waren jedoch nicht verengt, und es wurde keine Ursache für die Kurzatmigkeit gefunden.

7/2013 erfolgte eine erneute kardiologische Untersuchung, diese ergab keine Änderung zum Vorbefund. 12/2013 war eine lungenfachärztliche Untersuchung ohne Befund und 10/2014 wurde aufgrund einer Kurzatmigkeit mit Schweißausbrüchen eine erneute kardiologische Untersuchung durchgeführt, mit unverändertem Befund. Somit bestand 2 Jahre nach der Lungenentzündung immer noch eine schwere Einschränkung der Herz- Kreislauf- Belastbarkeit, ohne dass man dafür eine Ursache hätte feststellen können.

Frau H. berichtete nun, seit etwa Mitte 2015 bestünden zunehmende Konzentrationsstörungen, seit Anfang 2016 habe sie eine regelrechte Depression. Der Ehemann berichtete übereinstimmend, seine Frau sei fahrig und unkonzentriert, auch weine sie manchmal ohne ersichtlichen Grund. Frau H. hatte nach eigenen Angaben keinen Lebensmut mehr.

Ab etwa 3/2016 traten generalisierte Muskelschmerzen und Schweißausbrüche hinzu, die ebenfalls kontinuierlich zunahmen. **9/2016 waren Toxoplasma IgG und IgM negativ.** Zu diesem Zeitpunkt bestand die Symptomatik seit etwa 4 Jahren.

Therapie: nach entsprechender Aufklärung verordnete ich der Patientin Clindamycin 2 x 600 mg. Innerhalb einer Woche besserten sich die Muskelschmerzen und die Müdigkeit erheblich, die Konzentrationsstörungen und Schweißausbrüche etwas. Es wurde nun eine Kombinationstherapie mit Daraprim, Calciumfolinat und Sulfadiazin verordnet, darunter besserten sich alle Symptome so gut, dass die Therapie nach 4 Wochen beendet werden konnte. 1/2017 waren die Beschwerden seit etwa 3 Monaten deutlich gebessert.

Frau H.: Ergebnisse und Symptomlinderung in %

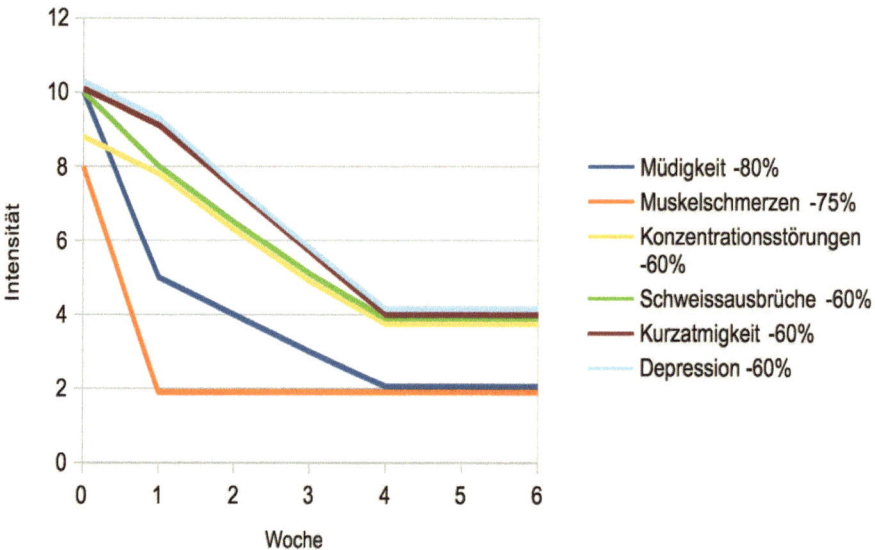

Zeitpunkt der Interviews: Vor Therapiebeginn, nach 1 Woche Clindamycin 600 2 x 1, und nach 4 Wochen Kombinationstherapie

Kommentar: Wahrscheinlich hat eine Lungenentzündung 9/2012 zu einer Aktivitätszunahme einer schon vorbestehenden Toxoplasmose geführt, nur lag die Toxoplasmainfektion wahrscheinlich schon so lange zurück, dass die Antikörper nicht mehr nachweisbar waren.

Die Kurzatmigkeit ab Oktober 2012 war ein erstes Symptom hierfür, und mehrfache kardiologische und lungenfachärztliche Untersuchungen erbrachten eine auf 45% verminderte Auswurfleistung (EF) des Herzens, ohne dass eine Ursache festgestellt werden konnte.

Dies ist der einzige Fall, in dem die Kurzatmigkeit und später die Konzentrationsstörungen in Kombination mit einer Depression den Muskelschmerzen vorausgingen. Nach der Toxoplasmoseherapie zeigte 7/2018 eine abschließende kardiologische Untersuchung eine deutliche Verbesserung des Pumpverhalten des Herzens auf eine Auswurfleistung von 55%, nachdem sie vor der Toxoplasmose-Therapie über 4 Jahre eingeschränkt gewesen war. Möglicherweise hätte sich bei einer Verlängerung der Therapie insgesamt noch eine etwas bessere Wirkung erzielen lassen; die Patientin war jedoch mit dem Behandlungserfolg sehr zufrieden, sodass die Behandlung abgeschlossen wurde.

Die Patientin blühte unter der Therapie wieder regelrecht auf, hatte wieder Lebensmut, erholte sich körperlich und konnte die Depression hinter sich lassen. Es ist sehr schön das mitzuerleben, und als Arzt ist man für eine solch positive Entwicklung einfach nur sehr froh und dankbar. Das muss einfach mal gesagt werden.

Fall 25, Paul T. 57 Jahre

Herr T. ist ein jünger wirkender, sportlicher Patient, der sich seit etwa 3 Jahren ausschließlich vegan ernährte. Seit etwa 1990 pflegte er über mehrere Jahre erkrankte Katzen, seit 1992 bestanden eine unklare rasche Ermüdbarkeit sowie unklare Schweißausbrüche, Gelenkschmerzen und eine ungewöhnliche Kälteempfindlichkeit.

Sämtliche Laborwerte, Antikörper gegen Anaplasmen, Borreliose, spezielle Rheumawerte (CCP, ANA, AMA, Waaler – Rose Test) und eine Bluteiweiß - Untersuchung (Elektrophorese) waren negativ, wie auch verschiedene Tumormarker (CEA, Ca19-9 und PSA). Ebenso waren die Werte für eine Leberentzündung (Hepatitis B und C) sowie ein HIV Test negativ. Einzig das Hepatitis A IgG war leicht erhöht und zeigte an, dass Herr T. in der Vergangenheit eine leichte Leberentzündung durchgemacht hatte.

1/2007 wurde eine Gallenblasenentfernung vorgenommen, dies verbesserte den Gesundheitszustand etwas. 1/2010 erfolgte eine Katheteruntersuchung der Gallenwege und der Bauchspeicheldrüse (ERCP). 3/2011 wurde aufgrund von Knotenbildungen eine Schilddrüsenentfernung beidseits durchgeführt.

11/2016 kam bei einem an sich kurzen Kontakt in der Sprechstunde der allgemeine Gesundheitszustand von Herr T. zur Sprache – er fühlte sich seit Jahren ständig sehr erschöpft, wie „eine Kerze, die an beiden Enden brennt", war unausgeglichen, hatte starke Schweißausbrüche, litt unter Morgensteifigkeit, hatte das nur lange nicht zum Thema gemacht, da er das vor allem auf seine starke berufliche Belastung zurückführte und sich daran gewöhnt hatte.

Wir gingen die Toxoplasma - Checkliste durch, und es zeigte sich ein hohes Risiko für eine aktive Toxoplasmose. In der Vergangenheit waren schon mehrfach ausführliche Untersuchungen erfolgt und eine andere Erkrankung war somit nahezu ausgeschlossen. 11/2016 Toxoplasma - Check: hohe Toxoplasmosewahrscheinlichkeit, und **negative Laborbefunden für Toxoplasma, Borreliose, CCP, unauffälliges Blutbild und normale Blutsenkung.** Symptome seit etwa 24 Jahren.

Therapie: Auf ausdrücklichen Wunsch des Patienten wurde von Beginn an eine Kombinationstherapie mit Daraprim, Calciumfolinat und Sulfadiazin verordnet; dies führte innerhalb von 10 Tagen zu einer sehr deutlichen Besserung *aller* Symptome.

Am 3.1. musste eine Therapiepause eingelegt werden, da der Patient seit etwa 4 Tagen zunehmende Nebenwirkungen bemerkte (s.S. 147 unten). Bis auf eine mäßige Erhöhung eines Leberwertes (GGT) und einer leichten Verminderung der weißen Blutkörperchen von 3400/ul (normal ab 4200/ul) zeigten sich Normalwerte. Am ersten Tage der Therapiepause fühlte sich Herr T. schon deutlich besser; etwa 3-4 Tage später war er nahezu beschwerdefrei. Leider traten innerhalb von etwa 14 Tagen wieder allmählich sämtliche vorherigen Symptome auf.

Nun wurde eine Kombinationstherapie mit Clindamycin 600mg 2 x 1 anstelle von Sulfadiazin verordnet – dies führte innerhalb von 3 Tagen wieder zur Symptomfreiheit, und die Therapie konnte über einen Monat fortgeführt und erfolgreich abgeschlossen werden.

Herr T., Ergebnisse und Symptomlinderung in %

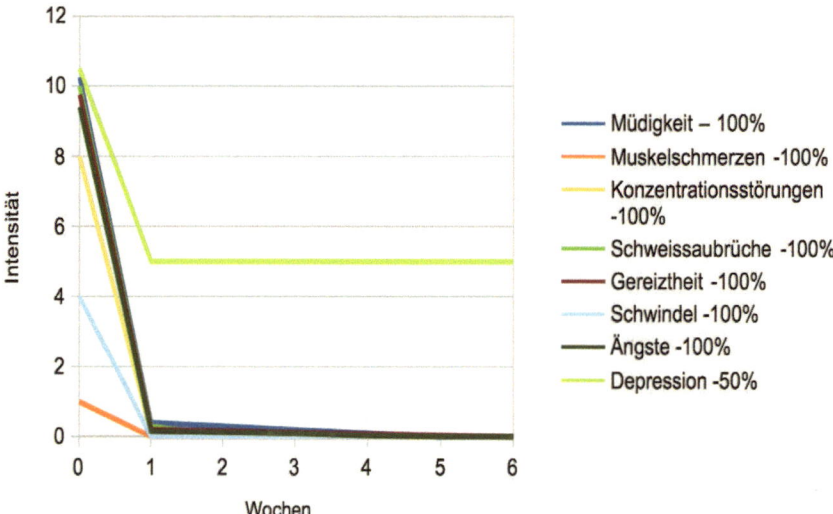

Kommentar: Die Therapie musste bei sehr gutem Behandlungserfolg aufgrund von Nebenwirkungen nach 12 Tagen unterbrochen werden. Die Symptome verstärkten sich rasch wieder. Da diese Phase in die Weihnachtsfeiertage fiel, gibt es leider für diesen Therapierückschritt keine Dokumentation; der Heilungsverlauf war weniger glatt als die Grafik vermittelt.

Nach 2 Wochen wurde eine Fortsetzung der Therapie mit veränderter Kombination verordnet (s. vorherige Seite), die erneut sehr gut wirkte, aber in dieser anderen Kombination besser verträglich war. Daraus kann man schließen, dass insbesondere bei lang andauernden Krankheitsbildern auch bei raschem Wirkungseintritt eine Therapie über mindestens einen Monat erforderlich ist.

Die grafische Darstellung stößt hier an Grenzen. Die Symptomintensität von 10 wurde für Müdigkeit, Schweißausbrüche, Gereiztheit, Ängste und Depression angegeben, und da sich diese Symptomintensitäten alle auf 0 reduzierten, überlappen sich die entsprechenden Kurven komplett. Die Grafik wurde etwas auseinandergezogen, damit die Kurven überhaupt einzeln sichtbar sind.

Herr T. hat seine Erfahrungen mit dieser Erkrankung und der Therapie genau protokolliert. Bitte lesen sie auf den nächsten Seiten sein Toxoplasmose – Tagebuch, es ist aufschlussreich.

Toxoplasmose - Tagebuch von Herrn T. 12/2016:

Seit über 20 Jahren bestehen Gangsteifigkeit, Dauermüdigkeit bei wenig erholsamem Schlaf, furchterregende Albträume, morgendliche Angst, depressive Verstimmung, Aggressionen und Überreaktionen, mitunter provokatives Risikoverhalten. Schwache Gerüche werden nicht wahrgenommen, der Geruchssinn ist beeinträchtigt. Infolge einer extremen Nachmittagsmüdigkeit besteht ein starkes Schlafbedürfnis. Schnelle Greif- und Koordinationsbewegungen sind ungenau, die Auge– Hand-Koordination hat sich deutlich verschlechtert. Dies fällt besonders beim Dartspielen, beim Tennis und beim Gitarrespielen auf.

Es besteht ein starkes, vor allem nächtliches Schwitzen, bis zu 6x nächtliches Wasserlassen mit Nachtropfen des Harnes, morgens ein trockener Mund. Das Kurzzeitgedächtnis ist gestört und es bestehen Wortfindungsstörungen, Namen sind nicht mehr präsent, es kommt häufig zu „Verschwitzen" von Terminen und Ähnlichem.

Es bestehen eine quälende Antriebslosigkeit und Gelenkschmerzen, aus Sicherheitsgründen gehe ich wegen muskulärer Schwäche rückwärts die Treppe herunter. Trotz Erledigung schwerer Arbeiten besteht das Gefühl nachlassender Muskelkraft, jedoch selten Muskelschmerzen. Es sind erheblich längere Regenerationszeiten erforderlich.

In unregelmäßigen Abständen ist ein leicht ziehend– unangenehmes Gefühl im Bereich der Leber zu bemerken, parallel auch ein Ziehen im Bereich des Herzens links (unabhängig von Anstrengung, Alkoholkonsum u.a). In manchen Situationen löst Kälteempfinden bei mir ein nahezu unkontrolliertes schüttelfrostähnliches Symptom aus, das nach etwa 5 Minuten ohne Folgen verschwindet.

Therapiebeginn: Daraprim 2 x 1, Calciumfolinat 1x1, Sulfadiazin 4x1

Montag, 19.12.16:   Abends 19:00 Ersteinnahme. Gegen 22:00 geringfügige Änderung der Sehschärfe (Randbereich schärfer), Nachtschlaf etwas tiefer als gewohnt.

20.12.16: Nach dem Aufstehen fehlt die sonst übliche morgendliche Gangsteifigkeit fast völlig, ein normales Aktivitätslevel wird schneller erreicht, es gibt keinen „toten Punkt" im Tagesablauf.

21.12.16: Während der Arbeit quasi schlagartig Präsenz aller Mitarbeiternamen. Nachtschlaf tief und traumlos, viel weniger nächtliche Wachphasen und Toilettengänge.

22.12.16: Die Nacht verläuft ruhiger, das Aufstehen ist nahezu problem-frei, während des Tages gibt es keinen „toten Punkt" mehr, die Ver-besserung des Namensgedächtnisses hält an. Das Flimmern in den Augen bei längerem Lesen nimmt ab. Das Hören ist präziser und trenn-schärfer. Der häufige Harndrang und das Nachtropfen haben deutlich nachgelassen.

Anmerkung: 2017 wurde eine Studie veröffentlicht, derzufolge Toxoplasmen auch Prostataentzündungen auslösen können (23), dies erklärt den häufigen Harndrang und das Nachtröpfeln vor der Therapie und das Verschwinden dieser Symptome nach der Toxoplasmose-Therapie.

23.12.16: Dies war die erste vollständig durchgeschlafene Nacht seit vielen Jahren !!! Tief und ohne Alpträume, kein Toilettengang. Ich habe das Gefühl schneller zu sein, die Griffsicherheit hat sich deutlich erhöht. Ich bin auf der Arbeit ruhiger.

24.12.16: Der Nachtschlaf war wieder sehr gut, es gibt keine Alpträume mehr, die morgendliche Angst ist nur noch minimal und abnehmend. Das Laufen auf dem Vorfuß ist wieder ganz normal, die Taubheit in den Zehen ist abnehmend bis verschwindend. *Die Arbeitseffizienz ist deutlich besser,* genaueres Arbeiten mit kleinen Gegenständen ist gut möglich.

25.12.16: Zwischendurch wollte ich mich mal hinlegen und eine halbe Stunde schlafen, das ging aber nicht, da ich nicht mehr müde bin. Gitarre und Darts spielen ist deutlich besser möglich.

26.12.16: Ein merkwürdiger Tag. Alle Symptome von früher rückwärts nochmal – mittags tief geschlafen, ich fühle mich unruhig. Die Ellenbogen und mitunter auch die Knie schmerzen. Es ist, als würde der Körper alle Stadien nochmal im Schnelldurchgang durchlaufen.

27.12.16: Gut geschlafen. Seit Tagen habe ich keine urologischen Probleme mehr, der Geruch des Urins ist jetzt normal. Der Stuhlgang ist normal. Der Körper meldet einen immensen Nachholbedarf an Erholung und Schlaf an. Das Hungergefühl hat sich verändert, ich mag nicht mehr soviel essen, und mein Heisshunger auf Süßigkeiten hat sich deutlich reduziert.

28.12.16: Tief und traumlos ohne nennenswerte Unterbrechungen geschlafen. Die Geschicklichkeit verbessert sich, das Planungsvermögen ist besser, Arbeiten werden konsequenter angegangen und erledigt. Die Vergesslichkeit hat deutlich nachgelassen, kaum Reizbarkeit oder „Ausfälligkeiten".

29.12.16: Ein sehr erfolgreicher Tag (handwerklich), ich bin aber auch sehr müde. Die Müdigkeit ist jedoch angenehm. Die Tage dauern gefühlt auch länger, es ist „mehr Zeit" da.

Ab dem 30.12.16 sind zunehmende Nebenwirkungen zu bemerken: Gelenkschmerzen, starkes nächtliches Schwitzen, Übelkeit, leichte Kopfschmerzen, gelegentlich Schwindel, ziehendes Gefühl im Nierenlager, Schwäche, Schüttelfrost.

3.1.16: Beim Arztbesuch wurden die Medikamente mit sofortiger Wirkung abgesetzt und eine Blutabnahme durchgeführt.

4.1.16: Die Nebenwirkungen lassen nach. *Anmerkung: innerhalb weniger Tage nahmen die Toxoplamosesymptome wieder zu.*

18.1.16: Wiederaufnahme der Therapie mit veränderter Kombination, jetzt wieder gute Verträglichkeit.

Nach etwa 3 Tagen lassen alle Beschwerden deutlich nach, diesmal erfolgt die Einnahme über 4 Wochen.

***Positiv geblieben ist:** Ich kann ohne nächtlichen Toilettengang gut und erholsam durchschlafen, es bestehen keine Morgensteifigkeit oder Gelenkschmerzen mehr, keine morgendlichen Angstgefühle und die Depressionen haben deutlich abgenommen. Ich kann wieder lachen !! Es besteht kaum noch Tagesmüdigkeit, der Schlaf ist jetzt erholsamer, ich habe jedoch großen Nachholbedarf und kann vorerst 10-12 Stunden durchschlafen. Die Motorik verbessert sich zusehends, die Muskulatur ist tendenziell kräftiger, es bestehen keinerlei Muskelschmerzen mehr. Die Schmerzen im Bereich der Leber und des Herzens treten nicht mehr auf. Ich habe keine Heißhungerattacken mehr, der Appetit auf die Kombination Süßes + Alkohol ist verschwunden. Ich habe ein deutlich besseres Gefühl in den Ballen und Zehen.*

Anmerkung: Herr T ist 2/2024 weiterhin gesund

Fall 26, Yasemin U. 42 Jahre

Frau U. berichtete, seit Jahren fühle sie sich schwach und wenig belastbar, ihr sei häufig schwindelig. Eine Untersuchung des Gleichgewichtsorgans erbrachte einen normalen Befund. Auch eine neurologische Untersuchung und eine Kernspinuntersuchung des Kopfes waren unauffällig. 11/2011 wurde ein schwerer Vitamin D Mangel festgestellt, nach hochdosierten Vitamin D Gaben (20.000 Einheiten täglich über 50 Tage) besserte sich die Symptomatik etwas.

Seit Mitte 2015 nahm der Schwindel dann jedoch zu, es traten in Abständen von Tagen Kopfschmerzen im Hinterhauptbereich, eine ausgeprägte Lichtempfindlichkeit der Augen und Sehstörungen auf. Seit Herbst 2015 bestanden vermehrte Schweißausbrüche, seit 1/2016 war Frau U. vermehrt müde und abgeschlagen, sie hatte ständig ein starkes Schlafbedürfnis. 3/2016 kam es zusätzlich zu einer erheblichen unklaren Gewichtszunahme, vermehrtem Haarausfall, Frieren, Zunahme des Schwindels (bis 9) und Schlafstörungen (bis 8). Eine Schilddrüsenerkrankung und eine Schilddrüsenunterfunktion wurden ausgeschlossen, der Entzündungswert, das Blutbild und eine Untersuchung der Bluteiweiße waren unauffällig.

4/2016 entwickelten sich eine zunehmende Kurzatmigkeit und Herzjagen schon bei leichter körperlicher Belastung und deutliche Wassereinlagerungen in den Unterschenkeln. In Kombination sind diese Symptome alarmierend hinsichtlich einer möglichen Herzschwäche. Ein wassertreibendes Medikament (Torasemid 10mg 1x täglich) besserte die Symptome etwas, doch ich wies die Patientin zum nächstmöglichen Zeitpunkt zur Klärung der Ursache in eine kardiologische Abteilung ein. Dort wurde nur eine geringe Herzmuskelverdickung bei normalem Pumpverhalten sowie ein geringer Herzbeutelerguss festgestellt.

Beim Belastungs - EKG war die Patientin nur bis 75 W belastbar, sie empfand schon bei dieser vergleichsweise niedrigen Belastung eine beginnende Luftnot, auch war die Herzfrequenz mit 160 Schlägen pro Minute im Verhältnis zur Belastung deutlich zu stark erhöht, ähnlich wie auch schon in den Fällen 1, 5, 6 und 16. Es wurden eine Herzinsuffizienz II-III° (Herzleistungsschwäche 2. bis 3. Grades) und eine chronische Perikarditis (Wasseransammlung im Herzbeutel), festgestellt, allerdings ohne dass eine Ursache ermittelt werden konnte. Das EKG zeigte Veränderungen im Sinne einer möglichen Durchblutungsstörung der Herzkranzgefäße, doch eine Herzkatheter - Untersuchung und die Laborwerte erbrachten normale Befunde. **Bei negativen Toxoplasma IgG und IgM Werten** zeigte die Toxoplasmose - Checkliste 9/2016 ein hohes Risiko für eine aktive Toxoplasmose. Die Symptome bestanden seit insgesamt etwa 20 Jahren, seit etwa 5 Jahren hatten sie sich deutlich verschlechtert.

Therapie: Es wurde Clindamycin 600mg 2 x 1 verordnet. Innerhalb einer Woche besserten sich einige Symptome deutlich, jedoch wurde die Therapie dann von der Patientin aufgrund familiärer Probleme nicht fortgesetzt. Innerhalb von 3 Tagen erreichten die Symptome wieder ihre volle Stärke.

10/2016 wurde dann erneut Clindamycin 2 x 600mg verordnet. Nach insgesamt 3 Wochen Clindamycin hatten sich ihre Symptome sehr gut gebessert, Frau U. verspürte allerdings schon wieder eine leichte Zunahme der Muskelschmerzen und Schweißausbrüche. Nun wurde 4 Wochen mit einer Kombinationstherapie mit Daraprim, Calciumfolinat und Sulfadiazin behandelt, dies führte zum Erfolg.

Die Patientin ist 2/2024 weiterhin beschwerdefrei und normal belastbar.

Frau U.: Ergebnisse und Symptomlinderung in %

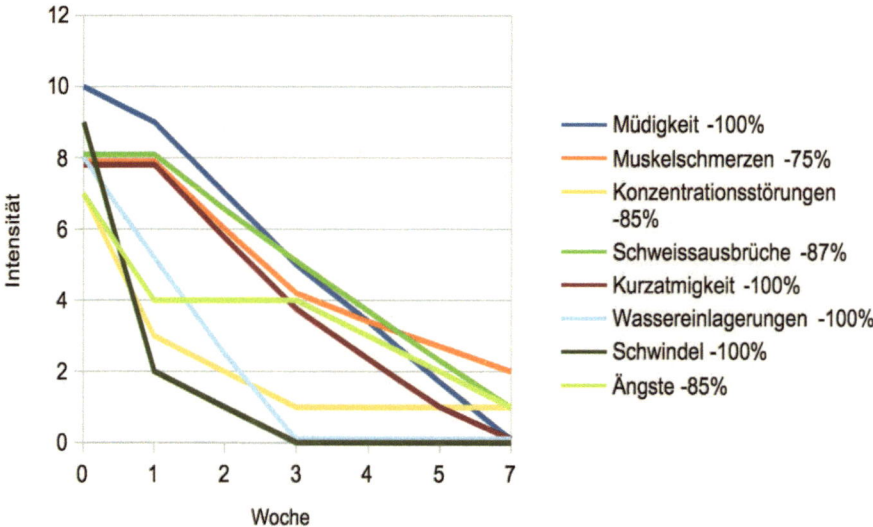

Zeitpunkt der Interviews: Vor Therapiebeginn, nach 1 und nach 3 Wochen Clindamycin 600mg 2x1 und nach 4 Wochen Kombinationstherapie.

Kommentar: Symptome, die später einer aktiven Toxoplasmose zugeordnet werden konnten, bestanden seit etwa 20 Jahren, seit etwa 5 Jahren hatten sie zugenommen.   4/2016 kam es zu einer weiteren deutlichen Verschlechterung mit Zunahme der Kurzatmigkeit, Wassereinlagerungen und einer Gewichtszunahme.

Dies wurde als mittelgradige Herzinsuffizienz NYHA II° - III° (Herzleistungsschwäche 2. - 3. Grades) eingestuft, ohne dass eine konkrete Ursache ermittelbar war. **Dies ist die Patientin mit der schwersten Herz - Kreislauf – Lungen - Einschränkung.** Diese Symptome reduzierten sich durch die Toxoplasmosetherapie auf „0" - sie verschwanden völlig, und die „Wassertablette" konnte abgesetzt werden.

10.3   8 Behandlungsfälle mit positivem LTT ab 2/2019

Die Darstellung der Ergebnisse erfolgt ab hier aus praktischen Gründen in Form der „Checkliste Toxopasmose", so lassen sich die Symptomintensitäten vor und nach der Therapie übersichtlicher und vollständiger darstellen.

Der Lymphozyten – Transformations - Test (LTT) hat meine Arbeit in Hinsicht auf die chronisch aktive Toxoplasmose seit 2/2019 deutlich erleichtert, er wird aber allgemein (noch) nicht in großem Umfang zur Toxoplasmosediagnostik eingesetzt. Details zu diesem Test und meine Erfahrungen dazu finden Sie auf den Seiten 237 bis 239.

Ein sogenannter SI Wert von über 2 bedeutet das spezifisch reaktive T-Zellen im Blut mehr als 2x so häufig wie normal im Blut vorhanden sind und weist auf eine auffällig intensive Auseinandersetzung des Immunsystems mit dem Erreger hin, ab einem SI von 3 ist das Ergebnis positiv.

In 6 der 8 Fälle ist neben den positiven LTT Ergebnissen auch zumindest das Toxoplasma IgG positiv, das IgM ist nur in 2 Fällen gering erhöht, bleibt aber deutlich unter dem Grenzwert. In den 2 Fällen die ab Seite 153 und ab Seite 179 dokumentiert sind, ist jeweils nur der Toxoplasma LTT positiv, die Antikörpertests sind komplett negativ. Diese Widersprüchlichkeit zwischen den dokumentierten Erkrankungen und den Ergebnissen der Antikörpertests zeigt bei allen hier dokumentierten Fällen, die positiven Ergebnisse der LTT Tests erklären sich durch die deutlich höhere Sensitivität dieser Methode.

Die 8 LTT positiven Fälle sind so ausgewählt, dass weitere Aspekte einer chronisch aktiven Toxoplasmose deutlich werden, am aktuellsten sind die Reaktivierungen durch eine Covid-Infektion (S. 176) sowie durch eine m-RNA Impfung (S. 179).

Frau Lara P. 43 Jahre

litt schon seit der Jugend an zahlreichen psychischen und körperlichen Symptomen, die bei wiederholten Krankenhausaufenthalten als psychosomatisch eingestuft wurden, besonders belastend waren hierbei Druckgefühle und Schmerzen im Oberbauch, die nach dem Essen zunahmen. Diese Symptome ließen sich durch die festgestellte geringgradige Magenschleimhautentzündung nicht erklären, zumal ein magensäuresenkendes Medikament (Pantoprazol) kaum Besserung erbrachte. Es gab auch keinen Hinweis auf eine Erkrankung der Bauchspeicheldrüse und Auslassversuche verschiedener Nahrungsmittel führten ebenfalls zu keiner Besserung. Trotz aller diagnostischen Maßnahmen konnte das komplexe Beschwerdebild des Mittel- und Oberbauch nicht geklärt und befriedigend behandelt werden.

Daneben bestanden seit mindestens 2010 zahlreiche Schmerzen des Bewegungsapparates, unter anderem der Brustwirbelsäule, der Knie, der Finger- und Zehengelenke, der Muskulatur beidseits der Wirbelsäule und der Bauchdecken, hier mit tastbaren Gewebsverhärtungen. Das Muskel- und Weichteilgewebe war sehr druckschmerzhaft. Eine CT-gesteuerte Schmerztherapie der Brustwirbelsäule erbrachte nur eine geringe Besserung der Schmerzen. In einer Fachklinik konnte eine rheumatologische Erkrankung nicht bestätigt werden, die körperliche Belastbarkeit war insgesamt deutlich herabgesetzt.

Zu diesem Zeitpunkt waren schon wenigstens 20 verschiedene Diagnosen gestellt worden, von denen ich nur einige wiedergebe: Chronische Schmerzstörung mit somatischen und psychischen Faktoren, chronisch generalisiertes Schmerzsyndrom Stadium III, Fibromyalgiesyndrom, Posttraumatische Belastungsstörung, Instabile Persönlichkeitsstörung, Reizmagen, Reizdarm, cardiopulmonale Dekonditionierung (mangelnde

Herz-Kreislaufbelastbarkeit), Lagerungsschwindel. Allein aufgrund der Vielzahl von Diagnosen kommt hier schon der Gedanke auf, dass diese Erkrankung mit den üblichen Methoden nicht erfasst und auch nicht befriedigend behandelt werden konnte.

9/2015 wurde erstmals, bei negativen Toxoplasma IgG und IgM, unter dem Verdacht auf eine chronisch aktive Toxoplasmose Clindamycin 3 x 300 mg verordnet – darunter besserten sich die Muskel- und Weichteilschmerzen, jedoch konnte sich die Patientin nicht zu einer Kombinationstherapie entschließen. Die Symptome waren zwar typisch für eine chronisch aktive Toxoplasmose, jedoch lag eine labortechnische Bestätigung ihrer Erkrankung noch nicht vor. 12/2016 führte eine Lungenentzündung zu einer Zunahme aller Symptome, in Schüben kam es nun etwa alle 3 bis 4 Wochen zu deutlichen Verschlechterungen. 1/2017 erbrachte die Toxoplasmose Checkliste erneut ein hohes Risiko für eine chronisch aktive Toxoplasmose.

7/2019 wurde erstmals der **Toxoplasma LTT bestimmt: 4,9 SI** (ab 3 SI positiv), **bei weiterhin negativen Toxoplasma Antikörpern**, wie auch alle anderen Laborwerte unauffällig waren. Aufgrund des positiven LTT Befundes bei weiterhin deutlich positivem Ergebnis der Checkliste entschied sich die Patientin nun für eine Toxoplasmosetherapie.

Therapie: Es wurde Daraprim 2 x 1, Calciumfolinat 6,35 mg 1 x 1 und Cotrim forte 2 x 1 verordnet. Dies führte zu einer deutlichen Besserung zahlreicher Symptome, jedoch trat nach etwa 14 Tagen eine Wirkungsabschwächung ein, und die Toxoplasmosesymptomatik nahm wieder etwas zu. Daraufhin wechselten wir zu einem rotierenden Therapieschema, der Therapieplan hierzu findet sich im Anhang auf S. 302.

Dies führte nun zu einer deutlichen weiteren Besserung, so dass nach 6 Wochen kontinuierlicher Therapie auf eine Rezidivprophylaxe mit 3 Behandlungstagen pro Woche gewechselt werden konnte, nach einem weiteren Monat konnte diese Prophylaxe auf 2 Behandlungstage pro Woche reduziert werden. (Zur Rezidivprophylaxe S. 227). Im 2. Monat der Prophylaxe wurde unter Beibehaltung von Daraprim und Calciumfolinat nur noch wochenweise zwischen Cotrim und Clarithromycin gewechselt, da Clindamycin zunehmend unverträglich war.

Kommentar: Die Toxoplasmose Checkliste vermittelt nur eine kleine Ahnung davon, wie schwer die Patientin erkrankt war, und wie aufwendig und schwierig die Suche nach der richtigen Diagnose war. Bis dieser Punkt erreicht war, hatte die Patientin leider sehr viele Rückschläge ertragen müssen, die sie auch psychisch schwer in Mitleidenschaft gezogen hatten. Allerdings war ihre angegriffene Psyche sicher nicht die Ursache der Erkrankung, denn es ist nach meiner Erfahrung nicht vorstellbar dass sich ein psychosomatisches Krankheitsbild durch eine Antibiotikatherapie so deutlich und nachhaltig bessert. Das Ergebnis der Checkliste mit den Befunden vor und nach der Therapie ist auf der nächsten Seite zu finden.

Hier zeigt sich deutlich der Nutzen des LTT, denn aufgrund des positiven LTT Ergebnisses von 4,9 SI konnte ich Frau P. von der Notwendigkeit einer Toxoplasmosetherapie überzeugen. 11/2019, 2 Monate nach Therapieende, war der Toxoplasma LTT auf 1,2 SI herabgesunken und der Score von 140 auf 27 gesunken – das entspricht einer Verminderung der Symptome um gut 80%. Frau P. hatte keine Rückfälle und ist auch 2/2024, über 3 Jahre nach der Therapie, gesund.

Checkliste Toxoplasmose

Herr / Frau Lara P.

Alter:.....42....Jahre **Symptomdauer:** 9 Jahre **Intervalle** **ja** / nein

Toxoplasma	**IgG** 0 IU/ml	**IgM** 0 AU/ml
LTT 4,9 SI	Datum: ...14.5.2019............	Datum: ....27.08.2019.........
Behandlung:	Clindamycin 3 x 300 mg	Therapie siehe S.302

Symptom	Skala	Skala
Müdigkeit	0 1 2 3 4 5 6 7 8 9 **X**	**X** 1 2 3 4 5 6 7 8 9 10
Muskelschmerzen	0 1 2 3 4 5 6 7 **X** 9 10	**X** 1 2 3 4 5 6 7 8 9 10
Konzentrations - störungen	0 1 2 3 4 5 6 7 8 **X** 10	0 1 **X** 3 4 5 6 7 8 9 10
Schweißausbrüche	0 1 2 3 4 **X** 6 7 8 9 10	0 1 **X** 3 4 5 6 7 8 9 10
Kurzatmigkeit	0 1 2 3 4 5 6 **X** 8 9 10	0 **X** 2 3 4 5 6 7 8 9 10
Antriebslosigkeit Erschöpfung	0 1 2 3 4 5 6 7 8 9 **X**	0 **X** 2 3 4 5 6 7 8 9 10
Gereiztheit	0 1 2 3 4 5 6 7 8 9 **X**	0 1 **X** 3 4 5 6 7 8 9 10
Sehstörungen	0 1 2 3 4 5 **X** 7 8 9 10	**X** 1 2 3 4 5 6 7 8 9 10
Schwindel	0 1 2 3 4 5 6 **X** 8 9 10	**X** 1 2 3 4 5 6 7 8 9 10
Depression	0 1 **X** 3 4 5 6 7 8 9 10	0 **X** 2 3 4 5 6 7 8 9 10
Ängste *	0 1 2 3 4 5 6 7 8 9 **X**	0 1 2 3 4 5 **X** 7 8 9 10
Morgensteifigkeit	0 1 2 3 4 5 6 7 **X** 9 10	0 **X** 2 3 4 5 6 7 8 9 10
Wassereinlagerungen	0 1 2 3 **X** 5 6 7 8 9 10	0 1 **X** 3 4 5 6 7 8 9 10
Schlafstörungen **	0 1 2 3 4 5 6 7 8 9 **X**	0 1 2 3 **X** 5 6 7 8 9 10
Gangunsicherheit Koordinationsstörung........................	0 1 2 3 **X** 5 6 7 8 9 10	**X** 1 2 3 4 5 6 7 8 9 10
Oberbauchdruck	0 1 2 3 4 5 **X** 7 8 9 10	0 **X** 2 3 4 5 6 7 8 9 10
Kopfschmerzen	0 1 2 3 4 5 6 7 **X** 9 10	0 **X** 2 3 4 5 6 7 8 9 10
Gelenkschmerzen	0 1 2 3 4 5 6 7 **X** 9 10	0 **X** 2 3 4 5 6 7 8 9 10
LK – Schwellungen	0 1 2 3 4 5 6 7 **X** 9 10	0 **X** 2 3 4 5 6 7 8 9 10
SCORE	**140**	**27**

* es besteht eine bekannte *Angststörung*   ** es reduzierte sich auch *nächtliches Wasserlassen von* 8-10 mal auf 2-3 mal

Herr Stefan R. 58 Jahre

Herr R., ein 58 jähriger Patient aus der Schweiz, litt nachweislich 1978 an einer akuten Toxoplasmose. Seitdem bestanden ständig eine abnorme Müdigkeit und Erschöpfung, später traten Bewegungsstörungen mit linksseitigen Tremor (Zittern), Gangstörung und Akinesie (=Unbeweglichkeit) auf. Ein Behandlungsversuch der Toxoplasmose erfolgte aufgrund normaler IgM Werte nicht.

2011 verschlechterte sich die Gangstörung und es traten Spannungsgefühle, Steifigkeit und Schwäche in beiden Beinen sowie Gefühlsstörungen in beiden Füßen auf, außerdem verschlechterten sich die Konzentrationsfähigkeit und das Gedächnis rapide, die Tagesmüdigkeit nahm zu. Seit etwa 2000' konnte Herr R. keiner beruflichen Tätigkeit mehr nachgehen, ab etwa 2012 war er häufig auf die Benutzung eines Rollstuhles angewiesen.

2019 erfolgte eine neurologische REHA Maßnahme. Bei der Aufnahmeuntersuchung wurden Konzentrationsstörungen, Koordinationsstörungen, eine verlangsamte Feinmotorik der Hände und eine Gangunsicherheit mit erhöhter Sturzgefahr festgestellt. Die technischen Untersuchungen erbrachten *normale Befunde* des cMRT (Kernspinaufnahme des Kopfes), der Lumbalpunktion (Punktion zur Untersuchung des Hirnwassers) und des DatScan (eine Untersuchung Dopamin freisetzender Nervenzellen zur Diagnose eines Morbus Parkinson). Während des stationären Aufenthaltes war Herr R. beim PC Training deutlich verlangsamt und konnte sich nur schlecht konzentrieren. Das Gangbild war an manchen Tagen sehr gestört, an anderen Tagen aber weniger beeinträchtigt. Die Entlassung erfolgte 10/2019 mit einer Kombination aus Parkinsonmedikation und antidepressiver Medikation. 2/2020 kontaktierte mich Herr R. und bat um meine Beratung und Zusammenarbeit mit seinem Hausarzt. Die Checkliste zeigte mit einem Score von 150 eine stark ausgeprägte Symptomatik an.

Labor: Der Toxoplasma IgG war mit 567 IU/ml stark erhöht, bei negativem IgM und deutlich positivem Toxoplasma LTT von 9,4 SI.

Wegen der stark ausgeprägten Symptome schlug ich einen niedrig dosierten Therapiebeginn mit Pyrimethamin 25 mg (Daraprim) 1-0-0, Clindamycin 300 mg 1-0-1 und Calciumfolinat 6,35 mg (Lederfolat) 1-0-0 vor. Dies führte innerhalb weniger Tage zu einer Besserung der Symptome, allerdings trat nach etwa 10 Tagen eine Wirkungsabschwächung ein. Daraufhin wurde auf eine rotierende Therapie umgestellt. Es wurde das gleiche Schema wie bei der vorherigen Patientin angewendet (siehe Anhang, S. 302).

5/2020 kontaktierte mich der Hausarzt erneut, er berichtete, dass Herr R. seit etwa 1 Monate eine Therapiepause habe einlegen können, und dass die Symptome gegenwärtig um etwa 95% reduziert seien. Der Score hatte sich von 150 auf 17 reduziert. Bei einem Telefonat mit Herrn R. berichtete er mir von einer deutlich gebesserten Lebensqualität und einer bevorstehenden Urlaubsreise. Die Parkinson Medikation war komplett abgesetzt worden, da sie nicht mehr erforderlich war. 9/2020 erfolgte eine abschließende neurologische Untersuchung, bei der keinerlei Auffälligkeiten mehr festgestellt wurden. Dieser positive Verlauf wird durch Ergebnisse der Grundlagenforschung erklärt (30).

Dies ist der erste dokumentierte Fall, in dem eine Parkinsonsymptomatik durch eine Toxoplasmosetherapie zur Rückbildung gebracht werden konnte. Dieser Verlauf wurde durch den behandelnden Neurologen und durch das Universitätsspital Zürich dokumentiert, die entsprechenden Berichte liegen mir vor. Herr R hatte seither noch Rückfälle geringer Intensität, dies ist in Anbetracht der ursprünglich sehr starken Krankheitsausprägung erklärlich. Die Rückfälle waren jeweils gut behandelbar.

Checkliste Toxoplasmose

Herr / Frau Stefan R.

Alter: 56 Jahre   **Symptomdauer: 42** Jahre   **Intervalle** ja / **nein**

Toxoplasma   IgG   567,0 IU/ml   IgM   0 AU/ml

LTT 9,4 SI   Datum .... 20.2.2020   Datum 13.7.2020

Behandlung: Therapie rotierend
                    siehe S.301

Symptom	Skala 1	Skala 2
Müdigkeit	0 1 2 3 4 5 6 7 8 9 **X**	0 1 **X** 3 4 5 6 7 8 9 10
Muskelschmerzen	0 1 2 3 4 5 6 7 8 9 **X**	**X** 1 2 3 4 5 6 7 8 9 10
Konzentrations - störungen	0 1 2 3 4 5 6 7 8 9 **X**	0 1 **X** 3 4 5 6 7 8 9 10
Schweißausbrüche	0 1 2 3 4 5 6 7 8 9 **X**	0 1 **X** 3 4 5 6 7 8 9 10
Kurzatmigkeit	0 1 2 3 4 5 6 7 8 9 **X**	0 1 **X** 3 4 5 6 7 8 9 10
Antriebslosigkeit Erschöpfung	0 1 2 3 4 5 6 7 8 9 **X**	**X** 1 2 3 4 5 6 7 8 9 10
Gereiztheit	0 1 2 3 4 5 6 7 **X** 9 10	**X** 1 2 3 4 5 6 7 8 9 10
Sehstörungen	0 1 2 3 4 5 6 7 8 9 **X**	0 1 2 3 **X** 5 6 7 8 9 10
Schwindel	0 1 2 3 4 5 6 7 8 9 **X**	**X** 1 2 3 4 5 6 7 8 9 10
Depression	0 1 2 3 4 5 6 7 8 9 **X**	**X** 1 2 3 4 5 6 7 8 9 10
Ängste	0 1 2 3 4 5 6 7 **X** 9 10	**X** 1 2 3 4 5 6 7 8 9 10
Morgensteifigkeit	0 1 2 3 4 5 6 7 **X** 9 10	0 **X** 2 3 4 5 6 7 8 9 10
Wassereinlagerungen	0 1 2 3 4 5 6 7 8 9 **X**	0 1 2 3 4 **X** 6 7 8 9 10
Schlafstörungen	0 1 2 3 4 5 6 7 **X** 9 10	**X** 1 2 3 4 5 6 7 8 9 10
Gangunsicherheit Koordinationsstörung	0 1 2 3 4 5 6 7 8 9 **X**	**X** 1 2 3 4 5 6 7 8 9 10
Oberbauchdruck	0 1 2 3 4 5 **X** 7 8 9 10	**X** 1 2 3 4 5 6 7 8 9 10
Kopfschmerzen	0 1 2 3 4 5 **X** 7 8 9 10	**X** 1 2 3 4 5 6 7 8 9 10
Gelenkschmerzen	0 1 2 3 4 5 **X** 7 8 9 10	**X** 1 2 3 4 5 6 7 8 9 10
LK – Schwellungen	**X** 1 2 3 4 5 6 7 8 9 10	**X** 1 2 3 4 5 6 7 8 9 10
SCORE	**150**	**17**

Frau Kaja N. 22 Jahre

2012, im Alter von 15 Jahren, traten Muskel- und Gliedersschmerzen zunächst der rechten Hand und dann des ganzen Körper auf, das Toxoplasma IgG war positiv. Eine Therapie wurde nicht durchgeführt, nach Auskunft der konsultierten Ärzte sollte der natürliche Verlauf abgewartet werden, die Toxoplasmose würde innerhalb weniger Wochen von selbst ausheilen.

Ab Anfang 2013 nahmen die Symptome zu, nun bestanden ständig eine aus-prägte Müdigkeit, starke Konzentrationsstörungen, Nervenschmerzen, Schweißausbrüche, Sehstörungen, Depressionen sowie eine Überängstlichkeit und Panikattacken. Es entwickelten sich starke Kopf- und Oberbauchschmerzen, deren Ursache nicht geklärt werden konnte. Trotz ausreichendem Schlaf war dieser nicht erholsam, die bisher gute Schülerin hatte in der Schule einen Leistungseinbruch. Über die gesamte folgende Krankheitsdauer von 8 Jahren erbrachten sämtliche Laboruntersuchungen bis auf das erhöhte Toxoplasma IgG keine auffälligen Ergebnisse. Die führende Diagnose war *idiopathische Hypersomnie (=unklare Müdigkeit)*, die aber viele der Symptome nicht erklären kann, auch führte die entsprechende Medikation zu keinerlei Besserung.

11/2019 kontaktierte mich die Patientin telefonisch und bat um eine Beratung. In Anbetracht der zahlreichen toxoplasmosetypischen Symptome empfahl ich dringend, einen Toxoplasma LTT durchführen zu lassen – dieser ergab mit **49,5 SI (positiv ab 3)** einen außerordentlich hohen Wert.

Aufgrund anderer persönlicher Planungen konnte eine Therapie nicht unmittelbar beginnen, Frau N. wohnt in Baden Württemberg, etwa 400 km entfernt. 2/2020 stellte sie sich in unserer Praxis vor, mittlerweile war auch eine Ärztin vor Ort gefunden, die die notwendigen Laborkontrollen durchführen und die Therapie verordnen würde. In einem ausführlichen Telefonat empfahl ich von Beginn an eine rotierende Therapie, um eventuelle Anpassungsvorgänge der Toxoplasmen zu umgehen. Es wurde das Therapieschema wie im vorherigen Fall verordnet (siehe S. 302). Nach einer anfänglichen Symptomverschlechterung zu Beginn der Behandlung zeigten sich nach wenigen Tagen erste Besserungen der körperlichen Symptome mit nachlassender Müdigkeit und nachlassenden Schmerzen.

Die Erstverschlimmerung betraf jedoch leider auch die psychische Situation von Frau N. - sie litt unter massiven Ängsten, war sehr aufbrausend, sogar aggressiv und verzweifelte an der Erkrankung und an sich selbst. Dies kann eine belastende Begleitreaktion sein, von der mir auch einige andere Patienten berichtet haben. Die Therapie wurde deshalb unter Beibehaltung der Rotation reduziert: auf Daraprim 1 x 1 und Lederfolat 1 x 1 kontinuierlich und in jeweils 5-tägigem Wechsel Cotrim 960 2 x 1, Clindamycin 300 2 x 1 und Clarihromycin 500 2 x ½.

Durch diese Verminderung der Dosierung war die Therapie nun auch besser für die Psyche verträglich, vor allem aber wurde Frau N. in dieser Situation von Ihrer liebevollen Familie aufgefangen.

Ein weiteres Problem trat noch durch eine allergische Reaktion gegen Cotrim Forte auf, deshalb wechselten wir auf ein duales Schema: durchgehend Daraprim 1 x 1 und Lederfolat 1 x 1, dazu abwechselnd jeweils 6 Tage lang Clindamycin 300 2 x 1 und Clarithromycin 500 2 x ½. Dies war nun gut verträglich und in der Folge war eine kontinuierliche Besserung aller Symptome zu beobachten.

Checkliste Toxoplasmose

Herr / Frau Kaja N.

Alter: .....22... Jahre **Symptomdauer: 8** Jahre **Intervalle** ja / **nein**

Toxoplasma **IgG** 21,8 IU/ml **IgM** 3,01 AU/ml

LTT 49,5 SI Datum .... 26.2.2020 Datum 30.6.2020

Behandlung: rotierende Therapie Therapie im Wechsel

Symptom	rotierende Therapie	Therapie im Wechsel
Müdigkeit	0 1 2 3 4 5 6 7 8 9 **X**	0 1 2 **X** 4 5 6 7 8 9 10
Muskelschmerzen	0 1 2 3 4 5 6 7 8 **X** 10	0 1 2 **X** 4 5 6 7 8 9 10
Konzentrations-störungen	0 1 2 3 4 5 6 7 8 **X** 10	0 1 **X** 3 4 5 6 7 8 9 10
Schweißausbrüche	0 1 2 3 4 5 6 7 **X** 9 10	**X** 1 2 3 4 5 6 7 8 9 10
Kurzatmigkeit	**X** 1 2 3 4 5 6 7 8 9 10	**X** 1 2 3 4 5 6 7 8 9 10
Antriebslosigkeit	0 1 2 3 4 5 6 7 8 **X** 10	0 1 2 **X** 4 5 6 7 8 9 10
Erschöpfung		
Gereiztheit	0 1 2 3 4 5 6 7 8 9 **X**	0 1 2 **X** 4 5 6 7 8 9 10
Sehstörungen	0 1 2 3 4 5 6 **X** 8 9 10	0 1 2 **X** 4 5 6 7 8 9 10
Schwindel	**X** 1 2 3 4 5 6 7 8 9 10	**X** 1 2 3 4 5 6 7 8 9 10
Depression	0 1 2 3 4 5 6 7 **X** 9 10	0 **X** 2 3 4 5 6 7 8 9 10
Ängste	0 1 2 3 4 5 6 7 **X** 9 10	**X** 1 2 3 4 5 6 7 8 9 10
Morgensteifigkeit	0 1 2 3 4 5 6 7 **X** 9 10	**X** 1 2 3 4 5 6 7 8 9 10
Wassereinlagerungen	**X** 1 2 3 4 5 6 7 8 9 10	**X** 1 2 3 4 5 6 7 8 9 10
Schlafstörungen	0 1 2 3 4 5 6 7 8 9 **X**	**X** 1 2 3 4 5 6 7 8 9 10
Gangunsicherheit	0 1 2 3 4 **X** 6 7 8 9 10	**X** 1 2 3 4 5 6 7 8 9 10
Koordinationsstörung...		
Oberbauchdruck	0 1 2 3 4 5 6 7 8 **X** 10	**X** 1 2 3 4 5 6 7 8 9 10
Kopfschmerzen	0 1 2 3 4 5 6 7 **X** 9 10	0 **X** 2 3 4 5 6 7 8 9 10
Gelenkschmerzen	**X** 1 2 3 4 5 6 7 8 9 10	**X** 1 2 3 4 5 6 7 8 9 10
LK – Schwellungen	**X** 1 2 3 4 5 6 7 8 9 10	**X** 1 2 3 4 5 6 7 8 9 10
SCORE	**120**	**20**

Nach einigen Wochen konnten wir auf eine Rezidivprophylaxe zunächst an 3 Tagen, später an 2 Tagen pro Woche wechseln, nach etwa 3 Monaten wurde die Therapie erfolgreich beendet. Frau N. konnte eine Berufsausbildung beginnen, die vorher befürchteten Einbrüche der körperlichen und psychischen Belastbarkeit blieben vollständig aus, ich zitiere aus einer mail an einen der behandelnden Ärzte:

"Wir haben 8 schreckliche Jahre hinter uns ... unsere Tochter kann (jetzt) wieder ohne Medikamente ihr Leben leben. Die Müdigkeit ist weg, Kaja kann arbeiten ohne einzuschlafen, Auto fahren, sich wieder mit Freunden treffen. Sie hat ein neues Leben geschenkt bekommen, und mit ihr die ganze Familie."

Dem kann ich nicht mehr viel hinzufügen, außer dass ich für solch einen Verlauf sehr, sehr dankbar bin. Im Prinzip ist dieser Behandlungserfolg nur das logische Resultat aus den Ergebnissen der Grundlagenforschung in Sachen Toxoplasma Gondii, und wir könnten mit den entsprechenden Therapien sehr vielen Menschen entscheidend helfen.

Das setzt jedoch voraus, dass Mediziner beginnen, die Wertigkeit der bisher üblichen Labortests öfter zu hinterfragen, denn diese sind in keiner Weise geeignet eine chronisch aktive Toxoplasmose aufzudecken. Frau N. Ist 2/2024 weiterhin gesund und geht mit Freude und Engagement ihrem Beruf nach, zur Zeit unternimmt sie eine Fernreise.

Frau Silke H. 54 Jahre

2007 wurde Frau H durch einen Zeckenbiss mit Borreliose infiziert, mit einer Verzögerung von etwa 3 Monaten wurde dies dann über 6 Wochen mit Doxycyclin behandelt. 2009 wurde im Zusammenhang mit einer Gewichtszunahme eine Schilddrüsenentzündung (Hashimoto-Thyreoiditis) festgestellt, und seither entsprechend mit L-Thyroxin behandelt. Gleichzeitig bestanden aber auch Gelenkschmerzen, starke Schmerzen im Steißbereich, an den Sehnenansätzen und der Achillessehne des linken Fußes. Außerdem entwickelte sich eine Angststörung mit extremem Lampenfieber und anderen Ängsten, dies war für die erfahrene Berufsmusikerin sehr ungewöhnlich. Rheumatologische Untersuchungen ergaben keine fassbare Ursache. 2011 wurde eine Spiegelung des rechten Knies vorgenommen, es fand sich eine ausgeprägte Entzündung der Gelenkschleimhaut unklarer Ursache, eine rheumatische Erkrankung wurde ausgeschlossen.

Ab etwa 2013 bestanden starke Schmerzen in den Sehnen und Karpaltunnelsyndrome an beiden Händen, es folgten mindestens 5 Operationen an den Händen, ohne dass eine Besserung erzielt werden konnte, Frau H musste ihre Tätigkeit als Orchestermusikerin fast vollständig einstellen. Bis Ende 2014 verstärkten sich die Schmerzen immer mehr, schließlich mussten Frau H. sogar Morphinpräparate verordnet werden, um die Schmerzen auf ein erträgliches Maß zu reduzieren, sie war für viele Monate arbeitsunfähig. Begleitet wurden die Schmerzen von einer ständigen Müdigkeit und bleiernen Erschöpfung.

In den Folgejahren dehnten sich die Schmerzen auf immer mehr Gelenke aus, Frau H. hatte große Schwierigkeiten länger zu sitzen, zu stehen oder zu laufen. 2018 wurde ein LTT Test auf Borrelien durchgeführt, dieser war erneut positiv und es wurde erneut über 4 Wochen mit Doxycyclin behandelt, jedoch ohne dass sich die Symptome besserten. 2 weitere Jahre mit schweren Symptomen folgten.

9/2020 fasste Frau H. ihre Symptome wie folgt zusammen:

„Schlafstörungen, extremes Hitzeempfinden besonders stark in der Nacht, brennende Augen, Schleiersehen und Verschlechterung der Sehstärke in relativ kurzer Zeit, starke Morgensteifigkeit und Steifigkeit immer nach Verharren in einer Position, starke Müdigkeit ohne wirkliche Erholung, Aufgrund der starken Schmerzen Gangunsicherheit und Befürchtungen zu stürzen, Luftnot schon nach kleineren Anstrengungen, Lymphknotenschwellungen im Nackenbereich, häufige Kopfschmerzen, Konzentrationsstörungen, Wortfindungsstörungen"

Folgende andere Infektionskrankheiten waren zu diesem Zeitpunkt schon ausgeschlossen worden: Chlamydia Pneumophilae und Trachomatis, Bartonellen, Anaplasmen, Ehrlichia und Rikettsien.

Labor: Die Toxoplasma IgG Antikörper waren mit einem Titer von 1:320 positiv, die IgM und IgA Antikörper negativ. 10/2020 war der Toxoplasma LTT mit 9,4 SI deutlich positiv, ein erneuter Borrelien LTT war negativ. Aufgrund von Terminschwierigkeiten konnten wir erst 11/2020 mit einer rotierenden Toxoplasmosetherapie starten (Schema siehe S.302). Die Behandlung erfolgte mit sehr gutem Erfolg über einen Monat täglich, mit nachfolgender Prophylaxe über 2 Monate.

Kommentar: Wahrscheinlich stand eine persistierende Borreliose über Jahre im Vordergrund der Erkrankung und schwächte die Patientin so sehr, dass eine Reaktivierung einer Toxoplasmose eintrat. Der negative Borrelien LTT von 11/2020 zeigt, dass die 2. Borreliosetherapie 2018 eigentlich effektiv war, die mangelnde Besserung erklärt sich am ehesten durch eine zu diesem Zeitpunkt schon parallel bestehende reaktivierte Toxoplasmose. *Dieser Fall zeigt besonders eindrücklich, wie eine Toxoplasmose-Reaktivierung auf eine Borreliose folgen, die Erkrankung verschlimmern und eine Heilung verhindern kann.*

Checkliste Toxoplasmose

Herr / Frau Silke H.

Alter:.....54....Jahre   **Symptomdauer:** 11 Jahre   **Intervalle**   ja / **nein**

Toxoplasma   IgG   1:320   **IgM**   negativ

LTT 9,4 SI   Datum .... 26.11.2020   Datum 19.1.2021

Behandlung: Therapie rotierend Schema S. 302

Symptom	Skala 1	Skala 2
Müdigkeit	0 1 2 3 4 5 6 7 X 9 10	X 1 2 3 4 5 6 7 8 9 10
Muskelschmerzen	0 1 2 3 4 5 6 7 8 9 X	X 1 2 3 4 5 6 7 8 9 10
Konzentrations-störungen	0 1 2 3 4 5 6 7 X 9 10	X 1 2 3 4 5 6 7 8 9 10
Schweißausbrüche	0 1 2 3 4 5 6 X 8 9 10	X 1 2 3 4 5 6 7 8 9 10
Kurzatmigkeit	0 1 2 3 4 5 6 7 X 9 10	X 1 2 3 4 5 6 7 8 9 10
Antriebslosigkeit Erschöpfung	0 1 2 3 4 5 6 7 X 9 10	X 1 2 3 4 5 6 7 8 9 10
Gereiztheit	0 1 2 3 4 5 6 7 8 X 10	X 1 2 3 4 5 6 7 8 9 10
Sehstörungen	0 1 2 3 4 5 6 7 8 X 10	0 X 2 3 4 5 6 7 8 9 10
Schwindel	0 1 2 3 4 5 6 7 X 9 10	X 1 2 3 4 5 6 7 8 9 10
Depression	0 1 2 3 X 5 6 7 8 9 10	X 1 2 3 4 5 6 7 8 9 10
Ängste	0 1 2 X 4 5 6 7 8 9 10	X 1 2 3 4 5 6 7 8 9 10
Morgensteifigkeit	0 1 2 3 4 5 6 7 8 9 X	X 1 2 3 4 5 6 7 8 9 10
Wassereinlagerungen	0 1 2 3 4 5 6 X 8 9 10	X 1 2 3 4 5 6 7 8 9 10
Schlafstörungen	0 1 2 3 4 5 6 7 X 9 10	0 1 X 3 4 5 6 7 8 9 10
Gangunsicherheit Koordinationsstörung	0 1 2 3 4 5 6 X 8 9 10	X 1 2 3 4 5 6 7 8 9 10
Oberbauchdruck	0 1 X 3 4 5 6 7 8 9 10	X 1 2 3 4 5 6 7 8 9 10
Kopfschmerzen	0 1 2 3 4 5 X 7 8 9 10	0 1 X 3 4 5 6 7 8 9 10
Gelenkschmerzen	0 1 2 3 4 5 6 7 8 9 X	X 1 2 3 4 5 6 7 8 9 10
LK – Schwellungen	0 1 2 3 4 X 6 7 8 9 10	X 1 2 3 4 5 6 7 8 9 10
SCORE	**137**	**5**

Frau Christa C. 72 Jahre

Dies ist ein langwieriger und schwieriger Fall, der vor allem aufgrund der Therapie aufschlussreich ist, denn hier wurde auch ein Phytotherapeutikum verwendet. Bei bekanntem Verschleiss der LWS bestanden seit 2009 häufige Beinkrämpfe, des weiteren eine Histaminintoleranz, häufige Oberbauchschmerzen und Darmprobleme. 2011 wurde ein restless legs Syndrom festgestellt (=ruhelose Beine).

Die Oberbauchbeschwerden besserten sich etwas durch Einnahme von Pankreasenzymen (=Enzyme der Bauchspeicheldrüse), ein Mangel an Lakto- und Bifidusbakterien wurde durch mikrobiologische Präparate ausgeglichen, dadurch verminderten sich die Bauchbeschwerden deutlich. Ein Vitamin D Mangel wurde ausgeglichen.

2013 wurde aufgrund einer unklaren Kurzatmigkeit eine kardiologische Untersuchung durchgeführt, das Ergebnis war unauffällig, die Kurzatmigkeit konnte durch ein Asthmaspray nur etwas gelindert werden. Die Belastbarkeit nahm weiter ab, eine daraufhin durchgeführte Herzkatheteruntersuchung erbrachte einen normalen Befund. Etwa Anfang 2017 reduzierte sich die Belastbarkeit weiter, auch bestanden eine zunehmend Müdigkeit, trockener Husten, Konzentrationsstörungen, Gereiztheit und vieles mehr. Labor 7/2017: **Toxoplasma IgG 22,5 IU/ml, IgM 3,67 AU/ml.**

Aufgrund des Verdachts auf eine chronisch aktive Toxoplasmose wurde Rovamycin 1,5 mill 2-0-2 verordnet, darunter waren fast alle Symptome innerhalb von etwa 14 Tagen rückläufig, nachfolgend wurde Rovamycin noch 2 Monate lang an 2 Tagen pro Woche zur Rezidivprophylaxe eingenommen. Etwa 2 Jahre später kam es zu einem Rückfall und es trat erneut eine Erschöpfung auf, die sich von Monat zu Monat verschlimmerte, später traten noch eine Gewichtsabnahme und Reizhusten hinzu.

Die Laborwerte incl. Schilddrüsenwerte und Tumormarker waren normal. 10/2019 zeigte die Checkliste erneut ein hohes Risiko für eine aktive Toxoplasmose an. **Die Bestimmung des Toxoplasma LTT ergab einen Wert von 53,6 SI.**

Zum Schutz der Darmflora wurde Symbiolact comp 2 x 1 verordnet, dazu Rovamycin 1,5 mill 2-1-2, dies erbrachte diesmal jedoch keine Wirkung. Da die Patientin Clarithromycin nicht gut verträgt und Sulfadiazin nicht erhältlich war, wurde letztlich auf ein duales System in 6-tägigem Wechsel umgestellt: Daraprim 2x1 + Lederfolat 1x1 über 6 Tage durchgehend täglich, dann für 6 Tage Cotrim forte 2x1 und Clindamycin 300mg 3x1.   Nach insgesamt 4 Wochen hatten sich alle Symptome deutlich reduziert, nachfolgend wurde zur Rezidivprophylaxe eine Eigenbluttherapie vorgenommen   und   „Labolife 2 L Toxo" 1 x 1 verordnet (siehe S. 221 unten)

Für etwa 1 Jahr war die Toxoplasmose nun wieder zurückgedrängt, dann traten die bekannten Sympome mit Müdigkeit,   Kurzatmigkeit, Schwäche, Muskelkrämpfen langsam wieder auf. **Der Toxoplasma LTT war** erneut positiv, aber mit einem Werte von **19,3 SI** jetzt niedriger - korrelierend mit dem weniger intensiven Krankheitsbild. **Das Toxoplasma IgG betrug 24,6 IU/ml, das IgM war weiterhin negativ.** Der Verlauf der Toxoplasma IgG und IgM legt nahe, dass es seit 2017 zu keiner wesentlichen erneuten Tachyzoitenaktivität gekommen war. Um eine weitere Belastung des Mikrobioms zu vermeiden, konnte nun aufgrund der milderen Symptome mit dem etwas schwächer wirkenden Colchicin 2 x 0,5 mg (bei einem Körpergewicht von 50 kg) gearbeitet werden. Eine Rotation ist bei dieser Substanz nicht erforderlich (S.232). Nach etwa einem Monat hatten sich die Symptome soweit zurückgebildet, dass auf eine Prophylaxe mit 2 x 0,5 mg Colchicin an 2 Tagen pro Woche umgestellt werden konnte, dies wurde nach 2 weiteren Monaten beendet.

Checkliste Toxoplasmose

Herr / Frau Christa C.   Dauer 8 Jahre

Alter:....72....Jahre	**1. Rezidiv nach 24 Mon**	**Invervalle** ja / **nein**
Toxoplasma	IgG	IgM
LTT 53,6 SI	Datum 9.10.2019	Datum 2.12.2019
Behandlung:	Rovamycin 1,5 mill 2 x 2	Therapie 6 Tage Wechsel

Müdigkeit	0 1 2 3 4 5 6 **X** 8 9 10	0 1 **X** 3 4 5 6 7 8 9 10
Muskelschmerzen	0 1 **X** 3 4 5 6 7 8 9 10	**X** 1 2 3 4 5 6 7 8 9 10
Konzentrations - störungen	0 1 2 3 4 5 6 7 8 **X** 10	0 1 2 3 **X** 5 6 7 8 9 10
Schweißausbrüche	0 1 2 3 4 **X** 6 7 8 9 10	0 **X** 2 3 4 5 6 7 8 9 10
Kurzatmigkeit	0 1 2 3 4 5 6 7 8 9 **X**	0 1 2 3 4 5 **X** 7 8 9 10
Antriebslosigkeit Erschöpfung	0 1 2 3 4 5 6 7 **X** 9 10	0 1 **X** 3 4 5 6 7 8 9 10
Gereiztheit	0 1 2 3 4 5 6 **X** 8 9 10	0 1 2 3 **X** 5 6 7 8 9 10
Sehstörungen	0 1 2 3 **X** 5 6 7 8 9 10	0 1 **X** 3 4 5 6 7 8 9 10
Schwindel	0 1 2 3 4 5 6 7 8 **X** 10	0 1 2 3 **X** 5 6 7 8 9 10
Depression	0 1 2 3 4 5 6 **X** 8 9 10	0 1 2 **X** 4 5 6 7 8 9 10
Ängste	0 1 2 3 4 5 6 **X** 8 9 10	0 1 **X** 3 4 5 6 7 8 9 10
Morgensteifigkeit	**X** 1 2 3 4 5 6 7 8 9 10	**X** 1 2 3 4 5 6 7 8 9 10
Wassereinlagerungen	**X** 1 2 3 4 5 6 7 8 9 10	**X** 1 2 3 4 5 6 7 8 9 10
Schlafstörungen	0 1 2 3 4 **X** 6 7 8 9 10	**X** 1 2 3 4 5 6 7 8 9 10
Gangunsicherheit Koordinationsstörung	0 1 2 **X** 4 5 6 7 8 9 10	0 **X** 2 3 4 5 6 7 8 9 10
Oberbauchdruck	**X** 1 2 3 4 5 6 7 8 9 10	**X** 1 2 3 4 5 6 7 8 9 10
Kopfschmerzen	0 1 2 **X** 4 5 6 7 8 9 10	**X** 1 2 3 4 5 6 7 8 9 10
Gelenkschmerzen	**X** 1 2 3 4 5 6 7 8 9 10	**X** 1 2 3 4 5 6 7 8 9 10
LK – Schwellungen	**X** 1 2 3 4 5 6 7 8 9 10	**X** 1 2 3 4 5 6 7 8 9 10
SCORE	**86**	**31**

Checkliste Toxoplasmose

Herr / Frau Christa C.

Alter:....72....Jahre **2. Rezidiv nach 34 Mon** **Intervall** ja / **nein**

Toxoplasma **IgG 24,6 IU/ml** IgM 0 AU/ml

LTT 19,3 SI Datum .... 7.9.2020 Datum 15.12.2020

Behandlung: ab 20.10. Colchizin 2 x 0,5 mg

Symptom	7.9.2020	15.12.2020
Müdigkeit	0 1 2 3 4 5 6 7 8 **X** 10	0 **X** 2 3 4 5 6 7 8 9 10
Muskelschmerzen	0 1 2 3 4 5 6 7 **X** 9 10	0 1 2 **X** 4 5 6 7 8 9 10
Konzentrations-störungen	0 1 2 3 4 **X** 6 7 8 9 10	0 1 2 **X** 4 5 6 7 8 9 10
Schweißausbrüche	0 1 **X** 3 4 5 6 7 8 9 10	**X** 1 2 3 4 5 6 7 8 9 10
Kurzatmigkeit	0 1 2 3 4 **X** 6 7 8 9 10	0 1 2 **X** 4 5 6 7 8 9 10
Antriebslosigkeit Erschöpfung	0 1 2 3 4 5 6 7 8 **X** 10	0 1 **X** 3 4 5 6 7 8 9 10
Gereiztheit	0 1 2 **X** 4 5 6 7 8 9 10	0 1 **X** 3 4 5 6 7 8 9 10
Sehstörungen	**X** 1 2 3 4 5 6 7 8 9 10	**X** 1 2 3 4 5 6 7 8 9 10
Schwindel	**X** 1 2 3 4 5 6 7 8 9 10	**X** 1 2 3 4 5 6 7 8 9 10
Depression	0 1 2 3 4 5 **X** 7 8 9 10	0 1 2 **X** 4 5 6 7 8 9 10
Ängste	0 1 2 3 4 **X** 6 7 8 9 10	0 1 2 **X** 4 5 6 7 8 9 10
Morgensteifigkeit	**X** 1 2 3 4 5 6 7 8 9 10	**X** 1 2 3 4 5 6 7 8 9 10
Wassereinlagerungen	**X** 1 2 3 4 5 6 7 8 9 10	**X** 1 2 3 4 5 6 7 8 9 10
Schlafstörungen	0 1 2 3 4 **X** 6 7 8 9 10	0 **X** 2 3 4 5 6 7 8 9 10
Gangunsicherheit Koordinationsstörung	0 1 2 **X** 4 5 6 7 8 9 10	0 1 **X** 3 4 5 6 7 8 9 10
Oberbauchdruck	**X** 1 2 3 4 5 6 7 8 9 10	**X** 1 2 3 4 5 6 7 8 9 10
Kopfschmerzen	0 **X** 2 3 4 5 6 7 8 9 10	**X** 1 2 3 4 5 6 7 8 9 10
Gelenkschmerzen	0 **X** 2 3 4 5 6 7 8 9 10	**X** 1 2 3 4 5 6 7 8 9 10
LK – Schwellungen	**X** 1 2 3 4 5 6 7 8 9 10	**X** 1 2 3 4 5 6 7 8 9 10
SCORE	**62**	**23**

Frau Therese M. 66 Jahre

Dieser Fall wird durch mehrere Rezidive und eine behandlungsbedürftige Chlamydieninfektion komplex, und zeigt, dass manchmal ein gewisses Durchhaltevermögen von Patient und Arzt nötig ist. Die Toxoplasmose-behandlungen beginnen 2017 (damals noch ohne LTT), und enden 2020, mit positvem Toxoplasma LTT, Nachweis einer aktiven Chlamydien-infektion und letztlich erfolgreicher kombinierter Therapie.

Seit mindestens 2005 bestanden eine unklare Müdigkeit, Muskelschmerzen und Bewegungsschmerzen zahlreicher Gelenke, Kurzatmigkeit, Konzentrationsstörungen und vieles mehr. 2009 wurde bei einer rheumatologischen Untersuchung eine mäßige Verschleißerkrankung der Knie und Wirbelsäule festgestellt, hinsichtlich der Muskel- und Weichteilschmerzen kam man zur Diagnose einer Fibromyalgie, auch eine somatoforme Schmerzstörung wurde diskutiert. Wegen einer zunehmenden Kurzatmigkeit wurde 2013 eine Herzkatheteruntersuchung durchgeführt, jedoch war nur ein Herzkranzgefäß um 30% verengt, dies erklärte die Probleme keineswegs. Für ein Kloßgefühl im Kehlkopfbereich wurde keine Erklärung gefunden, es wurde lediglich eine Magenschleimhautentzündung festgestellt - die entsprechende Behandlung erbrachte aber keine Besserung. Eine erneute kardiologische Untersuchung war unauffällig.

6/2017 ergab die Checkliste ein hohes Toxoplasmoserisiko, der **Toxoplasma IgG lag bei 47,9 IU/ml, der IgM war negativ.** Unter einer Behandlung mit Clindamycin 300 mg 3 x 1 besserte sich der Zustand von Frau M. zunächst deutlich, diese Besserung hielt allerdings nur 3 bis 4 Monate an. 10/2018 sprachen die Symptome erneut für eine chronisch aktive Toxoplasmose, mit der Besonderheit eines intervallartigen Verlaufes. Es kam immer wieder zu schweren Erschöpfungszuständen, die meist etwa einen Tag andauerten und mit Kurzatmigkeit, Muskelschmerzen, Morgensteifigkeit und schlechtem Konzentrationsvermögen einhergingen. **Der Toxoplasma IgG lag jetzt bei 31,3 IU/ml, der IgM war weiterhin negativ.** Ich verordnete erneut Clindamycin 2 x 600 mg, diesmal bewirkte dies jedoch keine Besserung. *Es muss deshalb angenommen werden, dass die Toxoplasmen sich bei der vorherigen Behandlung an dieses Antibiotikum angepasst hatten.*

Ab Anfang Oktober 2020 kam es mehrfach zu Angina pectoris und ausgeprägter Luftnot bei geringsten Belastungen, bleierner Müdigkeit, Sehnen- und Muskelschmerzen, Wortfindungstörungen, Sehstörungen und starkem Hustenreiz. **Der Toxoplasma IgG war jetzt auf 22,1 IU/ml gesunken, der IgM war weiterhin negativ.**

Aufgrund des starken Hustenreizes und der Sehnenschmerzen, die beide für eine Toxoplasmose nicht typisch sind, vermutete ich eine Chlamydienaktivität. Die „Zusatzliste Chlamydia", die hier zur Anwendung kommt, ist im Anhang auf S. 301 zu finden und steht auf meiner website unter „Update Juli 2020" als PDF kostenfrei zur Verfügung.

Das IgG für Chlamydia pneumophilae lag bei 42,4 U/ml (pos ab 12), das IgA bei 21,6 U/ml (pos ab 13), der Score bei 47. Die Behandlung erfolgte über 20 Tage mit Doxycyclin 100mg 2 x 1 und Azithromycin 500mg 1 x 1 an jedem 2. Tag. Danach hatten sich die chlamydienbedingten Symptome deutlich gebessert, der Score reduzierte sich auf 14.

Die darauf folgende rotierende Therapie erfolgte mit etwas reduzierter Dosis: Daraprim 1-0-0- und Lederfolat 1-0-0 täglich, dazu in 5-tägigem Wechsel Cotrim forte 0-0-1, dann Clindamycin 300 1-0-1, dann Clarithromycin 250 1-0-1. Dies führte innerhalb von 4 Wochen zu einer deutlichen Reduktion der Toxoplasmosesymptomatik, nachfolgend erfolgte noch eine Prophylaxe über 2 Monate an 2 Tagen pro Woche.

Zusatzliste Chlamydia

Frau / Herr Therese M.

Alter: 65 Jahre   **Symptomdauer ca 15 J.**   **Intervalle ja** / nein

C. Pneumophil.   **IgA 42,4** U/ml   **IgG 21,6** U/ml   **LTT**.............SI

Chlam. Trach.   **IgA 7,7** U/ml   **IgG 5,0** U/ml   **LTT**.............SI

Datum: .... 17.11.20   Datum: 21.12.20

Behandlung: 20 Tage Doxy 100mg 2x1 + Azithromycin 500 1x1 jeden 2. Tag

Symptom	17.11.20	21.12.20
Hustenreiz / Obstruktion Sinusitis	0 1 2 3 4 5 6 7 8 X 10	0 1 2 X 4 5 6 7 8 9 10
Trockenheit der Schleimhäute Juckreiz Gehörgang	0 1 2 3 4 5 6 X 8 9 10	0 1 X 3 4 5 6 7 8 9 10
Sehstörungen + Augenbrennen	0 1 2 3 4 X 6 7 8 9 10	0 1 X 3 4 5 6 7 8 9 10
Sehnen- und Fußsohlenschmerzen	0 1 2 3 4 5 6 7 8 X 10	0 1 X 3 4 5 6 7 8 9 10
Reiz Harnwege und/ oder Enddarm	X 1 2 3 4 5 6 7 8 9 10	X 1 2 3 4 5 6 7 8 9 10
Schmerzen Ovarien Uterus / Prostata	X 1 2 3 4 5 6 7 8 9 10	X 1 2 3 4 5 6 7 8 9 10
Schmerzen Wirbelsäule	1 2 3 4 5 6 7 X 9 10	0 1 2 X 4 5 6 7 8 9 10
Magenbrennen	0 1 2 X 4 5 6 7 8 9 10	0 X 2 3 4 5 6 7 8 9 10
Herzstiche	0 1 2 3 4 X 6 7 8 9 10	X 1 2 3 4 5 6 7 8 9 10
Hautentzündungen	X 1 2 3 4 5 6 7 8 9 10	X 1 2 3 4 5 6 7 8 9 10
Zahnschmerzen	0 1 X 3 4 5 6 7 8 9 10	0 X 2 3 4 5 6 7 8 9 10
Score	**47**	**14**

Wenn zusätzlich zu den auf der Checkliste Toxoplasmose genannten Symptomen von den hier gelisteten Symptomen mehr als 2 zutreffen, besteht eine erhöhte Wahrscheinlichkeit für eine aktive Chlamydieninfektion.

Checkliste Toxoplasmose

Frau / Herr   Therese M.

Alter:.....65....Jahre   **Symptomdauer:** 15 Jahre   **Intervalle**   **ja** / nein

Toxoplasma   IgG   **22,1 IU/ml**   IgM   **negativ**

LTT 47,4 SI   Datum .... 17.11.2020   Datum 19.1.2021

Behandlung: ab Ende 12/2020 rotierende Therapie

Müdigkeit	0 1 2 3 4 5 6 X 8 9 10	0 1 X 3 4 5 6 7 8 9 10
Muskelschmerzen	0 1 2 3 4 5 6 7 X 9 10	0 1 2 X 4 5 6 7 8 9 10
Konzentrations - störungen	0 1 2 3 4 5 6 X 8 9 10	0 1 X 3 4 5 6 7 8 9 10
Schweißausbrüche	0 1 2 3 4 5 6 7 8 X 10	0 1 2 3 X 5 6 7 8 9 10
Kurzatmigkeit	0 1 2 3 4 5 6 7 8 X 10	0 1 2 X 4 5 6 7 8 9 10
Antriebslosigkeit Erschöpfung	0 1 2 3 4 5 6 7 X 9 10	X 1 2 3 4 5 6 7 8 9 10
Gereiztheit	0 1 2 X 4 5 6 7 8 9 10	X 1 2 3 4 5 6 7 8 9 10
Sehstörungen	0 1 2 3 X 5 6 7 8 9 10	0 1 X 3 4 5 6 7 8 9 10
Schwindel	0 1 2 3 4 X 6 7 8 9 10	0 X 2 3 4 5 6 7 8 9 10
Depression	0 1 2 X 4 5 6 7 8 9 10	X 1 2 3 4 5 6 7 8 9 10
Ängste	X 1 2 3 4 5 6 7 8 9 10	X 1 2 3 4 5 6 7 8 9 10
Morgensteifigkeit	0 1 2 3 4 5 6 7 X 9 10	0 1 2 X 4 5 6 7 8 9 10
Wassereinlagerungen	0 1 2 3 4 5 6 X 8 9 10	0 1 X 3 4 5 6 7 8 9 10
Schlafstörungen	0 1 2 3 4 5 6 7 X 9 10	0 X 2 3 4 5 6 7 8 9 10
Gangunsicherheit Koordinationsstörung	0 1 2 3 4 5 6 X 8 9 10	0 1 X 3 4 5 6 7 8 9 10
Oberbauchdruck	0 1 2 3 4 5 6 X 8 9 10	0 1 2 3 X 5 6 7 8 9 10
Kopfschmerzen	0 1 2 3 X 5 6 7 8 9 10	0 1 X 3 4 5 6 7 8 9 10
Gelenkschmerzen	0 1 2 3 4 5 6 7 X 9 10	0 1 2 X 4 5 6 7 8 9 10
LK – Schwellungen	X 1 2 3 4 5 6 7 8 9 10	X 1 2 3 4 5 6 7 8 9 10
SCORE	**112**	**35**

Kommentar: Das Risiko einer Chlamydienaktivität lässt sich eigentlich mit wenigen zusätzlichen Fragen identifizieren, diese beziehen sich auf typische Chlamydiensymptome wie zum Beispiel Hustenreiz, trockene brennende Augen, Sehnen- und Fußsohlenschmerzen und Juckreiz im Gehörgang. Letzteres ist ein etwas seltsames Symptom, führt aber tatsächlich häufig auf die richtige Spur. Wenn mehrere dieser Symptome zutreffen, sollte man die Chlamydien IgG und IgA Antikörper bestimmen, diese sind erfreulicherweise deutlich verlässlicher als bei einer chronischen Toxoplasmose (Diagnostik und Therapie s. S. 61-63). Zur Dokumentation sollten sowohl die Checkliste Toxoplasmose wie auch die Zusatzliste Chlamydia ausgefüllt werden, da sich die Symptome der beiden Erkrankungen überlappen. Selbst bei rein chlamydienbedingten Symptomen können oft auch, wie bei einer Toxoplasmose, Müdigkeit, Erschöpfung, Muskel- und Gelenkschmerzen und Morgensteifigkeit auftreten.

Entscheidend ist, dass man bei einer *kombinierten Erkrankung* zuerst gegen die Chlamydien vorgeht, denn sie verursachen deutlich weniger Rückfälle und sind „leichter" behandelbar als Toxoplasmen. Während der 20-tägigen Chlamydienbehandlung bessern sich zunächst vor allem die chlamydienspezifischen Symptome, während die toxoplasmose-typischen Symptome zunächst nur leicht rückläufig sind - dadurch darf man sich aber nicht entmutigen lassen. Die entscheidenden Fortschritte setzten dann nach 1 bis 2 Wochen der Toxoplasmosetherapie ein.

Dieser wie auch einige weitere Fälle, in denen entweder eine alleinige Chlamydienaktivität oder eine kombinierte Aktivität von Chlamydien und Toxoplasmen nachgewiesen werden konnten, führten dazu, dass ich seit etwa 2020 bei meinen diagnostischen Überlegungen regelmäßig auch eine mögliche Chlamydienaktivität berücksichtigte.

Bei Frau C. besteht eine koronare Herzerkrankung infolge einer erblichen Fettstoffwechselstörung, deshalb wurde vor einigen Jahren eine Herzkatheteruntersuchung durchgeführt und ein verengtes Koronargefäß geweitet.

Im Oktober 2021 erlitt Frau C. eine Covid-19 Infektion mit einer schweren Lungenentzündung, es zeigten sich beidseitige ausgeprägte Röntgenveränderungen der Lunge und Lymphknotenschwellungen. Eine Lungenembolie wurde ausgeschlossen, Asthmasprays erbrachten kaum Linderung. Frau C. erholte sich nur sehr schlecht, es bestanden eine permanente Müdigkeit, ein Erschöpfungszustand, ausgeprägte Schmerzen der Muskulatur, Kurzatmigkeit und Konzentrationsstörungen, sie war weiterhin arbeitsunfähig. Aufgrund der häufigen Atemnot bestanden Ängste und Panik in kleinen Räumen.

Es wurde ein post-Covid Syndrom diagnostiziert und eine REHA Maßnahme durchgeführt. Die Lungenfunktionsuntersuchungen und die Ultraschalluntersuchung des Herzen erbrachten normale Befunde, trotzdem verspürte Frau C. im Brustkorb ein belastungsabhängiges Druckgefühl, das ihr bei Belastungen über 75 W sogar regelrecht den Hals zuschnürte. Diese deutlich reduzierte Belastbarkeit ließ sich auch durch Training nicht steigern. Nach einer Wiedereingliederung ging sie wieder arbeiten, war aber ständig sehr erschöpft, und auch die oben genannten Symptome bestanden weiterhin.

7/2023 betrug der Score auf der „Checkliste Toxoplasmose" 140, **das Toxoplasma IgG mit 21,7 IU/ml und der Toxoplasma LTT mit 41,3 SI waren deutlich erhöht, bei negativen IgM.** Somit war eine rotierende Therapie indiziert. Auf der Zusatzliste „Chlamydia" betrug der Score 28, doch das Chlamydia IgA war mit 11,0 nur schwach positiv und das IgG negativ. Weil IgG und IgM Bestimmungen für Chlamydien weitgehend verlässlich sind, wurde keine entsprechende Therapie begonnen.

Checkliste Toxoplasmose

Frau / Herr Tea C.

Alter:.....55....Jahre   **Symptomdauer: 23 Monate**   **Intervalle**   **ja** / nein

Toxoplasma   IgG   21,7 IU/ml   IgM   **negativ**

LTT 47,4 SI   Datum .... 29.8.2023   Datum 15.10.2023

Behandlung: rotierende Therapie siehe Anhang Seite 302

Müdigkeit	0 1 2 3 4 5 6 7 **X** 9 10	0 1 **X** 3 4 5 6 7 8 9 10
Muskelschmerzen	0 1 2 3 4 5 6 7 8 9 **X**	**X** 1 2 3 4 5 6 7 8 9 10
Konzentrations-störungen	0 1 2 3 4 5 6 **X** 8 9 10	0 1 **X** 3 4 5 6 7 8 9 10
Schweißausbrüche	0 1 2 3 4 5 6 7 8 9 **X**	0 1 **X** 3 4 5 6 7 8 9 10
Kurzatmigkeit	0 1 2 3 4 5 6 7 8 9 **X**	0 1 **X** 3 4 5 6 7 8 9 10
Antriebslosigkeit Erschöpfung	0 1 2 3 4 5 6 7 **X** 9 10	0 1 **X** 3 4 5 6 7 8 9 10
Gereiztheit	0 1 2 3 4 5 6 7 **X** 9 10	0 1 **X** 3 4 5 6 7 8 9 10
Sehstörungen	0 1 2 **X** 4 5 6 7 8 9 10	**X** 1 2 3 4 5 6 7 8 9 10
Schwindel	0 1 2 3 4 **X** 6 7 8 9 10	**X** 1 2 3 4 5 6 7 8 9 10
Depression	0 1 2 3 4 5 6 7 **X** 9 10	**X** 1 2 3 4 5 6 7 8 9 10
Ängste	0 1 2 3 4 5 6 7 8 **X** 10	**X** 1 2 3 4 5 6 7 8 9 10
Morgensteifigkeit	0 1 2 3 4 5 6 7 8 9 **X**	**X** 1 2 3 4 5 6 7 8 9 10
Wassereinlagerungen	0 1 2 3 4 5 6 7 8 **X** 10	0 1 **X** 3 4 5 6 7 8 9 10
Schlafstörungen	0 1 2 3 4 5 6 7 **X** 9 10	0 1 **X** 3 4 5 6 7 8 9 10
Gangunsicherheit Koordinationsstörung	0 1 **X** 3 4 5 6 7 8 9 10	**X** 1 2 3 4 5 6 7 8 9 10
Oberbauchdruck	0 1 2 3 4 5 6 7 **X** 9 10	0 1 **X** 3 4 5 6 7 8 9 10
Kopfschmerzen	0 1 2 3 4 5 6 7 **X** 9 10	**X** 1 2 3 4 5 6 7 8 9 10
Gelenkschmerzen	0 1 2 3 4 5 6 7 **X** 9 10	**X** 1 2 3 4 5 6 7 8 9 10
LK – Schwellungen	0 1 2 3 4 **X** 6 7 8 9 10	**X** 1 2 3 4 5 6 7 8 9 10
SCORE	**140**	**18**

Kommentar: Wie auch im folgenden Fall bestand bei Frau C. noch ein intervallförmiger Verlauf mit eingestreuten Tagen, an denen die Symptome etwas milder waren. In Übereinklang mit den bisherigen Erfahrungen bei solchen Verläufen reduzierten sich die Symptome unter der Therapie rasch und deutlich. Bereits nach den ersten 10 Therapietagen hatte sich der Score von 140 auf 67 reduziert, nach insgesamt 4 Wochen rotierender Therapie und 2 Wochen Prophylaxe an 3 Tagen pro Woche lag der Score bei 18, das entspricht einer Symptomreduktion um etwa 87%. Auch der Haarausfall und viele weitere Symptome ließen deutlich nach. Eine abschließende Ergometrie erbrachte nun eine deutliche verbesserte Belastbarkeit von 125 W, dies entspricht einer Steigerung um etwa 65%.

Eine schwere Viruserkrankung, insbesondere Covid-19, kann durch eine Schwächung des Immunsystems eine Toxoplasmareaktivierung auslösen, dies wird auch in einem Artikel von Prof Roe aus San Diego dargelegt (100), und wird ausführlicher auf den Seiten 258 und 259 besprochen. Dieser Zusammenhang ist ebenfalls Gegenstand des „Update Dez 2020" auf meiner website, dort sind mit „Fall 4" auch eine weitere entsprechende Falldokumentation und ein Interview mit einer Patientin hinterlegt.

Mit Frau C sind mir zur Zeit über 20 Patienten mit einem solchen Verlauf bekannt, und es erreichten mich auch einige entsprechende Rückmeldungen von Kollegen. Die Symptome eines long- oder post-Covid überlappen sich stark mit denen einer reaktivierten Toxoplasmose, nur leider wird das zur Zeit noch zu wenig berücksichtigt, hier werden viele therapeutische Chancen vertan.

Um aber kein Missverständnis aufkommen zu lassen: Ich behaupte keineswegs, dass hinter jeder long- oder post-Covid Symptomatik eine reaktivierte Toxoplasmose steckt - jedoch sicher hinter einigen, und diesen Erkrankten könnte man rasch und effektiv helfen.

Frau Sabine G. 49 Jahre   Reaktivierung nach m-RNA Impfungen

Ende 2016 wurde erstmals eine Toxoplasmose diagnostiziert. Damals hatten seit etwa 25 Jahren wiederkehrende Muskelschmerzen, Müdigkeit, Konzentrationsstörungen, Schweißausbrüche, Kurzatmigkeit und Herzjagen bestanden. Mitte 11/2016 erfolgte eine Toxoplasmosetherapie, nach etwa 6 Wochen waren die Symptome nahezu vollständig abgeklungen. Ab 2/2020 wurde eine Chemotherapie zur Behandlung eines Brustkrebses vorgenommen, dieser wurde 7/2020 mit Erfolg operiert, es wurden keine Metastasen gefunden. 11/2020 kam es zu einer Durchblutungsstörung mit vorübergehender Taubheit der rechten Gesichtshälfte und Taubheit des re Armes. Ursächlich war ein Defekt der Vorhofscheidewand, dieser wurde 2/2021 endoskopisch verschlossen.

12/2021 kam es aus voller Gesundheit heraus etwa 4 Tage nach der 3. Covid-19 Impfung (m-RNA) zu einem Auftreten von Kopf- und Gliederschmerzen und leichtem Frieren. Daraus entwickelten sich in der Folge langsam zunehmend eine dauerhafte Erschöpfung, Konzentrationsstörungen, Muskel- und Gelenkschmerzen, Kurzatmigkeit sowie eine Morgensteifigkeit und weitere Symptome. Komplikationen seitens des 2020 operierten Mammakarzinoms wurden ausgeschlossen, die lungenfachärztliche Untersuchung erbrachte neben einem bekannten und gut kontrolliertem Asthma Bronchiale keine neuen Ergebnisse. Der Toxoplasma Score war 85, bei intervallförmigem Verlauf mit Schwankungen der Symptomintensitäten. **Toxoplasma IgG 5,1 IU/ml (positiv ab 8,8), IgM negativ, der Toxoplasma LTT betrug 26,2 SI.**

Therapie: Colchysat 3 x 25 Tropfen (= 3 x 0,5 mg) erbrachte nur eine geringe Besserung, deshalb wurde nach 3 Wochen für weitere 3 Wochen auf eine rotierende Therapie umgestellt (S. 302), diese war gut wirksam. Abschließend erfolgte eine 5-wöchige Rezidivprophylaxe mit Colchysat 3 x 25 Tropfen an 3 Tagen pro Woche (Mo, Mi, Fr).

Checkliste Toxoplasmose

Frau / Herr **Sabine G.**

Alter: ....49... Jahre   **Symptomdauer: 6 Mon**   **Intervalle**   **ja** / nein

Toxoplasma   IgG   5,1 IU/ml   IgM   **negativ**

LTT 26,2 SI   Datum .... 24.5.2022   Datum 9.8.2022

Behandlung: 3 Wo Colchysat 3 x 0,5 mg 3 Wochen rotierende Therapie

Symptom	24.5.2022	9.8.2022
Müdigkeit	0 1 2 3 4 5 **X** 7 8 9 10	0 1 **X** 3 4 5 6 7 8 9 10
Muskelschmerzen	0 1 2 3 4 5 6 7 8 **X** 10	0 **X** 2 3 4 5 6 7 8 9 10
Konzentrations - störungen	0 1 2 3 4 5 6 7 8 **X** 10	0 1 **X** 3 4 5 6 7 8 9 10
Schweißausbrüche	0 1 2 3 4 5 **X** 7 8 9 10	0 1 2 **X** 4 5 6 7 8 9 10
Kurzatmigkeit	0 1 2 3 4 5 6 **X** 8 9 10	0 1 2 **X** 4 5 6 7 8 9 10
Antriebslosigkeit Erschöpfung	0 1 2 3 4 5 6 7 **X** 9 10	0 1 2 3 **X** 5 6 7 8 9 10
Gereiztheit	0 1 2 3 4 5 6 **X** 8 9 10	0 1 2 **X** 4 5 6 7 8 9 10
Sehstörungen	0 1 **X** 3 4 5 6 7 8 9 10	**X** 1 2 3 4 5 6 7 8 9 10
Schwindel	**X** 1 2 3 4 5 6 7 8 9 10	**X** 1 2 3 4 5 6 7 8 9 10
Depression	0 1 2 3 4 5 6 7 **X** 9 10	0 1 2 3 **X** 5 6 7 8 9 10
Ängste	**X** 1 2 3 4 5 6 7 8 9 10	**X** 1 2 3 4 5 6 7 8 9 10
Morgensteifigkeit	0 1 2 3 4 5 6 7 **X** 9 10	0 1 2 **X** 4 5 6 7 8 9 10
Wassereinlagerungen	0 1 2 3 **X** 5 6 7 8 9 10	0 **X** 2 3 4 5 6 7 8 9 10
Schlafstörungen	0 1 2 3 4 **X** 6 7 8 9 10	0 1 2 **X** 4 5 6 7 8 9 10
Gangunsicherheit Koordinationsstörung	**X** 1 2 3 4 5 6 7 8 9 10	**X** 1 2 3 4 5 6 7 8 9 10
Oberbauchdruck	**X** 1 2 3 4 5 6 7 8 9 10	**X** 1 2 3 4 5 6 7 8 9 10
Kopfschmerzen	0 1 2 3 4 5 6 **X** 8 9 10	0 1 **X** 3 4 5 6 7 8 9 10
Gelenkschmerzen	0 1 2 **X** 4 5 6 7 8 9 10	0 1 **X** 3 4 5 6 7 8 9 10
LK – Schwellungen	**X** 1 2 3 4 5 6 7 8 9 10	**X** 1 2 3 4 5 6 7 8 9 10
SCORE	**89**	**32**

Kommentar: Ich bin kein Impfgegner, sondern halte Impfungen, auch solche gegen Covd-19, für potentiell lebensrettend. Trotzdem können diese naturgemäß nicht frei von Nebenwirkungen sein. Die m-RNA Impfungen zeichnen sich durch eine sehr gute Wirkung auf CD-4 und CD-8 Zellen aus (91, 127) – die gleichen Zellen, die auch intrazelluläre Krankheitserreger wie Toxoplasmen unter Kontrolle halten. Es ist deshalb durchaus plausibel, dass ein starker Impfreiz die CD-4 Kontrolle in anderen Bereichen beeinträchtigen und eine Reaktivierung vorbestehender chronischer Infektionen begünstigen kann. Dies wird eingehend auch unter 15.14 auf Seite 260 behandelt.

In dem hier dokumentierten Fall hatten die Symptome einer Toxoplasmosereaktivierung im Anschluss an eine deutliche Impfreaktion auf die 3. m-RNA Impfung über etwa 6 Monaten lang kontinuierlich zugenommen, der Toxoplasma LTT war mit 26,2 SI stark erhöht. Die Therapie war, wie auch in anderen vergleichbaren Fällen, unkompliziert, der Toxoplasmosescore reduzierte sich rasch von 89 auf 32 und die Patientin war innerhalb weniger Wochen wieder voll arbeitsfähig. Die hier festgestellte Toxoplasmosereaktivierung wurde zusammen mit 3 weiteren Fällen als Nebenwirkung an den Hersteller der m-RNA Impfung gemeldet, mir ist aber nicht bekannt, ob hieraus Konsequenzen gezogen wurden.

Es gibt Hinweise darauf, dass Toxoplasmen ein höheres Risiko für einen schweren Verlauf einer Covid-19 Erkrankung verursachen (43) und dass umgekehrt eine Covid-19 Erkrankung auch eine Toxoplasmosereaktivierung auslösen kann (100), wie auch der Fall auf S. 176 zeigt. Auch Covid-19 Impfungen, wenn auch potentiell lebensrettend, können Reaktivierungen auslösen. Ich kenne jedoch deutlich mehr Patienten, bei denen eine Toxoplasmosereaktivierung infolge einer Covid-19 Infektion auftrat. Bei dieser gibt es allerdings noch das Risiko für eine Weiterverbreitung, gefährliche Verläufe und ein höheres Risiko für ein long- oder post-Covid „on Top".

11. Die Ergebnisse

In einer wissenschaftlichen Arbeit werden in diesem Kapitel ausschließlich die Ergebnisse behandelt und Schlussfolgerungen werden erst in einem gesonderten Kapitel, der „Diskussion" gezogen. Dies macht gerade den Ergebnisteil sehr „trocken", und das ist für die wenigsten Leser verlockend. Ich habe hier diese beiden Punkte zusammengefasst. Wer im vorliegenden Buch wissenschaftliche Details und das „Trockene" vermisst, möge bitte den Ergebnisteil in der Originalarbeit auf den Seiten 83 – 90 und die Diskussion auf den Seiten 93 - 112 nachschlagen – das ist bestimmt angemessen trocken ;-)

Gegenstand der in diesem Kapitel genannten Ergebnisse sind die ersten 27 dokumentierten Fallbeispiele. Würde ich die seitdem dokumentierten Fälle mit einfließen lassen, so würde ich mich möglicherweise dem Vorwurf ausgesetzt sehen, ich habe eine Studie durchgeführt – nein, sicher nicht, ich habe nur meine Patienten nach bestem Wissen und Gewissen behandelt, und die Krankheitsverläufe und Behandlungen dokumentiert.

Zunächst einmal, und das ist bisher alles andere als selbstverständlich, weisen meine Ergebnisse darauf hin, dass ein immunkompetenter Mensch, also jemand mit einem intakten Immunsystem, eine Toxoplasmalast aufweisen kann, die aktiv sein kann und langfristig deutliche chronische Krankheitssymptome auslösen kann (siehe auch Quellen 3, 19, 22, 34, 41, 42, 44, 45, 54, 59, 76, 103, 120).

Das Krankheitsbild wird ausführlich auf den Seiten 55 - 59 sowie in den Fallbeispielen geschildert. Die schweren, meist über Jahre langsam zunehmenden Symptome beeinträchtigen die Betroffenen stark, werden aber oft „Muskelkater", „Stress", „Altersbeschwerden", „mangelnder Kondition", „Verschleiß" oder einer „Depression" zugeordnet. Es gibt auch intervallförmige Verläufe, bei denen sich über Monate oder Jahre symptomarme Phasen mit Krankheitsschüben abwechseln (Fälle 8, 11, 13, 16, 23), dies erschwert die Diagnostik und muss bei der Anamnese genau hinterfragt werden. Ich fordere die Patienten bei Ausfüllen der Checkliste auf, mir die Symptomintensitäten an den „schlechten" Tagen zu nennen.

Ich nehme an, dass das Immunsystem bei diesen Patienten in den symptomärmeren Phasen, die Tage oder auch 2-3 Wochen betragen können, die Oberhand gewinnt. Nur sind diese Erfolge nicht dauerhaft, und im Endeffekt ist die Erkrankung leider nur „fast" unter Kontrolle, und der Mensch ist chronisch krank. Nach meiner Erfahrung ist die Diagnose einer aktiven Toxoplasmose bei einer intervallförmigen Verlaufsform etwas schwieriger zu stellen, dafür lässt sich die Erkrankung aber meist sehr gut therapieren. Es ist in diesen Fällen scheinbar leichter, die etwas wackelige Balance zwischen unserem Immunsystem und den Parasiten zu unseren Gunsten zu beeinflussen.

Die in der Fallsammlung beobachteten Erkrankungszeiträume variieren von 7 Monaten bis zu 50 Jahren - das ist eine sehr große Zeitspanne, und für die Betroffenen kann das ganze Lebenspläne zunichte machen. Als Durchschnitt ergeben sich für die Krankheitsdauer in der Gruppe A mit positivem IgG Antikörpernachweis 10 Jahre und in Gruppe B ohne Antikörpernachweis 5,8 Jahre.

Ein konstantes Problem in der Anamnese ist, dass die Erkrankung oft langsam, schleichend und intervallartig einsetzt, so dass ein Krankheitsbeginn und eindeutige Symptome zu Beginn schwer zu definieren sind, und diese ersten Hinweise auf eine aktive Toxoplasmose vom Patienten wie auch vom Arzt als zunehmende Befindlichkeitsstörung fehlinterpretiert werden können. Die Krankheit entwickelt ihre volle kontinuierliche Symptomatik meist erst im Laufe einiger Monate oder Jahre; der Beginn und die genaue Dauer der Erkrankung sind deshalb oft schwer zu benennen.

Es ist denkbar, dass bei sehr langem Krankheitsverlauf auch die Patienten der zweiten Gruppe wieder positive Antikörper entwickeln könnten. Das wäre dann der Zeitpunkt, ab dem das Immunsystem so geschwächt ist, dass Toxoplasmen sich wieder vermehrt in Form von Tachyzoiten weiter im Organismus verbreiten können - eine chronisch aktive Toxoplasmose würde an diesem Punkt in eine akute Toxoplasmose umschlagen. Eine solche Entwicklung ist bei schwer immungeschädigten Menschen z.B im Rahmen von HIV Infektionen bekannt, in einer allgemeinmedizinischen Praxis aber offenkundig selten.

Es ist oft zu beobachten, dass die Abwehrleistung des Immunsystems durch eine chronisch aktive Toxoplasmose deutlich beeinträchtigt wird, denn einige betroffene Patienten berichteten von auffällig vielen Infekten, von denen sie sich oft schlecht erholten; diese traten nach den Toxoplasmosebehandlungen deutlich seltener oder gar nicht mehr auf.

11.1 Frauen sind häufig betroffen

Erstaunlicherweise sind unter den 27 Patienten der Fallsammlung nur 6 Männer und das, obwohl 2016 nachgewiesen wurde, dass bei Männern in Deutschland Toxoplasma - Antikörper deutlich häufiger als bei Frauen vorhanden sind (129). Dieser Trend hält in meiner täglichen Arbeit an, ich identifiziere mehr Frauen als Männer mit diesem Krankheitsbild. Mögliche Erklärungen wären, dass die entsprechenden gesundheitlichen Probleme von Männern im Schnitt entweder generell weniger angesprochen werden und / oder als Teil von altersbedingten und verschleißbedingten Beschwerden angesehen werden und deshalb nicht thematisiert werden. Ob es noch andere Ursachen für diese Beobachtung gibt, ist zur Zeit noch unklar.

11.2 Ein Antikörpernachweis ist bei jungen Menschen seltener

Bei den 17 Patienten der Gruppe A mit Antikörpernachweis (= 59%) liegt das durchschnittliche Alter der Patienten mit 56 Jahren um über 13 Jahre über dem der 10 Patienten der Gruppe B ohne Antikörpernachweis, hier liegt das Durchschnittsalter bei 42,8 Jahren. Es ist bekannt, dass die Häufigkeit von positiven Toxoplasma - Antikörpernachweisen in der Gesamtbevölkerung mit dem Alter zunimmt (68, 129), dies wurde unter 6.3 auf S. 43/44 ausführlich behandelt. Damit ist es erst einmal keine Überraschung, dass bei den im Durchschnitt älteren Patienten der Gruppe A die Antikörpernachweise positiv sind – nur warum ist das so ?

Die naheliegende Erklärung ist, dass die Toxoplasmen im Rahmen einer längeren Lebensspanne einfach mehr Zeit haben, eine Infektion herbeizuführen.

Es ist auch denkbar, dass es nach einer Erstinfektion mit Toxoplasmen im Rahmen einer Schwächung oder Erschöpfung des Immunsystems des Menschen viele Jahre später zu einer erneuten Aktivitätszunahme der Toxoplasmen kommt. Wenn sich hierbei Bradyzoiten zu Tachyzoiten umwandeln, sich stark vermehren und ihre Wirtszellen verlassen, führt das zu einem erneutem Anstieg der IgG Antikörper. Solche Schwächungen oder Erschöpfungszustände treten möglicherweise im mittleren bis höheren Lebensalter häufiger auf, und führen dann möglicherweise Jahre nach der Erstinfektion zu einem erneuten Anstieg der Tachyzoiten Antikörper.

Bezogen auf die negativen Laborergebnisse der jüngeren Patienten muss hier nochmals darauf hingewiesen werden, dass schon oft gezeigt wurde, dass Toxoplasmen auch bei negativem Antikörpertest in einem Organismus vorhanden sein können (36, 67, 75, 135).

Es ist deshalb anzunehmen, dass manche Menschen Toxoplasmaträger sind, ohne dass das bisher nachweisbar wäre – wobei nicht bekannt ist, bei wie vielen das zu einer Erkrankung führt. Wenn es im Rahmen einer Aktivitätszunahme von Toxoplasmen *nicht* zu einer Freisetzung von Tachyzoiten kommt, bleiben die Antikörpertests bei den Betroffenen negativ. Die Erkrankung ist dann vor allem durch eine Bradyzoiten-aktivität bedingt – dies legen entsprechenden Studienergebnisse nahe (39, 59, 122). Nach meinen Beobachtungen sind solche Krankheits-verläufe bei jüngeren Menschen wahrscheinlich häufiger. Bradyzoiten „schlummern" nicht friedlich, sondern stellen eine aktive Bedrohung unserer Gesundheit dar, und durch eine Schwächung des Infizierten z. B. durch einen schweren Virusinfekt wie Covid-19 kann es zu einer Aktivitätszunahme mit dann auch zunehmenden Symptomen kommen (siehe hierzu auch die Seiten 192, 248 und 258).

Eine Verlässlichkeit der Toxoplasma IgM und IgG Bestimmung im Fall von Toxoplasma–*Reaktivierungen* bei Menschen mit intaktem Immun-system wurde noch nicht systematisch untersucht und ist nicht belegt. Nach meinen Erfahrungen nehme ich an, dass die Bestimmung der Toxoplasma Antikörper insbesondere bei der langsam schleichenden Aktivitätszunahme der Toxoplasmen in den Zysten im Rahmen einer reaktivierten Toxoplasmose unzuverlässig bis nutzlos ist.

Die Anzahl der Toxplasma-Träger ohne nachweisbare Tachyzoitenantikör-per, die potentiell an einer chronisch aktiven Toxoplasmose erkranken können, ist unklar. Nach meinen Beobachtungen ist jedoch anzunehmen, dass die Anzahl erheblich ist, sonst wären in meiner Fallsammlung nicht so viele (rund 40 % der Fallbeispiele) meist jüngere Menschen vertreten, die ohne jeglichen Nachweis von Tachyzoitenantikörpern an einer chronisch aktiven Toxoplasmose leiden.

11.3 Die Aussagekraft der Antikörperbestimmungen

Zum besseren Verständnis der weiteren Ausführungen ist es wichtig, sich zunächst noch einmal die Grenzen unserer gegenwärtigen Labormedizin klar zu machen:

Die Tests reagieren nur auf tachyzoitenspezifische Antikörper, und die Sensitivität (Empfindlichkeit) eines Standardtestes liegt bei einer Erstinfektion nur bei knapp 82% (95). Darüber hinaus wurden unsere gegenwärtig üblichen Labortests in den 1970er Jahren entwickelt, um die damaligen Toxoplasma-Stämme zu erfassen, und es gibt starke Hinweise darauf, dass Toxoplasmen hierdurch nicht mehr sicher erfasst werden (132). Weiterhin wurde auch bewiesen, dass tachyzoitenspezifische IgG, IgM und sogar PCR bei einer Toxoplasmainfektion negativ sein können (36, 64, 75). Diese Test wurden nicht entwickelt, um Bradyzoiten zu erfassen oder ihre Aktivität zu messen, und sie sind hierfür nicht geeignet. Entsprechend wurde eine Verlässlichkeit dieser Werte bei einer chronisch aktiven Verlaufsform noch nie belegt.

Bei den 17 Patienten der Gruppe A sind nur die Toxoplasma IgG erhöht, auf durchschnittlich 74,9 +- 86 IU/ml. Wenn man Fall 17 mit dem extrem hohen IgG oberhalb des Messbereiches außer Acht lässt, ergibt sich ein Durchschnittswert von 54,5 +- 28,9 IU/ml. In jedem Fall fällt hier das hohe „+-" auf. Dies ist die sogenannte „Standardabweichung", also die durchschnittliche Abweichung vom Mittelwert. Diese hohen Standardabweichungen zeigen an, dass die Werte sehr stark nach oben und unten streuen. In manchen Fällen scheint eine leichte Tendenz zu bestehen, dass die Erkrankung bei Patienten mit höheren IgG Werten etwas stärker ausgeprägt ist, allerdings gibt es auch Fälle, in denen dies überhaupt nicht zutrifft. So sind zum Beispiel die Symptome in Fall 5 nach 50 Jahren Krankheitsdauer sehr schwer ausgeprägt; trotzdem sind die Toxoplasma IgG Antikörper mit 32,5 IU/l nur moderat erhöht, das IgM ist negativ. Am ehesten ist dieser Fall noch mit den Fällen 14 oder 16 zu vergleichen, jedoch sind bei diesen Patienten die IgG Werte bei ebenfalls negativem IgM mehr als 3-mal so stark erhöht. Man könnte hier auch die ähnlich schwerwiegenden Fälle 21 oder 26 der Gruppe B zum Vergleich heranziehen, deren Antikörpernachweise komplett negativ sind.

Letztendlich spielen viele Faktoren in die Höhe der Toxoplasma IgG ein: Das Alter der Patienten, die Krankheitsdauer, die Aktivität des Immunsystems, der Toxoplasmastamm und immunschwächende Faktoren wie schwere Infektionskrankheiten oder Operationen sowie möglicherweise durchgemachte Parasitämien (Streuen der Parasiten über die Blutbahn).

Diese Beobachtungen legen nahe, dass die IgG Antikörper gegen Tachyzoiten, falls sie überhaupt messbar erhöht sind, keine Rückschlüsse auf die Intensität der chronisch aktiven Toxoplasmose zulassen. Da ich annehme, dass bei meinen Patienten die Ursache für die Erkrankung in einer starken Aktivität in den Bradyzoitenzysten liegt, ist auch erklärlich, dass keine Verbindung zwischen der Ausprägung der Erkrankung und den tachyzoitenspezifischen Antikörpertests zu erkennen ist.

Die IgM Antikörper sind in nur 4 Fällen der Gruppe A schwach nachweisbar; mit einem Durchschnittswert von 4,3 IU/ml sind diese jedoch deutlich unter der positiven Schwelle von 10 IU/ml. Selbst in Fall 17, in dem die Patientin schwer erkrankt ist und das IgG sehr hoch, oberhalb des Messbereiches liegt, ist das IgM nur gering verändert. Die Patientin war bei Diagnosestellung erst seit 7 Monaten erkrankt. Über die Dauer von erhöhten Toxoplasma IgM ab dem Zeitpunkt der Infektion ist bekannt, dass dies starken individuellen Schwankungen zwischen knapp 7 Monaten und 2 Jahren unterliegt (53).

Die herrschende medizinische Meinung ist immer noch die, dass ein negativer IgM eine behandlungsbedürftige aktive Toxoplasmose ausschließe – ich kann mich dem aufgrund der vielfach angeführten Ergebnisse der Grundlagenforschung (s. Kap. 6 ab S. 30) und aufgrund meiner eigenen Erfahrungen absolut nicht anschließen.

Da in keinem Fall bedeutsame IgM Erhöhungen festgestellt wurden, ist ein Ausschluss einer chronisch aktiven Toxoplasmose mittels tachyzoiten-spezifischer IgM Bestimmung offenkundig nicht möglich – ich halte den ungebrochenen Glauben an die Verlässlichkeit der IgM Werte im Fall der chronisch aktiven Toxoplasmose für einen fatalen Irrtum der Medizin.

Die 10 Patienten der Gruppe B sind mit 42,8 Jahren im Durchschnitt um über 13 Jahre jünger und ihre Krankheitsdauer ist mit 5,8 Jahren etwa 4 Jahre geringer als in der Gruppe A. In der Gruppe B sind weder Toxoplasma IgM noch Toxoplasma IgG nachweisbar. Die Ursache sehe ich darin, dass das aktivere Immunsystem jüngerer Menschen die Toxoplasmen schon frühzeitig stark angreift, so dass sie sich rasch in Form von Bradyzoiten in Gewebszysten zurückziehen müssen, um zu überleben. Dadurch fällt wahrscheinlich schon frühzeitig der Reiz zur Antikörperproduktion weg, da die Toxoplasmen danach nicht mehr in Form von Tachyzoiten für das Immunsystem „sichtbar" sind.

Es ist außerdem anzunehmen, dass die Toxoplasmen bei diesen im Durchschnitt jüngeren, fitteren Patienten und der etwas kürzeren Krankheitsdauer das Immunsystem noch nicht sehr erschöpft haben. Solange das Immunsystem ausreichend aktiv ist, müssen die Toxoplasmen in ihren Gewebszysten verbleiben um zu überleben, und können nicht im Blut präsent sein – in dieser Form verursachen sie keine erneute Bildung von Tachyzoitenantikörpern, die mit unseren Tests festzustellen wären. Wenn dann nach einigen Jahren das Immunsystem mangels entsprechendem Reiz keine Tachyzoitenantikörper mehr produziert, ist die Erkrankung im Blut nicht mehr nachzuweisen. Das bedeutet aber nicht, dass die Toxoplasmen in den Gewebszysten auch inaktiv wären. Es gibt viele Hinweise darauf, dass eine vermehrte Aktivität in den Zysten auch eine symptomatische Erkrankung auslösen kann, denn entgegen früherer Annahmen *ruhen Bradyzoiten nicht, sondern können aktiv sein, sich vermehren, und Krankheiten auslösen.* Dies geht auf die Ergebnisse von Fergusson et al (1989), McLeod et al (2008) und Watts et al (2015) zurück (39, 59, 122).

Ich bin davon überzeugt, dass dies die entscheidende Krankheitsursache bei den Patienten beider Gruppen ist, die alle unauffällige IgM hinsichtlich der Tachyzoiten aufweisen, und deren IgG Werte, so vorhanden, keine Verbindung zur Ausprägung der Erkrankung zeigen. Aus den genannten Gründen sind nach meiner Überzeugung auch die Patienten der Gruppe B trotz der fehlenden Antikörpernachweise an einer aktiven Toxoplasmose erkrankt, denn die Krankheitsbilder sind mit denen der Gruppe A identisch, und die Toxoplasmose-Therapien wirken bei diesen Patienten sogar noch etwas effektiver als bei den Patienten der Gruppe A, wie später ab S. 194 noch gezeigt wird - siehe auch Übersicht auf den Seiten 210/211.

Das Potential der Bradyzoiten, deren Aktivität wir mit den bisherigen Antikörpertests nicht messen können, wird gegenwärtig stark unterschätzt, und unsere Laborwerte täuschen uns eine falsche Sicherheit vor. Sichere bradyzoitenspezifische Tests sind schwer zu entwickeln, da sich Bradyzoiten nur selten dem Immunsystem zeigen und nur eine geringe Antikörperproduktion hervorrufen (109). Die Grundlagenforschung hat mittlerweile begonnen, sich mit diesem Problem auseinanderzusetzen, und es gibt neue, vielversprechende Forschungsaktivitäten, um dieses Problem in den Griff zu bekommen und sogar die Belastung mit Bradyzoitenzysten erfassbar zu machen (132), s. hierzu auch Kapitel 13 ab Seite 235.

11.4　Die Häufigkeit der chronisch aktiven Toxoplasmose

Bezieht man die ursprünglichen 27 Fallbeispiele auf meine durchschnittlich etwa 1250 Patienten pro Quartal, ergibt sich eine Häufigkeit von 2,1%. Während der Ausarbeitung meiner Fallbeobachtungen kamen jedoch noch weitere Fälle mit einer aktiven Toxoplasmose hinzu, die tatsächliche Häufigkeit liegt in meiner Praxis also auch ohne überwiesene Patienten noch höher. Möglicherweise gibt es unter meinen Patienten auch noch mehr Männer mit einer aktiven Toxoplasmose, die nur aus den auf S. 184 genannten Gründen noch nicht aufgefallen sind. Es ist auch zu berücksichtigen, dass die bekannte Durchseuchung mit Toxoplasmose in den „neuen" Bundesländern im Durchschnitt etwa 20% über der in den „alten" Bundesländern liegt, also bei einem Durchschnitt von etwa 70%. (Details hierzu siehe 6.3 S. 43/44).

Deshalb könnte es dort auch mehr Patienten geben, die an einer aktiven Toxoplasmose erkrankt sind. Unsere Praxis liegt in NRW, also einem „alten" Bundesland. Nachtrag 12/2023: Mittlerweile habe ich über 240 Patienten mit chronisch aktiver Toxoplasmose mit gutem Erfolg behandelt oder ihre Behandlung begleitet, und seit 2/2019 wurde bei der großen Mehrheit von ihnen die Toxoplasmose zuvor zusätzlich durch ein positives Ergebnis eines Toxoplasma LTT gesichert (siehe S. 237-239).

Wenn man sehr zurückhaltend mit nur etwa 25 Fällen einer aktiven Toxoplasmose pro Allgemeinmediziner in Deutschland kalkuliert (bei gegenwärtig etwa 81.300.000 Einwohnern und 32.600 praktizierenden Allgemeinmedizinern), so folgt daraus, dass etwa 815.000 Personen oder rund 1,0% der Gesamtbevölkerung von einer aktiven Toxoplasmose betroffen sein könnten – mit erheblichem Spielraum nach oben. Dieses Risiko ist nun wahrscheinlich noch durch eine Anzahl von Toxoplasmareaktivierungen infolge Covid-19 Infektionen erhöht worden (siehe 15.13 Seite 258).

11.5 Faktoren, die eine aktive Toxoplasmose begünstigen

Die Balance des Immunsystems mit Toxoplasma gondii kann sich zu unseren Ungunsten entwickeln, wenn das Immunsystem zu schwach ist, um die Parasiten in Schach zu halten (12). Bei Menschen, die Träger des Parasiten sind, können zum Beispiel schwere Infekte, ausgeprägte Erschöpfungszustände, Operationen und wahrscheinlich auch sehr schwere psychische Belastungen zu einer „Reaktivierung", einer deutlichen Aktivitätszunahme einer bisher unbemerkten Toxoplasmose führen.

Meist äußert sich dies aber nicht zeitgleich mit der gesundheitlichen Belastung, sondern erst einige Wochen später – ich führe dies darauf zurück, dass die Parasiten einige Zeit brauchen, um ihren Stoffwechsel „hochzufahren". Bei vielen Patienten liegt der Krankheitsbeginn jedoch schon Jahre zurück, und nur selten sind dann gesundheitliche Belastungen, die sich vor einem schleichenden Beginn der Symptome ereignet haben, noch erinnerlich. In den folgenden Fällen waren auslösende Faktoren zu ermitteln:

In Fall 1 (ab S. 99) belasteten mehrere Faktoren die Gesundheit der Patientin. Dies waren eine (behandelte) Borreliose, eine chronische Blinddarmentzündung mit nachfolgender OP, ein Vitamin D Mangel und letztlich Akne mit schweren eitrigen Abszessen, die 3-mal operiert werden musste. Etwa 3 Monate nach dem letzten Eingriff traten Symptome einer reaktivierten Toxoplasmose auf, die in der Folge erheblich zunahmen.

In Fall 6 (ab S.110) traten die Symptome im Anschluss an 2 Eingriffe auf. Aufgrund einer schweren Entzündung musste ein Teil des Dickdarmes entfernt werden, 2 Monate später war aufgrund von Vernarbungen in diesem Bereich ein nochmaliger Eingriff erforderlich. Die Patientin erholte sich nicht gut von den Eingriffen und es entwickelte sich eine

Toxoplasmosereaktivierung. In Fall 7 (Originalarbeit ab S. 34) bestand nach einer Operation über mehr als 2 Jahre eine chronische eitrige Wunde, die insgesamt 4x nachoperiert werden musste. Etwa 2-3 Monate nach dem letzten Eingriff entwickelte die Patientin zunehmende Symptome einer aktiven Toxoplasmose.

In Fall 17 (ab S. 127) begannen die Symptome einer aktiven Toxoplasmose etwa 3-4 Wochen nach mehreren Virusinfekten.

In den Fällen 21 (ab S. 136) und 23 (Originalarbeit ab S. 68) verschlechterten sich Symptome einer aktiven Toxoplasmose direkt im Anschluss an Schwangerschaften. *Dies führt zu einem hohen Verwechselungsrisiko einer chronisch aktiven Toxoplasmose mit einer anhaltenden Schwangerschaftsdepression.* Deshalb ist es sinnvoll, solche Patientinnen auch nach den Symptomen einer aktiven Toxoplasmose zu fragen.

Bei einer jungen Patientin (Fall 19 ab S. 133) hatten schon 2 Jahre vor Krankheitsbeginn ein Leistungsabfall und Schweißausbrüche bestanden, deren Ursache mir zunächst verborgen blieb. 1/2016 litt sie dann an einer Mononukleose (= Pfeiffersches Drüsenfieber, verursacht durch das Epstein-Barr Virus), von der sie sich zunächst erholte. Einige Monate nach der Mononukleose erlitt sie jedoch in kurzer Folge mehrere schwere Infekte. Es stellte sich heraus, dass Symptome einer aktiven Toxoplasmose schon vorher bestanden hatten, aber nach der Mononukleose deutlich zugenommen hatten.

Es ist bekannt, dass nach einer Mononukleose ein Chronic Fatigue Syndrom (CFS) mit abnormer Müdigkeit, Muskelschmerzen und Konzentrationstörungen auftreten kann (63, 126). Es ist denkbar, dass in manchen dieser CFS Fälle eine Mononukleose zu einer Reaktivierung einer Toxoplasmose geführt hat, die einen wesentlichen Teil der Symptome verursacht, und es bestünde in diesen Fällen eine effektive Behandlungsmöglichkeit.

So ein Vorgang kann auch in der Folge von Covid-19-Infektionen be-obachtet werden, und durch Toxoplasmosereaktivierungen können ein long- und post-Covid wie auch ein CFS initiiert werden (s. auch 15.13 Seite 258), dies steht im Einklang mit Schlussfolgerungen von Prof Roe (100). Im Anschluss an Covid-19 Infektionen habe ich solche Reaktivierungen mitt-lerweile über 20-mal dokumentiert, die Patienten liessen sich mit gutem Erfolg behandeln. Gleiches haben mir befreundete Kollegen berichtet. Auf meiner Website finden sich mit Fall 4 ein entsprechender Bericht und mit dem „Update Dez 2020" eine ausführliche Erklärung zum medizinischen Hintergrund. In diesem Buch finden Sie ab S. 176 einen entsprechenden Fall, wie auch ab S. 179 die Dokumentation einer Toxoplasmosereaktivie-rung nach m-RNA Impfungen, siehe auch 15.14 S. 260.

11.6. Die Symptomintensitäten vor und nach der Therapie

Die Symptomintensitäten sind jeweils mit Werten von 0 – 10 angegeben. Direkt hinter den genannten Intensitäten steht in Klammern jeweils der Wert, auf den sich das jeweilige Symptom nach der Therapie reduziert hat, und weiter unten werden die prozentualen Symptomverminde-rungen angegeben.

Die Intensitäten vor Beginn der Therapien sind meist in der Gruppe A etwas stärker ausgeprägt als in der Gruppe B. Ausnahmen bilden hier die Symptome Antriebslosigkeit, Schwindel, Wassereinlagerungen, Schlafstörungen und Angstgefühle, die in Gruppe B höhere Anfangs-intensitäten zeigen.

Eine mögliche Erklärung wäre, dass diese Symptome aufgrund des durchschnittlich niedrigeren Alters in der Gruppe B als altersuntypisch stärker empfunden werden, was zu höheren Angaben hinsichtlich der Intensitäten führt. Die Symptomverminderungen nach der Therapie sind in der Gruppe B durchgehend etwas besser als in der Gruppe A, ich führe das auf die kürzeren Krankheitsverläufe und das niedrigere Alter der Gruppe B zurück. Die einzelnen Symptome und ihre Intensitäten vor und nach der Therapie im Vergleich der Gruppen A und B werden auf den nächsten Seiten besprochen. Es zeigen sich Unterschiede zwischen Männern und Frauen bei den Symptomen „Reizbarkeit", „depressive Verstimmung", „Ängste" und „Wassereinlagerungen". Diese Unterschiede müssen jedoch mit Zurückhaltung bewertet werden, da unter den 27 Fällen nur 6 Männer sind.

Eine abnorme Müdigkeit...

und eine permanente tiefgreifende Erschöpfung betrifft alle Patienten und ist wahrscheinlich das früheste und empfindlichste Symptom einer aktiven Toxoplasmose. Häufig haben die Patienten ein hohes Schlafbedürfnis, nur lindert der Schlaf die Müdigkeit allenfalls vorübergehend. In 8 Fällen lagen Schlafstörungen vor; die übrigen 19 Patienten litten aber ebenfalls unter einer nahezu permanenten Müdigkeit, ohne dass sie Schlafstörungen hatten. Den Grund sehe ich in einer schweren krankheitsbedingten Erschöpfung.

Die Symptomintensitäten erreichen mit 8,8 (1,4) in der Gruppe A und 8,6 (0,9) in der Gruppe B die höchsten Werte aller Symptome und sind trotz der deutlich niedrigeren Krankheitsdauer in der Gruppe B nahezu gleich. Dieses Symptom erreicht wahrscheinlich frühzeitig schon eine erhebliche Stärke und wird unabhängig vom Alter offensichtlich als besonders belastend empfunden, die Symptombesserungen von 85% (Gruppe A) und 89% (Gruppe B) zeigen jedoch, dass es durch die Therapie sehr gut zu bessern ist.

und / oder vermehrte Muskelkrämpfe betreffen ebenfalls alle Patienten und erreichen in der Gruppe A eine Intensität von 8,2 (0,9) und in der Gruppe B 6,5 (0,4). Auch die Symptome seitens der Muskulatur treten in vielen Fällen früh auf. Die Schmerzen können am ganzen Körper auf-treten und bei druckschmerzhafter Muskulatur eine Fibromyalgie imitieren (Fall 11 S. 112 und Fall 14 S. 118). Sie nehmen typischerweise bei schon leichten Belastungen zu, und oft schmerzt die Oberschenkel-muskulatur schon beim Treppensteigen, das aufgrund deren Schwäche häufig ungewöhnlich mühsam ist. Eine Kurzatmigkeit bei Belastung verstärkt das Problem häufig (s. S. 198). Die Symptomverminderungen liegen bei 90% in Gruppe A und 94% in Gruppe B.

Eine aktive Toxoplasmose ist jedoch nicht ausgeschlossen, wenn die Pro-bleme seitens der Muskulatur nur wenig ausgeprägt sind, denn in einzelnen Fällen, wie zum Beispiel in Fall 25 ab S. 141, können die muskulären Beschwerden auch geringer sein, und unwillkürliche Kon-traktionen einzelner Muskelbündel (=Faszikulationen), Muskelkrämpfe oder „schwere Beine" im Vordergrund stehen.

Wenn bei manchen Patienten während einer Toxoplasmose-Therapie alle Symptome der aktiven Toxoplasmose rückläufig sind, aber deutliche muskuläre Probleme bestehen bleiben, ist besondere Aufmerksamkeit erforderlich. Eine Toxoplasmose kann nämlich in einzelnen Fällen zu einem Krankheitsbild führen, welches einer rheumatischen Muskel-entzündung (=Polymyalgia rheumatica) sehr ähnlich ist. Dieses Krank-heitsbild wird auf S. 71 erklärt. Solche Fälle sind schon früher dokumentiert worden und in der wissenschaftlichen Literatur zu finden (13, 26, 92). Deshalb wird empfohlen, bei der Diagnose von Muskel-entzündungen auch eine Toxoplasmose als mögliche Ursache zu berücksichtigen (13, 92).

Bei meinen Patienten war dies in Fall 27 (s. Originalarbeit) zu beobachten, und ich habe seitdem noch bei mehreren anderen Patienten solche Symptome nach einer chronisch aktiven Toxoplasmose gesehen. Nach Abschluss einer Toxoplasmosebehandlung kann es in solchen Fällen notwendig sein, niedrig dosiert mit Prednisolon zu behandeln, ähnlich wie bei einer „normalen" rheumatischen Muskelentzündung.

Konzentrationsstörungen...

betreffen bis auf die Fälle 10 und 27 alle Patienten und somit 94% der Gruppe A und 90% der Gruppe B. Das ist nicht ungewöhnlich, denn Toxoplasmen können ein Aufmerksamkeitsdefizitsyndrom verursachen (76). Hilfreich waren Fragen nach Wortfindungsstörungen und Störungen des Kurzzeitgedächnisses. Einige Patienten berichteten von einer deutlich verminderten Lernfähigkeit sowie einer Beeinträchtigung der beruflichen Tätigkeit. Die Symptome waren so belastend, dass einige schon Befürchtungen hinsichtlich einer Demenz äußerten. Die Intensität dieser Symptome nimmt tendenziell mit der Dauer der Erkrankung zu und betrug in der Gruppe A 7,8 (2,2) und in der Gruppe B 6,5 (1,3). Die Symptomverminderungen setzten erst nach etwa 2-3 wöchiger Therapie ein, sie sind in der Gruppe B mit 84% besser als in der Gruppe A mit 74%.

Vermehrte Schweißausbrüche...

traten bei 14 Patienten (82%) der Gruppe A und bei 7 Patienten (70%) der Gruppe B auf. Die Intensitäten waren in der Gruppe A 7,5 (1,3) und in der Gruppe B 8,8 (1,0). Dies gehört zu den wenigen Symptomen, die in Gruppe B eine höhere Intensität als in Gruppe A erreichen. Die Patienten berichteten von ungewöhnlich starken Schweißausbrüchen schon bei leichter körperlicher Belastung und oft auch von starken nächtlichen

Schweißausbrüchen. Problematisch ist das vor allem für Frauen, da bei ihnen oft zuerst ein Zusammenhang mit den Wechseljahren vermutet wird. Wenn die Schweißausbrüche jedoch nur ein Teil einer umfangreicheren Symptomatik sind und unter der Toxoplasmosetherapie abklingen, sind die Wechseljahre in dem betreffenden Fall jedoch offensichtlich *nicht* die entscheidende Ursache. Die Besserungen der Symptome in Gruppe A (-84%) und in Gruppe B (-88%) sind nahezu gleich.

Kurzatmigkeit schon bei leichten Belastungen...

wurde von 11 Patienten (65 %) der Gruppe A und 7 Patienten (70%) der Gruppe B geäußert. Die Eingangsintensitäten lagen hoch, in der Gruppe A bei 8,4 (1,8) und in der Gruppe B bei 7,4 (1,4) – bei guter Verminderung durch die Therapie. Die Beeinträchtigungen entsprachen einer bis zu 3. gradigen Herzleistungsschwäche (bis zu NYHA III / NYHA = New York Heart Association) und gingen häufig mit einem deutlich beschleunigten Herzschlag schon bei leichten Belastungen einher, wie in den Fällen 1, 5, 6 und 16. Mehrere Patienten berichteten auch von häufigem Herzjagen in Ruhephasen. Einige wiesen auch leichte Wassereinlagerungen auf, die sich durch die Therapie ebenfalls deutlich besserten (Fälle 1, 5, 8, 12, 14, 16 sowie 21 und 26). In den Fällen 1, 2, 5, 6, 8 und 16 sowie 22, 24 und 26 waren schon aufwendige kardiologische Untersuchungen erfolgt, die jedoch normale Befunde ergeben hatten – in mindestens 2 Fällen wurde den Patienten deshalb eine Psychotherapie empfohlen.
Eine Kurzatmigkeit kann durch eine toxoplasmosebedingte Herzmuskelentzündung verursacht werden, ein solcher Fall wurde schon 1994 beschrieben (85) s.S. 22. Auch gibt es deutliche Hinweise darauf, dass bei einer aktiven Toxoplasmose die Lunge (18) und das Zwerchfell (75) in Mitleidenschaft gezogen werden können. Deshalb ist anzunehmen,

dass die Kurzatmigkeit im Rahmen einer aktiven Toxoplasmose durch eine Mischung einer Herz-, Lungen- und Zwerchfellbeteiligung ausgelöst wird, und somit meist keiner einzelnen Ursache zugeordnet werden kann. Die Kurzatmigkeit besserte sich durch die Therapien in Gruppe A um 80% und in Gruppe B um 82%. **Keiner der genannten Patienten litt seither nochmals an einer Kurzatmigkeit oder an Herzbeschwerden.**

Antriebslosigkeit...

wurde von 12 Patienten (70%) der Gruppe A und 5 Patienten (50%) der Gruppe B angegeben. Dies wurde von manchen Patienten, die vorher sehr aktiv waren, als sehr belastend empfunden, sie mussten sich für alles regelrecht aufraffen. Wie auch bei den Schweißausbrüchen werden hier in Gruppe B höhere Intensitäten mit einem Durchschnitt von 8,8 (0,8) angegeben als in der Gruppe A mit 8,1 (2,1). Die bessere Symptomverminderung in der Gruppe B mit 90% gegenüber 76% in der Gruppe A ist auffällig, wahrscheinlich sind hier das jüngere Lebensalter und die kürzere Krankheitsdauer dieser Gruppe positive Faktoren. Dieses Symptom lässt meist schon innerhalb der ersten 7-10 Tage der Behandlung deutlich nach.

Veränderungen der Psyche

Im Folgenden werden Symptome besprochen, die die Psyche betreffen; es gibt zahlreiche Studien zu neurologischen Erkrankungen, Beeinflussung der Psyche und Verhaltensänderungen, die durch Toxoplasmen ausgelöst werden können (22, 34, 42, 42, 44, 45, 120, 133, 134, 135, 136). Bei den Symptomen Reizbarkeit, depressive Verstimmung und Angstgefühle

*sind Unterschiede zwischen Männern und Frauen festzustellen. Die
Aussagekraft hinsichtlich dieser Geschlechtsunterschiede ist begrenzt, da
nur wenige Männer in der Fallsammlung vertreten sind, trotzdem sind die
Unterschiede bemerkenswert.*

Risiken der Toxoplasmose betreffen z.B. das gehäufte Auftreten einer
Schizophrenie (34, 133, 135), Psychosen (136) oder von aggressivem
Verhalten; auch eine Verdoppelung des Unfallrisikos im Fall nachweis-
barer Toxoplasmaantikörper wurde festgestellt (28); als ursächlich darf
man hier die genannten Verhaltensänderungen und die Beeinträchtigung der psychomotorischen Belastbarkeit (56) durch Toxoplasmen
ansehen. Erschreckend ist, dass auch schon eine Zunahme von Selbst-
mordversuchen mit Antikörpernachweisen gegen Toxoplasmose in
Verbindung gebracht wurde (34, 134).

Es passt dazu, dass von toxoplasmainfizierten Ratten bekannt ist, dass
sie die Scheu vor Katzen verlieren und sie am hellichten Tag regelrecht
aufsuchen, und letztlich gefressen werden – ein Verhalten, das für die
weitere Verbreitung der Toxoplasmen sehr vorteilhaft ist, aber zum
Tod der Ratten führt. Die Konsequenz ist deutlich: wenn der Wirt „reif"
ist und möglichst viele Bradyzoitenzyten enthält, ist er für den Parasiten tot schlicht nützlicher als lebendig – vorzugsweise, wenn der Tod
durch eine Katze eintritt. Ein Tod durch einen Autounfall oder Selbstmord ist in dem Zusammenhang etwas „unpassend", kann aber als eine
etwas makabere Fortsetzung solcher Verhaltensstörungen angesehen
werden.

*Eine detaillierte Besprechung der neurologischen Symptome und der
genannten Studien kann im Rahmen dieses Buches nicht erfolgen; es gibt
hierzu allgemeinverständliche Literatur, z.B. „Die Psychotrojaner" oder
„This is your Brain on Parasites", in der dies breiteren Raum einnimmt.*

Eine deutlich vermehrte Reizbarkeit...

trat bei 53% der Gruppe A und 40% der Gruppe B auf. Die Intensitäten lagen bei 8,6 (3,6) in der Gruppe A und 7,0 (0,5) in der Gruppe B. Die Symptomverbesserungen lagen bei 67% (A) und 90% (B). Die meisten Patienten waren bei der Anamnese hinsichtlich dieses Symptoms selbstkritisch und hatten überwiegend das deutliche Gefühl, dass ihre gereizt – überschießenden Reaktionen schon in leichten Konfliktsituationen oft keine nachvollziehbaren Gründe hatten – sie „explodierten" oft aus nichtigem Anlass. Sie fühlten sich entsprechend unwohl mit diesen Reaktionen und einige hatten aufgrund solcher Verhaltensauffälligkeiten familiäre Probleme und / oder Probleme am Arbeitsplatz. Dieses Symptom besserte sich unter der Therapie meist überraschend schnell. Gruppenübergreifend waren 83% der Männer und 38% der Frauen betroffen, wobei die Intensität von den Männern mit 8,2 (3,6) geringfügig höher als von den Frauen mit 8 (1,25) angegeben wurde. Die Symptomreduktion von 56% war bei den Männern schlechter als bei den Frauen (86%).
Zusammenfassend ist bei Männern eine durch Toxoplasma-Aktivität bedingte vermehrte Reizbarkeit häufiger als bei Frauen. Außerdem sind sie tendenziell von diesem Symptom schon nach etwas kürzerer Krankheitsdauer und intensiver als Frauen betroffen, bei einer geringeren Symptomverminderung.

Depressive Verstimmungen...

traten bei 41% der Gruppe A und 40% der Gruppe B auf. Die Intensitäten lagen in der Gruppe A bei 8,0 (2,9) und in der Gruppe B bei 7,5 (2,25). Die durchschnittliche Krankheitsdauer der Betroffenen lag in der Gruppe A bei etwa 20,4 Jahren und damit rund 10,4 Jahre über dem Durchschnitt der Gesamtgruppe. Bei den 4 betroffenen Patienten der

Gruppe B lag die durchschnittliche Krankheitsdauer bei etwa 10,8 Jahren und damit etwa 5 Jahre über dem Gruppendurchschnitt. Dies deutet darauf hin, dass eine depressive Verstimmung ein typisches Symptom einer längeren Krankheitsdauer ist. Eine Patientin mit einer Symptomintensität von 7 (Fall 21) litt allerdings erst seit 3 ½ Jahren an einer aktiven Toxoplasmose; eine Depression kann somit auch deutlich früher im Krankheitsverlauf auftreten. Die Symptomverminderungen von 65% (A) und 78% (B) führten zu einer deutlichen Verbesserung der Lebensqualität der Betroffenen. Auffällig ist, dass nur einer von 6 Männern (17%) eine depressive Verstimmung angab, mit einer Intensität von 10 (5) gegenüber 10 von 21 Frauen (48%). Bei den Männern war dies der Fall 25 mit einer Krankheitsdauer von 24 Jahren, einem Alter von 57 Jahren und einer Symptomreduktion von 50%. Bei den 10 Frauen, die von einer depressiven Verstimmung betroffen waren, lag die durchschnittliche Krankheitsdauer bei 16,2 Jahren und das Durchschnittsalter bei 49,9 Jahren, die durchschnittliche Eingangsintensität betrug 7,6 (2,4), entsprechend einer mittleren Symptomverminderung von 72%.

Angstgefühle...

die unkontrolliert in nicht bedrohlichen Situationen auftreten, bezeichnet man als Angststörung. 6 Patienten der Gruppe A (35%) sowie 2 Patienten (20%) der Gruppe B litten unter diesem Symptom. Sehr wahrscheinlich treten solche Angststörungen eher nach längerer Krankheitsdauer auf, da die betroffenen Patienten in Gruppe A im Durchschnitt seit 21 Jahren und in Gruppe B im Durchschnitt seit 14 Jahren erkrankt waren. In manchen Fällen (z. B. Fall 9) kann dieses Symptom aber auch früher im Krankheitsverlauf auftreten.

Die Betroffenen empfanden die Ängste in den meisten Fällen belastend und als nicht der Situation angemessen, ähnlich wie auch bei der vermehrten Reizbarkeit. Nur 1 Patient (Fall 25) ist männlich. Anders ausgedrückt: Gruppenübergreifend zeigen 7 von 21 Frauen (29 %) und 1 von 6 Männern (17%) dieses Symptom. Die Intensitäten lagen in der Gruppe A bei 8,3 (2,0) und in der Gruppe B bei 8,5 (0,5). Die Symptomreduktionen von 76 % (A) und 92 % (B) weisen auf die gute Therapierbarkeit hin, die Besserungen traten meist schon frühzeitig innerhalb der ersten Behandlungswochen ein.

Die Unterschiede zwischen Männern und Frauen hinsichtlich der genannten psychischen Symptome kann man dahingehend zusammenfassen, dass Frauen häufiger von depressiven Verstimmungen und Ängsten betroffen sind; diese Symptome nehmen tendenziell bei längerer Krankheitsdauer zu. Viele Patienten weisen sowohl eine depressive Verstimmung wie auch Ängste auf, es sind also Überlappungen vorhanden. Das Symptom „Reizbarkeit" ist hingegen bei Männern häufiger, etwas früher auftretend, mit etwas höherer Intensität und mit schlechterer Symptomverminderung verbunden.

Es entsteht der Eindruck, dass die etwas häufigere vermehrte Reizbarkeit von Männern in gewisser Weise das Gegenstück zu den relativ häufigeren depressiven Verstimmungen und vermehrten Angstgefühlen von Frauen darstellt.

Hinsichtlich der psychischen Symptome, und hier insbesondere hinsichtlich der Depression, möchte ich auf eine Parallele aufmerksam machen: In seinem Buch „The Inflamed Mind" beschreibt Edward Bullmore, dass Zytokine (hoch aktive Botenstoffe des Immunsystems) die sogenannte „Blut-Hirnschranke" durchdringen und so im Gehirn eine entzündliche Reaktion auslösen können, psychisch äußert sich dieser Vorgang als Depression. Das lesenswerte Buch ist auf deutsch unter dem Titel „Die entzündete Seele" veröffentlicht worden. Auch von Toxoplasmen, und zwar sowohl von Tachyzoiten wie auch von Bradyzoiten ist bekannt, dass ihre Aktivität im Zentralnervensystem zu einer Erhöhung der Zytokine führen kann (40). Es ist somit sehr plausibel, dass Toxoplasmen auf diesem Wege neben den bekannten schwerwiegenden körperlichen Symptomen auch Depressionen auslösen könnten.

Weitere neurologische Störungen werden durch eine Beeinträchtigung des Glutamatstoffwechsel im Gehirn ausgelöst, die bei einer chronischen Toxoplasmose auftreten können. Diese durch Toxoplasmen ausgelöste Störung ähnelt denen von bestimmten neurodegenerativen Erkrankungen wie Alzheimer Demenz, ALS (Amyotrophe Lateralsklerose) oder MS (Multiple Sklerose) (30). Ebenso wurden im Zusammenhang mit Verhaltensauffälligkeiten durch Toxoplasmose Veränderungen des Dopaminstoffwechsels beobachtet (111, 118). Bemerkenswerterweise normalisiert sich das Verhalten der Versuchstiere wieder, wenn sie dann mit einer Toxoplasmosetherapie oder Dopaminantagonisten behandelt werden (123).

Sehstörungen...

traten bei 9 Patienten der Gruppe A (53%) und 3 Patienten (30%) der Gruppe B auf. **Die Patienten schilderten ausnahmslos ein nur phasenweise auftretendes „verschwommenes" Sehen,** zum Teil hervorgerufen durch längeres Lesen oder Erschöpfung. Die durchschnittlichen Intensitäten waren mit 6,6 (4,3) in der Gruppe A und 4,0 (0,67) in der Gruppe B nicht sehr hoch, wurden aber phasenweise als sehr störend empfunden.   Nahezu alle betroffenen Patienten hatten sich bereits augenärztlich untersuchen lassen, ohne dass eine Ursache für die Sehstörungen festgestellt worden wäre. In mehreren Fällen hatten sich die Patienten bereits neue Brillen anfertigen lassen, nur hatte dies keine Verbesserung bewirkt. Die Sehstörungen besserten sich nur bei 4 von den 9 betroffenen Patienten der Gruppe A, bei diesen waren die Intensitäten 5,25 (0,25), entsprechend einer Symptombesserung von 96%. Eine Verbesserung der Sehstörung ergibt sich also in der Gruppe A nur bei einer Minderheit, bei diesen ist das Ergebnis dann aber sehr gut.   Bemerkenswerterweise besserte sich die Sehstörung bei *allen* betroffenen Patienten der Gruppe B sehr gut, mit einer durchschnittlichen Symptombesserung von 80%.

Wenn der augenärztliche Befund, wie bei allen hier vorgestellten Patienten, unauffällig ist, so ist die plausibelste Erklärung für diese Art Sehstörung im Rahmen einer Toxoplasmose eine Verarbeitungsstörung des optischen Bildes im Sehzentrum des Gehirnes. Man kann sich dies am ehesten als eine „Konzentrationsstörung" im Sehzentrum vorstellen. Im englischsprachigen Raum wird solch eine Sehstörung als „cortical visual impairment" bezeichnet, das typischerweise ein verschwommenes Sehen („blurred vision") zur Folge hat. Als mögliche Ursache werden Infektionen der sogenannten TORCH Gruppe gesehen, zu denen auch die Toxoplasmose gehört.

Ich habe keine Studie gefunden, in denen die Häufigkeit einer solchen Sehstörung im Zusammenhang mit Toxoplasmosereaktivierungen untersucht worden wäre. So ist meine Annahme, dass die Sehstörungen bei meinen Patienten durch ein „cortical visual impairment" verursacht wurden, zunächst nur eine These – aber eine sehr plausible.

Ein ungerichteter Schwindel...

zum Teil in Kombination mit einer Gangunsicherheit trat bei 7 Patienten (41%) der Gruppe A und 3 Patienten (30%) der Gruppe B auf. Die Intensitäten lagen in der Gruppe A bei 6,4 (1,4) und in der Gruppe B bei 7,0 (0,0). Bei allen diesen Patienten wurde das Gleichgewichtsorgan untersucht, hierbei wurden keine Störungen festgestellt. Typischerweise tritt auch der Schwindel nur phasenweise und ohne eine Seitenbevorzugung auf. Zur Erklärung: Das Halten des Gleichgewichtes ist eine hochkomplexe Gemeinschaftsleistung des Gleichgewichtsorganes im Innenohr, des Kleinhirnes und der sogenannten „Tiefensensibilität" - wenn die Zusammenarbeit dieses Systems auch nur etwas gestört wird, z.B. durch eine aktive Toxoplasmose, kann Schwindel entstehen. Es wurde schon früher nachgewiesen, dass eine Gangunsicherheit durch eine Toxoplasmaaktivität im Kleinhirn verursacht werden kann (54). Die Besserungen von 70% (A) und 100% (B) zeigen, dass dieser Symptomkomplex gut therapierbar ist.

Wassereinlagerungen in Händen und / oder Füßen...

zeigten sich bei 6 Patienten (35%) der Gruppe A und 3 Patienten (30%) der Gruppe B. In der Gruppe A waren die Werte der Betroffenen bei 6,6 (2,0) und in der Gruppe B bei 7,6 (0,0). Im Bereich der Hände führten diese Einlagerungen oft zu Spannungen, die den Faustschluss beeinträchtigten. Alle Patienten, die solche Schwellungen aufwiesen, litten auch an einer Kurzatmigkeit, die wahrscheinlich teilweise durch eine Herzbeteiligung (85), teilweise durch eine Beeinträchtigung der Lungenfunktion (18) sowie möglicherweise durch eine Zwerchfellbeteiligung (75) ausgelöst wurde. Die Symptomlinderungen von 65% (A) und 100% (B) weisen auf eine gute Therapierbarkeit hin. Bis auf Patient 25 sind alle Betroffenen weiblich. Interessant sind hier besonders die Fälle 5

(S. 105) und 12 (S. 118), bei diesen Patientinnen waren zuvor Lipödeme diagnostiziert worden. Dies sind kombinierte Wasser- und Fetteinlagerungen der Beine, die auf Druck schmerzhaft sein können, ähnlich wie bei einer Fibromyalgie. Vor allem für Frauen mit weicherem Bindegewebe können Lipödeme eine schwere Belastung darstellen, sie gelten leider als sehr schlecht therapierbar. Bemerkenswerterweise besserten sich diese aber durch die Toxoplasmosetherapie bei diesen Frauen sehr gut, von 7 auf 0 (Fall 5), von 10 auf 0 (Fall 12). Es ist denkbar, dass hier Toxoplasmen entzündliche Schwellungen des Bindegewebes verursacht haben und diese nicht nur durch eine Herzbeteiligung verursacht wurden. In manchen Fällen schmerzhafter Lipödeme könnte, ähnlich wie bei einer Fibromyalgie, eine Toxoplasmose eine mögliche Erklärung und Behandlungsoption sein. Eine mäßige Gewichtszunahme von 5 – 10 kg im Rahmen einer reaktivierten Toxoplasmose ist häufig, wie auch eine entsprechende Gewichtsabnahme nach erfolgter Behandlung.

Morgensteifigkeit...

trat bei 5 Patienten (29 %) der Gruppe A und 3 Patienten (30%) der Gruppe B auf. Die Symptomintensitäten lagen in der Gruppe A bei 8,0 (0,6) und in der Gruppe B bei 8,0 (0,0). Die Symptomreduktionen liegen somit in Gruppe A bei 95% und in Gruppe B bei 100%. Bei der Hälfte der Betroffenen, in den Fällen 5, 8, 14 und 27, waren zuvor Diagnosen aus dem rheumatischen Formenkreis vermutet worden, die zugehörigen Therapien blieben jedoch wirkungslos. Die Symptome besserten sich erst durch die Toxoplasmosetherapien. Eine Ähnlichkeit, und damit Verwechslungsgefahr, der aktiven Toxoplasmose mit einer rheumatischen Erkrankung in Hinsicht auf die Morgensteifigkeit und die Gelenkbeschwerden bleibt festzuhalten.

Schlafstörungen...

traten bei 5 Patienten (29 %) der Gruppe A und 3 Patienten (30%) der Gruppe B auf. Sie berichteten von Durchschlafstörungen mit häufiger und langanhaltender nächtlicher Wachheit und schlechtem Wiedereinschlafen. Die Intensitäten lagen in der Gruppe A bei 7,8 (2,2) und in der Gruppe B bei 8,0 (0,0), die durchschnittlichen Besserungen lagen bei 72% in der Gruppe A und 100% in der Gruppe B.

*Die Symptome **Gangunsicherheit/Koordinationsstörung, Kopfschmerzen, Gelenkschmerzen, Druckgefühl im Oberbauch und Lymphknotenschwellungen,** die Bestandteile der „Checkliste Toxoplasmose" sind, fehlen in dieser Auflistung da ich zu Anfang noch nicht systematisch nach diesen Symptomen gefragt habe. Aufgrund meiner seitherigen Erfahrungen nehme ich für die ersten 4 dieser Symptome eine Häufigkeit von jeweils etwa 20% an, sie bessern sich wie alle anderen hier bereits genannten Symptome durch die Toxoplasmosetherapien in der Regel bemerkenswert gut.*

Haarausfall *im Rahmen einer chronisch aktiven Toxoplasmose habe ich mehrfach vor allem bei Frauen beobachtet, hierfür nehme ich eine Häufigkeit von etwa 5-10 % an. Erfreulicherweise bessert sich dieses Symptom in diesen Fällen durch eine Toxoplasmosetherapie ebenfalls rasch und deutlich.*

Geschwollene Lymphknoten *zeigen sich nach meiner Erfahrung bei den chronisch aktiven Verläufen nur selten, vielleicht in 5% der Fälle. Sie sind wahrscheinlich eher ein typisches Merkmal einer akuten Toxoplasmose.*

Gefühlsstörungen wie bei einer Neuropathie, *die sich nach den Toxoplasmosetherapien bessern, werden von einzelnen Patienten berichtet, dieses Symptom ist jedoch zu selten um es in die Checkliste aufzunehmen.*

11.7. Die Symptombesserungen in der Übersicht

Die Übersicht der durchschnittlichen Ergebnisse auf den folgenden beiden Seiten beruht auf meiner ersten Arbeit, den *27 Fallbeispielen,* und ist wie folgt zu verstehen – ein Beispiel:

Alle Patienten der Gruppe A litten an einer vermehrten Müdigkeit, dies ergibt eine Symptomhäufigkeit von 100%. Die Intensität dieses Symptoms betrug zu Beginn etwa 9, nach Abschluss der Behandlung knapp über 1. Die durchschnittliche Symptomlinderung für dieses Symptom beträgt 85%. Die Symptome sind so geordnet, dass die Häufigkeit – und damit auch in gewisser Weise die Relevanz – von oben nach unten abnimmt, auch treten die weiter oben stehenden Symptome im Verlauf meist früher auf.

Persönliche Anmerkung: Es wäre natürlich wünschenswert und wissenschaftlich sinnvoll, wenn die statistische Auswertung auf noch mehr Behandlungsfällen, möglichst auch mit den zugehörigen LTT Ergebnissen beruhen würde. Tatsächlich liegen in unserer Praxis mittlerweile auch über 240 entsprechende Dokumentationen vor, nur handelt es sich bei diesen Dokumentationen nicht um Studienergebnisse.

Ich arbeite weiter daran, dass im Laufe der nächsten Jahre die dringend erforderliche klinische Studie zur chronisch aktiven Toxoplasmose auf den Weg gebracht wird; es wäre zum Nutzen sehr vieler Menschen. Dies sieht auch das Stanley Medical Reseach Institute so und stellte mir 8/2020 zur Durchführung einer Studie eine finanzielle Förderung in Aussicht. Diese Gelder könnten in Zusammenarbeit mit einer medizinischen Fakultät in Deutschland abgerufen werden, wenn Interesse bestände - das ist aber bisher leider nicht der Fall. Der traditionelle Standpunkt, demzufolge Toxoplasmen in den Zysten prinzipiell harmlos seien, bestimmt bisher noch die Medizin und verhindert neue Forschungsansätze.

Übersicht der Ergebnisse der Gruppe A, 17 Patienten

Alter: **56** Jahre   **Symptomdauer**   **10 Jahre**

Toxoplasma   **IgG** 75 IU/ml   **IgM** <3 AU/ml

                          zu Beginn   **nach 4 Wochen**

Symptomhäufigkeit %   **Symptomreduktion %**

Symptom	Häufigkeit	Skala zu Beginn	Skala nach 4 Wochen	Reduktion
Müdigkeit	**100%**	0 1 2 3 4 5 6 7 8 **X** 10	0 1**X** 2 3 4 5 6	**85%**
Muskelschmerzen	**100%**	0 1 2 3 4 5 6 7 **X** 9 10	0 **X** 2 3 4 5 6	**90%**
Konzentrations-störungen / Vergesslichkeit	**94%**	0 1 2 3 4 5 6 7**X** 9 10	0 1 **X** 3 4 5 6	**75%**
Schweißausbrüche	**82%**	0 1 2 3 4 5 6 7**X**8 9 10	0 1 **X** 3 4 5 6	**84%**
Kurzatmigkeit	**65%**	0 1 2 3 4 5 6 7 8**X**9 10	0 1 **X** 3 4 5 6	**80%**
Antriebslosigkeit	**70%**	0 1 2 3 4 5 6 7 **X** 9 10	0 1 **X** 3 4 5 6	**76%**
Gereiztheit	**70%**	0 1 2 3 4 5 6 7 8**X**9 10	0 1 2 **X** 4 5 6	**70%**
Sehstörungen	**53%**	0 1 2 3 4 5 6**X**7 8 9 10	0 1 2 3 **X** 5 6	**42%**
Schwindel	**41%**	0 1 2 3 4 5 6**X**7 8 9 10	0 1**X**2 3 4 5 6	**74%**
Depression	**41%**	0 1 2 3 4 5 6 7 **X** 9 10	0 1 2 **X** 4 5 6	**65%**
Ängste	**35%**	0 1 2 3 4 5 6 7 8**X**9 10	0 1 **X** 3 4 5 6	**76%**
Morgensteifigkeit	**29%**	0 1 2 3 4 5 6 7 **X** 9 10	0**X**1 2 3 4 5 6	**95%**
Wassereinlagerung	**35%**	0 1 2 3 4 5 6**X**7 8 9 10	0 1 **X** 3 4 5 6	**65%**
Schlafstörungen	**29%**	0 1 2 3 4 5 6 7 **X** 9 10	0 1 **X** 3 4 5 6	**72%**

Weiteres: Druckgefühle und Übelkeit im Oberbauch: 3 Patienten, Intensität 9,
Reduktion auf 1,7

Übersicht der Ergebnisse der Gruppe B, 10 Patienten

Alter: **43** Jahre   **Symptomdauer 6 Jahre**

Toxoplasma   **IgG** <3 IU/ml   **IgM** <3 AU/ml

                                zu Beginn   **nach 4 Wochen**

Symptomhäufigkeit %   **Symptomreduktion %**

Müdigkeit   **100%** 0 1 2 3 4 5 6 7 8X9 10   0 X 2 3 4 5 6   **89%**

Muskelschmerzen **100%** 0 1 2 3 4 5 6X7 8 9 10   0X1 2 3 4 5 6   **94%**

Konzentrations-   **90%** 0 1 2 3 4 5 6X7 8 9 10   0 1X2 3 4 5 6   **84%**
störungen / Vergesslichkeit

Schweißausbrüche **70%** 0 1 2 3 4 5 6 7 8 X 10   0 X 2 3 4 5 6   **88%**

Kurzatmigkeit   **70%** 0 1 2 3 4 5 6 7X8 9 10   0 1X2 3 4 5 6   **82%**

Antriebslosigkeit **50%** 0 1 2 3 4 5 6 7 8 X 10   0 X 2 3 4 5 6   **90%**

Gereiztheit   **40%** 0 1 2 3 4 5 6 7X8 9 10   0X1 2 3 4 5 6   **60%**

Sehstörungen   **30%** 0 1 2 3X5 6 7 8 9 10   0X1 2 3 4 5 6   **80%**

Schwindel   **30%** 0 1 2 3 4 5 6X 8 9 10   X 1 2 3 4 5 6   **100%**

Depression   **40%** 0 1 2 3 4 5 6 7X8 9 10   0 1 X 3 4 5 6   **78%**

Ängste   **20%** 0 1 2 3 4 5 6 7 8X9 10   0X1 2 3 4 5 6   **92%**

Morgensteifigkeit **30%** 0 1 2 3 4 5 6 7 X 9 10   X 1 2 3 4 5 6   **100%**

Wassereinlagerung **30%** 0 1 2 3 4 5 6 7 X 9 10   X 1 2 3 4 5 6   **100%**

Schlafstörungen   **30%** 0 1 2 3 4 5 6 7 X 9 10   X 1 2 3 4 5 6   **100%**

Weiteres: Druckgefühle und Übelkeit im Oberbauch: 2 Patienten, Intensität 9,
                Reduktion auf 4

12. Die Therapie der aktiven Toxoplasmose

Wichtige Hinweise: Patienten mit Immundefiziten oder einer immunsuppressiven (immununterdrückenden) bzw. immunmodulierenden Therapie zum Beispiel nach Organtransplantationen, bei Krebserkrankungen oder unter bestimmten antirheumatischen Medikamenten unterliegen einem hohen Risiko und sollten deshalb sehr engmaschig überwacht oder stationär behandelt werden. Insbesondere die Verordnung von Pyrimethamin (Daraprim) oder Sulfadiazin darf bei diesen Patienten nur mit Vorsicht erfolgen.

Generell gilt: Sobald Pyrimethamin (Daraprim) oder Sulfadiazin verordnet werden, sind ca alle 10 Tage Blutabnahmen erforderlich, überprüft werden sollten mindestens das Blutbild, ein Nierenwert (Creatinin), ein Leberwert (GGT) und der Folsäurespiegel.

12.1 Der Therapiebeginn

Der im Folgenden genannte Therapiebeginn kann übersprungen werden, wenn der LTT ein positives Ergebnis zeigt; in diesen Fällen kann direkt mit einer Kombinationstherapie begonnen werden (S. 214). Bei Patienten mit einem Chronic Fatigue Syndrom (ME/CFS) sollten alle beschriebenen Dosierungen für mindestens 2 Wochen deutlich niedriger angesetzt werden, da eine Erstverschlimmerung minimiert werden sollte, s. S. 72/73.

Da ich zu Beginn der Toxoplasmosebehandlungen, zunächst noch ohne LTT Testungen, nicht sicher sein konnte, ob in jedem Fall auch sicher eine aktive Toxoplasmose vorlag, verordnete ich zunächst nur Clindamycin, in der Regel 3 x 300 mg (2 x 600 mg ab etwa 100 kg), um nicht gleich mit einer Mehrfachkombination starten zu müssen. Die Wirksamkeit einer Therapie nur mit Clindamycin allein wurde 1993 nachgewiesen (9). In den ersten 3 bis 4 Therapietagen, selten länger, kann hierbei manchmal eine Erstverschlimmerung mit einer vorüber-gehenden Zunahme der Symptome auftreten, die in der Regel umso intensiver ausfällt, je ausgeprägter das Krankheitsbild ist und je länger die Erkrankung schon andauert.

Wenn eine solche Erstverschlimmerung zu intensiv ist oder auch die Psyche von Patienten durch die Toxoplasmose stark beeinträchtigt ist, kann es sinnvoll sein, in der ersten 1-2 Wochen niedrigere Dosierungen anzusetzen, um die Erstverschlimmerung inklusive einer eventuellen Verschlechterung der psychischen Symptome abzumildern.

Falls eine Unverträglichkeit gegen Clindamycin besteht, setze ich für den Behandlungsbeginn Spiramycin (Handelsname Rovamycin) 1,5 mio 4x1 bis 3x2 oder Nitrofurantoin 2x50 – 100 mg ein, siehe S. 217 und 221. Die Patienten beschreiben spürbare Symptombesserungen meist schon innerhalb der ersten Behandlungswoche. Diese beziehen sich in der Regel auf eine Verminderung der Müdigkeit, Muskelschmerzen und Kurzatmigkeit, auch vermindern sich meist schon die Erschöpfung, Ungeduld und Aggressionen, so sie vorhanden sind. Der Toxoplasmose-score vermindert sich hierbei meist um etwa 25-50%. Konzentrations-störungen, Sehstörungen und Koordinationsstörungen reduzieren sich hingegen meist erst später, nach 2-3 Wochen Therapie.

Es ist schwer genau zu sagen, wie zuverlässig ein Behandlungsversuch mit den genannten Antibiotika ist – dies ließe sich nur mit einer klinischen Studie genau ermitteln. Nach meinen Erfahrungen kann man eine „Trefferquote" von 70 – 80% erreichen, wenn man eine gute Ausschlussdiagnostik betreibt und die Checkliste konsequent nutzt. Diese Quote steigt bei einem positiven Toxoplasma LTT sogar noch auf über 80% an. Bei einer guter Wirkung der 7-10-tägigen Anfangstherapie

und /oder einem positiven LTT ist es deshalb sinnvoll und erfolgversprechend, eine duale oder rotierende Therapie zu verordnen (s. S. 222 –
226). Falls der Behandlungsversuch keine positive Wirkung erbringen
sollte, ist eine Kombinationtherapie hingegen meist nicht sinnvoll, weil
die Erfolgsausssichten in diesen Fällen sehr gering sind. (siehe
Originalarbeit S. 15 unten) Mögliche Ursachen für eine ausbleibende
Wirkung werden auf S. 252 besprochen.

*Clindamycin kann leider auch nützliche Darmkeime abtöten, dieses Risiko
lässt sich durch die parallele Einnahme eines Sacharomyces boulardii
Präparates 2 x täglich (in Deutschland als „Perenterol Forte" und als
„Yomogi" zugelassen) reduzieren. Sollten sich aber dennoch Durchfälle
entwickeln, ist Vorsicht angebracht und der Hausarzt zu verständigen. Im
Zweifelsfalle muss das Clindamycin abgesetzt werden, sonst könnte sich
daraus eine Darmentzündung entwickeln.*

12.2   Die Kombinationstherapien

Eine Kombinationstherapie dauert je nach Wirkung *mindestens* 3 - 4
Wochen, nachfolgend ist eine Rezidivprophylaxe (s.S. 227) erforderlich.
Die Therapie sollte erst beendet werden, wenn die Symptome der
aktiven Toxoplasmose nahezu vollständig beseitigt sind. **Während
dieser Therapie sollten Leberwerte, Nierenwerte, das Blutbild und
der Folsäurespiegel in Abständen von etwa 10 Tagen überwacht
werden**. Zum Einsatz kommt meist eine Dreifach-Kombination. Zur
Therapie einer Erstinfektion während der Schwangerschaft s.S. 254. Die
beiden Medikamente auf der nächsten Seite sind Bestandteil jeder 3er
Kombination, als dritter Kombinationspartner stehen verschiedene
Antibiotika zur Verfügung, die ab S. 216 vorgestellt werden.

Pyrimethamin 25 mg (Daraprim) 1 x 1 bis 2 x 1 Tabletten täglich

Dieser Wirkstoff mit dem Handelsnamen Daraprim wurde 1952 entdeckt, er ist in Kombination mit bestimmten Antibiotika zur Therapie der Toxoplasmose zugelassen. Pyrimethamin hemmt ein Enzym, welches für die Bereitstellung der lebenswichtigen Folsäure notwendig ist. Das entstehende Folsäuredefizit schädigt die Toxoplasmen. Es kann unter Pyrimethamin zu steigenden Nierenwerten oder einer Verminderung der weissen Blutkörperchen kommen, deshalb sind die genannten Laborkontrollen so wichtig (S. 212 und 214) **Zur Verminderung dieser Nebenwirkungen ist zwingend die begleitende Einnahme von Calciumfolinat (s.u.) erforderlich.** Nach einer Reduktion oder Absetzen sind diese Nebenwirkungen innerhalb weniger Tage reversibel. **Achtung: Pyrimethamin wird sehr langsam abgebaut,** daraus resultiert eine lange Halbwertzeit von 2 bis 6 (!) Tagen. Aus Sicherheitsgründen verordne ich deshalb bei älteren Patienten oder Patienten mit einem Gewicht von weniger als etwa 70 kg nur 1 Tablette täglich.

Calciumfolinat 6,35 mg täglich

Die Einnahme des o.g. Pyrimethamin führt zu einer Folsäureverarmung, vor der wir unseren Körper schützen müssen. Hierzu wird begleitend zum Pyrimethamin Calciumfolinat eingenommen, das von den Toxoplasmen nicht verwertet werden kann. In Deutschland sind Tabletten zu 6,35 mg erhältlich, die 1x tägliche Einnahme führt unter einer Daraprim Therapie in der Regel zu einem leichten Anstieg des Folsäurespiegels, der überwacht werden sollte. **Achtung: Preiswertere Folsäure darf auf keinen Fall als Ersatz eingenommen werden, sie wäre in diesem Zusammenhang wirkungslos und die resultierende Folsäureverarmung gefährlich (80).**

Sulfadiazin 500 mg 4x1 bis 4x2 Tabletten täglich

Sulfadiazin ist gemeinsam mit Pyrimethamin zur Behandlung der Toxoplasmose zugelassen. Es ist ein Antibiotikum aus der Gruppe der Sulfonamide und darf deshalb bei Patienten mit Sulfonamidallergien nicht eingesetzt werden. Die Wirkung beruht auf einer Hemmung der Folsäureproduktion, es ergänzt also die Wirkung des Pyrimethamin (Daraprim).   Um Nebenwirkungen (z. B. Übelkeit oder Kopfschmerzen) zu vermeiden, verordne ich meist nur 4 Tabletten pro Tag, in einzelnen Fällen auch nur 3 pro Tag.
Bei Lieferengpässen kann die Substanz von Apotheken bezogen werden und in Kapseln abgefüllt werden. Alternativ ist es auch als „Adiazine" mit einem Privatrezept über französische Apotheken erhältlich. Weitere mögliche Kombinationspartner für Daraprim und Calciumfolinat sind:

Clindamycin 3 x 300 mg oder 2 x 600mg

ist das naheliegenste Ausweichmedikament,   es ist der Wirkung von Sulfadiazin nahezu gleichwertig (57). Ich verordne   es manchmal auch direkt als Kombinationspartner der ersten Wahl, wenn es in der   7-10 tägigen Anfangsphase eine gute Wirkung zeigt und keine Nebenwirkungen verursacht. Geringe Probleme, wie ein etwas weicherer Stuhlgang, sind noch akzeptabel. Treten Durchfälle auf, muss Clindamycin unbedingt abgesetzt und der Hausarzt verständigt werden, sonst könnte sich daraus eine Darmentzündung entwickeln. Kopfschmerzen, wie sie beim Sulfadiazin häufig sind, treten unter Clindamycin nur selten auf.

Cotrimoxazol 960 mg 2 x 1

ist ein Kombipräparat aus Sulfamethoxazol und Trimethoprim. Es gehört damit zur gleichen Gruppe wie das Sulfadiazin. Die beide Wirkstoffe des Cotrimoxazol hemmen die Synthese von Tetrahydrofolsäure und wirken damit ähnlich wie das Sulfadiazin. Deshalb ist es auch nicht das Ausweichpräparat der ersten Wahl, wenn eine Kombitherapie mit Sulfadiazin keine ausreichende Wirkung zeigt. Das Risiko eines antibiotikabedingten Durchfalles ist geringer als unter Clindamycin.

Spiramycin 1,5 mio 4 x 1 bis 3 x 2

ist in Deutschland als „Rovamycin" erhältlich, gehört zur Gruppe der sogenannten Makrolide und kann mit Pyrimethamin und Calciumfolinat kombiniert werden, es ist aber auch als Monotherapie wirksam. Es kann bei einer Clindamycinunverträglichkeit auch für die Anfangsbehandlung eingesetzt werden. Mein Eindruck ist, dass Spiramycin als Monotherapie in Bezug auf die peripheren Symptome mindestens genauso wirksam wie Clindamycin ist.

Zu beachten ist aber, dass Spiramycin allein die sogenannte „Blut-Hirnschranke" kaum durchdringen kann und deshalb im Zentralnervensystem nur wenig wirksam ist (78). Um auch die neurologischen Symptome zu bessern, ist eine Kombination mit Daraprim und Calciumfolinat erforderlich. Auch eine Kombination mit Metronidazol kann die Wirkung im Zentralnervensystem deutlich verbessern (46, 20 und Seite 221), allerdings ist diese Kombination noch nicht Teil der offiziellen Empfehlungen.

12.3   Therapiealternativen

Im Fall von Allergien oder Nebenwirkungen muss man auf andere Präparate ausweichen. Alle im folgenden genannten Wirkstoffe können zur Behandlung der Toxoplasmose eingesetzt werden, jedoch sind es „off Label" Verordnungen. Sie sind im engeren Sinne nicht für den Einsatz bei einer aktiven Toxoplasmose vorgesehen, weil zum Zeitpunkt ihrer Zulassung noch nicht nachgewiesen war, dass sie gegen Toxoplasmen wirksam sind. Das kommt in der ärztlichen Arbeit durchaus vor, weil manchmal erst Jahre nach der Zulassung eines Medikamentes weitere wertvolle therapeutische Effekte der betreffenden Substanz erkannt werden. Eine zusätzliche Zulassung ist teuer und langwierig, deshalb verzichten die Hersteller oft darauf - und eine Verordnung des Medikamentes in diesem neuen Einsatzbereich wird damit automatisch zu einer „off Label" Verordnung.

Da diese von den gesetzlichen Krankenkassen in der Regel nicht übernommen werden, können sie nur auf einem Privatrezept verschrieben werden. Wenn eine „off Label" Verordnung unumgänglich ist, weil es keine verträgliche kassenärztlich verordnungsfähige Therapie gibt, können die gesetzlichen Krankenkassen solche Privatrezepte in einzelnen Fällen erstatten, jedoch lassen sie solche Kostenerstattungen zunächst grundsätzlich durch den „medizinischen Dienst" prüfen. Dort wird man wahrscheinlich noch den Standpunkt vertreten, dass ein Mensch bei negativem IgM auch keine aktive Toxoplasmose haben könne - mit der Folge, dass die Krankenkassen diese Privatrezepte dann nicht erstatten. Dieser Anspruch wird also schwer durchzusetzen sein.

Es ist nicht zu empfehlen, dass der Arzt in solchen Fällen einfach ein normales Kassenrezept verwendet, er ist auch nicht dazu verpflichtet. Er kann manchmal auch in Einzelfällen in Regress genommen werden, und das heißt im Klartext, dass dem verschreibenden Arzt bei Verwendung eines Kassenrezeptes für eine „off Label" Behandlung die Kosten möglicherweise per Regress in Rechnung gestellt würden. Die folgenden Medikamente stehen zur Verfügung:

Clarithromycin 500 mg 2 x 1 bis 2 x 2 täglich

Dies ist ein normales Antibiotikum und wird in der täglichen Praxis zum Beispiel für die Behandlung von Atemwegsinfekten eingesetzt. Es gehört, wie das schon besprochene Spiramycin (Handelsname Rovamycin), zu der Gruppe der sogenannten „Makrolide" und ähnelt daher diesem in seiner Wirkung. Es wurde nachgewiesen, dass es als alternativer Kombinationspartner für eine Dreifachfach-Therapie mit Daraprim und Calciumfolinat eingesetzt werden kann (57).

Azithromycin 500 – 600 mg 1 x täglich

Auch dies ist ein Makrolid, es kann wie das Clarithromycin als Kombinationspartner zum Pyrimethamin und Calciumfolinat eingesetzt werden (57). In der Borreliosetherapie wird es erfolgreich eingesetzt, es werden hierbei 500 – 600 mg täglich über 4 Tage eingenommen, dann folgen 3 Tage Pause, damit es aufgrund des langsamen Abbaus in den Zellen nicht zu sehr kumuliert (sich nicht anhäuft). Nach persönlicher Mitteilung von Frau Dr. Hopf–Seidel, die über jahrelange Erfahrung in der Behandlung der Borreliose verfügt, ist es mit diesem Einnahmeschema auch über längere Zeiträume gut verträglich. 3 Tabletten mit 500 mg sind zur Zeit ab 16 € zu haben, 24 Tabletten a 600 mg kosten zur Zeit als „Ultreon" etwa 68 €, dies reicht für 6 Einnahmezyklen.

Eine Ausnahme stellt eine Kombination von Azithromycin und Clinda-mycin dar. 2019 wurde diese Kombination in einer Klinik in Tokyo erfolg-reich bei einem Patienten eingesetzt, der an einer schweren toxoplasma-bedingten Hirnentzündung (Encephalitis) litt, und keine der üblichen Kombinationen vertragen konnte. Die Dosierungen waren mit 1200 mg Azithromycin und 2400 mg Clindamycin täglich ungewöhnlich hoch, die schweren im MRT nachgewiesenen Läsionen bildeten sich hierdurch zurück, der Patient gesundete. (Quelle 29, siehe auch Seite 25)

Atovaquon 200 mg 1 x 1

ist ein Malariamedikament, das in „Malarone" enthalten ist, es kann zur Behandlung der Toxoplasmose mit Daraprim und Calciumfolinat kombiniert werden (57). Wie zu Beginn des Buches schon einmal erwähnt, sind Malaria und Toxoplasma verwandt, insofern ist eine Wirkung des Atovaquon auch gegen Toxoplasmen erklärlich. Zur Behandlung der Malaria werden zu Beginn bis zu 4 Tabletten Atovaquon täglich empfohlen – ich möchte jedoch empfehlen, zunächst nicht mehr als 2 Tabletten täglich einzunehmen und höhere Dosierungen nur bei guter Verträglichkeit zu verwenden. Weil der Wirkstoff eine lange Halbwertzeit von 2 - 3 Tagen aufweist, muss die Dosis bei längerfristiger Einnahme reduziert werden, z.B. auf eine Tablette alle 2-3 Tage, bei einer 5-tägigen Rotation (ab S. 225) ist das aber nicht unbedingt erfor-derlich. Die durchgehende Daraprim- und Calciumfolinat – Einnahme läuft davon unabhängig weiter. Nach meinen Erfahrungen ist die Wirkung des Atovaquon auf Toxoplasmen eher schwach, aber es ist positiv hervorzuheben, dass es nicht gegen Bakterien wirkt, eine Beeinträchtigung der Darmflora ist deshalb nicht zu erwarten.

Nitrofurantoin 2 x 50 mg bis 2 x 100mg

ist gegen viele Krankheitserreger und Staphylokokken, aber auch gegen Toxoplasmen wirksam. In Bezug auf Toxoplasmen ist es ähnlich wirksam wie Spiramycin, die Kombination beider Wirkstoffe ist nochmals effektiver (1). Seit 2022 verwende ich Nitrofurantoin regelmäßig als Teil einer dualen Therapie (s.S 224) oder auch bei manchen rotierenden Therapien, es hat sich als sehr wirksam erwiesen. *Achtung:* Nitrofurantoin kann in seltenen Fällen erhebliche Nebenwirkungen auf die Lunge haben. Falls es während der Einnahme zu Schmerzen beim Atmen oder unklarem Hustenreiz kommen sollte, muss es deshalb **unverzüglich** *abgesetzt* werden, diese Nebenwirkung klingt dann rasch ab.

Metronidazol 2-3 x 400 mg täglich

Dieser Wirkstoff wurde schon 1960 patentiert, er eignet sich besonders zur Therapie von bakteriellen Infektionen durch sogenannte anaerobe Bakterien oder zur Therapie von Protozoen, zu denen auch Toxoplasmen zählen. Es verstärkt die Wirkung von Spiramycin in Bezug auf Toxoplasmen im gesamten Organismus (46). Es verbessert auch den Übergang von Spiramycin in das Zentralnervensystem deutlich und die Kombination beider Wirkstoffe führt dort zu einer deutlichen Wirkungssteigerung und Reduktion der Zysten (46, 20). *Hinweis: Metronidazol kann in Kombination mit Doxycyclin 2x100mg und Clarithromycin 2x500mg auch erfolgreich gegen die Zystenformen von Borrelien eingesetzt werden.*

Labolife 2 L Toxo

hat eine milde immunstimulierende Wirkung. Es ist frei verkäuflich und ist zur Behandlung von leichteren Krankheitsverläufe oder zur frühzeitigen Behandlung eines Rückfalles effektiv.

Rosuvastatin bis 40 mg täglich

ist kein Antibiotikum, sondern gehört zu den effektivsten und erfreulicherweise nebenwirkungsärmsten Cholesterinsenkern. 2019 wurde gezeigt, dass Rosuvastatin die Parasitenlast im Gehirn *chronisch* toxoplasmainfizierter Mäuse deutlich senken konnte (90). Hierbei wurden Dosierungen von 10-40 mg pro kg verabreicht, beim Menschen sind hingegen nur Dosierungen bis etwa 1.75 mg pro kg üblich. Es ist noch unklar, ob Rosuvastatin in der bei Menschen üblichen geringeren Dosierung einen therapeutischen Effekt auf eine chronische aktive Toxoplasmose hat. Wenn jedoch aus anderen Gründen eine Cholesterinsenkung erforderlich ist, kann mit der Einnahme von Rosuvastatin möglicherweise auch gleichzeitig ein hemmender Effekt auf Toxoplasmen ausgeübt werden.

Als weitere aussichtsreiche Kandidaten werden Ivermectin, Artemisin, Minocyclin, Guanabenz, Hydroxyzin, Chloroquin, Broxaldin, Broxyquinolin und endochinlike Quinolone angesehen, aber es fehlen hier noch Studien zur Dosierung und Effektivität in der Behandlung der Toxoplasmose von Menschen, ich habe diese Substanzen bisher auch noch nicht verordnet.

12.4   Wechselnde Kombinationen

Arbeitet man nur mit einem Medikament oder einer Medikamentenkombination kann man in mindestens 20-30% der Fälle nach einer anfänglich guten Wirkung von etwa ein bis zwei Wochen eine deutlich nachlassende Wirkung beobachten, oft wiederholt sich dies dann auch bei anderen danach eingesetzten Medikamenten.

Offensichtlich können Toxoplasmen ihren Stoffwechsel an Antibiotika anpassen - und dies so gut, dass es bisher kein Medikament und keine Medikamentenkombination gibt, mit dem oder der sie vollständig abgetötet werden können. **Bemerkenswerterweise sind die genannten Anpassungsvorgänge aber nicht permanent,** denn wenn sich die Toxoplasmen anschließend über einige Tage mit einem weiteren Antibiotikum auseinandersetzen müssen, wird ein zuvor unwirksam gewordenes Antibiotikum wieder effektiv. Das legt nahe, das der Stoffwechsel der Toxoplasmen zwar hochflexibel ist, das aber eine zuvor aktivierte Resistenz bei einer Änderung der Belastungssituation wieder inaktiviert werden kann. Dies wird als *adaptive Resistenz* bezeichnet. Diese verschafft den Toxoplasmen einen großen Vorteil, solange sich die Belastungen nicht häufig rasch ändern. Therapeutisch sehe 2 Möglichkeiten damit umzugehen:

Die erste Möglichkeit wäre noch mehr Antibiotika gleichzeitig zu verabreichen, allerdings würde das sicher das Risiko für Nebenwirkungen erhöhen, auch könnte das Mikrobiom geschädigt werden und multiresistente Keime gefördert werden. *Das möchte ich vermeiden.*

Die zweite Möglichkeit ist, das Antibiotikum bzw. die Kombination nach 3-6 Tagen zu wechseln, als optimal hat sich in den meisten Fällen ein Wechsel alle 5 Tage herausgestellt. So «übernimmt» regelmäßig ein anderes Medikament bzw. Kombination, bevor die Anpassungsvorgänge abgeschlossen sind. Das überfordert die Toxoplasmen, und es resultiert eine kontinuierliche Wirkung, der sie sich nicht entziehen können. Man benötigt deshalb für eine verlässliche, effektive Therapie mindestens 2, besser 3 Medikamente bzw Medikamentenkombinationen, zwischen denen in einem festen Rhythmus gewechselt wird.

Ein positiver Nebeneffekt ist, dass so das Mikrobiom erfahrungsgemäß deutlich weniger belastet wird. Solche Therapien sind in meiner täglichen Arbeit seit Jahren unentbehrlich geworden, es handelt sich jedoch um persönliche Erfahrungen, Studien liegen hierzu noch nicht vor. Im Folgenden werden diese Therapieformen genau beschrieben.

12.5   Die duale Therapie

Diese nutze ich, wenn die Krankheitsintensität noch nicht sehr hoch ist oder wenn eine rotierende Therapie, wie sie unter 12.6   beschrieben wird, aufgrund von Unverträglichkeiten nicht möglich ist. Sie ist nur wenig schwächer als eine rotierende Therapie, ist aber einfacher durchzuführen und vermeidet die Verordnung von Pyrimethamin (Daraprim), das ist bei Menschen mit erhöhten Nierenwerten oder niedrigen Leukozyten (weissen Blutkörperchen) sowie bei sehr jungen oder älteren Patienten sinnvoll.

Es werden 2 Antibiotika benötigt, die *im Wechsel* immer für 6 Tage eingenommen werden. Das führt zu einer 24-30-tägigen Therapie bis die Symptome abgeklungen sind, danach wird zur Prophylaxe eines Rückfalles die Medikation noch für   mindestens einen weiteren Monat nur noch an Montag, Mittwoch und Freitag eingenommen und von Woche zu Woche gewechselt (s. auch 12.7 und Therapieplan auf S. 304).

Geeignet sind Clindamycin (meist 3x300mg) und Nitrofurantoin (2x 50 bis 2x 100mg),   beide sind auch ohne Zugabe von Daraprim peripher *und* im Zentralnervensystem wirksam. Falls eines dieser beiden Antibiotika unverträglich sein sollte, kann man auch andere schon genannte Antibiotika für eine duale Therapie nutzen.

Diese sind allerdings ohne eine Kombination mit Daraprim nicht im Zentralnervensystem wirksam. Wenn Daraprim unbedingt vermieden werden muss, so kann man noch eine Kombination von Spiramycin 1,5 mio 4x1 bis 3x2   und Metronidazol 3x400 mg für 6 Tage erwägen, dies führt zu einer verbesserten Wirkung des Spiramycin im   Zentralnervensystem (s. Seite 217 und 221). *Für alle anderen Antibiotika sind Daraprim und Calciumfolinat als Kombinationspartner unerlässlich.*

12.6   Die rotierende Therapie

Bei diesem Therapiekonzept werden die Medikamentenkombinationen regelmäßig nach 5 Tagen verändert, *bevor* die Anpassungsvorgänge der Toxoplasmen abgeschlossen sind. *Falls in Ausnahmefällen eine verminderte Effektivität der Medikation schon am 4. oder 5. Tag zu beobachten ist, so lässt sich dieses Problem lösen, indem schon nach jeweils 3 bzw 4 Tagen auf die nächste Kombination gewechselt wird.* Die Basis für mein am häufigsten angewandtes Therapieschema sind Pyrimethamin 25 mg 2 x 1 and Calciumfolinat 6,35 mg 1 x 1, diese werden kontinuierlich über 30 Tage eingenommen; dazu wird ein Antibiotikum kombiniert, beginnend mit

- Cotrim forte 960 mg 2 x 1, nach 5 Tagen wird dies gewechselt, zu
- Clindamycin 300 mg 3 x 1, nach 5 Tagen wird dies gewechselt, zu
- Clarithromycin 500 mg 2 x 1, nach 5 Tagen wird wieder zu
  Cotrim forte gewechselt.

An diesem Punkt zeigt das erste Antibiotikum wieder eine gute Effektiviät, dies wird fast immer auch bei den anderen angewendeten Antibiotika wieder der Fall sein. Sie werden in der gleichen Reihenfolge weiter alle 5 Tage gewechselt. Die Kombinationen müssen manchmal angepasst werden, abhängig von der Effektivität und Verträglichkeit. 2 Behandlungspläne hierzu finden Sie im Anhang auf S. 302/303. Hier ein weiteres Beispiel:

Pyrimethamin und Calciumfolinat werden wie oben über 30 Tage kontinuierlich eingenommen, dazu wird ein Antibiotikum kombiniert:

- Sulfadiazin 500 mg 4 x 1,   nach 5 Tagen wird dies gewechselt, zu
- Clindamycin 300 mg 3 x 1,   nach 5 Tagen wird dies gewechselt, zu
- Spiramycin 1,5 mio 4x1 bis 3x2, nach 5 Tagen wird wieder zu
  Sulfadiazin gewechselt.

Die Medikamente werden bis zur Beschwerdefreiheit in der gleichen, sich wiederholenden Reihenfolge weiterverordnet.

Es ist entscheidend, während der Behandlung alle 10 – 14 Tage zu überwachen, ob es zu Nebenwirkungen oder Wirkungsabschwächungen kommt. Die Patienten können hierbei entscheidend helfen, wenn sie zu diesen Terminen regelmäßig aktuell ausgefüllte Checklisten mitbringen: links der vorherige Befund, rechts der aktuelle.

Falls eine der 3 Kombinationen sich als unverträglich oder nicht mehr ausreichend wirksam erweist, kann entweder diese Kombination ersetzt werden oder mit den verbliebenen 2 Kombinationen auf ein duales System mit 6-tägigem Wechsel umgestellt werden.

Unabhängig davon, welche Kombination verordnet wird, sollte die Therapie für mindestens 4 Wochen eingenommen werden, bis die Symptome weitgehend abgeklungen sind. In einzelnen Fällen ist auch eine Einnahme bis zu 12 Wochen erforderlich. Direkt daran schließt sich eine Prophylaxe an, diese wird auf der nächsten Seite näher erläutert.

Dies sind Beispiele für effektive Therapien, mit denen man auch in den meisten Fällen nahezu eine Beschwerdefreiheit erreicht. Bei intensiven Krankheitsverläufen können höhere Dosierungen oder eine längere Therapiedauer erforderlich sein (57, 58). Die Medikamente schwächen die Toxoplasmen und helfen unserem Immunsystem wieder die Oberhand zu gewinnen. Dieser Effekt hält auch Monate bis Jahre nach der Therapie an, allerdings zeigt die Erfahrung, dass sich die Toxoplasmen früher oder später noch einmal erholen, und ihre Aktivität wieder zunimmt. Dies bezeichnet man als „Rezidiv". Im nächsten Kapitel wird beschrieben, wie sich dieses Risiko reduzieren lässt.

12.7 Die Rezidivprophylaxe

Diese ist erforderlich, da es zu Zeit noch nicht möglich ist Toxoplasmen dauerhaft zu beseitigen, und sie ist von entscheidender Bedeutung, um das Risiko von eines Rückfalls (=Rezidiv) zu vermindern. Eine 30-tägige kontinuierliche Behandlung, wie sie unter 12.5 und 12.6 beschrieben wurde, reicht meist aus um die Symptome weitgehend zu beseitigen. **Wenn die Therapie aber an diesem Punkt beendet würde, so hätte dies ein hohes Rückfallrisiko zur Folge,** denn erfahrungsgemäß hat sich das Immunsystem zu diesem Zeitpunkt noch nicht ausreichend erholt, um die Toxoplasmen allein, ohne Unterstützung unter Kontrolle zu halten. Dieses Rückfallrisiko lässt sich durch die im folgenden beschriebene Prophylaxe deutlich vermindern. Nach 30 Tagen kontinuierlicher Behandlung wird hierbei die Therapie direkt und unmittelbar in abgeschwächter Form fortgesetzt:

1.) Über 30 Tage wird die Therapie an 3 Behandlungstagen pro Woche (z. B. Montag, Mittwoch, Freitag) weiter eingenommen. Dienstag, Donnerstag, Samstag und Sonntag wird keine Medikation eingenommen. Die Kombination wird entsprechend dem bisherigen Schema jeweils zu Beginn einer neuen Therapiewoche gewechselt.

2.) Über weitere 30 Tage wird die Therapie nur noch an zwei Tagen pro Woche (z. B. Montag und Donnerstag) eingenommen. Dienstag, Mittwoch, Freitag, Samstag und Sonntag wird keine Medikation eingenommen. Die Kombination wird weiter entsprechend dem gleichen Schema jeweils zu Beginn einer neuen Therapiewoche gewechselt.

Bei Patienten mit sehr mildem Krankheitsverlauf kann dieses Schema leicht abgewandelt werden. Im ersten Monat der Rezidivprophylaxe würde man dann an zwei Tagen und im zweiten Monat an einem Tag pro Woche behandeln, weiterhin mit wöchentlichem Wechsel der Kombination. Erneute Symptome dürfen nicht auftreten, sonst muss die Behandlung wieder intensiviert werden. Nach meiner Erfahrung tritt ein Rückfall nach einer solchen Prophylaxe erst sehr viel später oder gar nicht mehr auf, ich führe das darauf zurück, dass sich das Immunsystem während dieser Prophylaxephase erholen kann. Auf lange Sicht werden möglicherweise Medikamente entwickelt werden, die in den Zysten vorliegenden Toxoplasmen abtöten (33, 84) – erst wenn diese zur Verfügung stehen, können Rezidive vollständig verhindert werden.

*Jeder Betroffene muß über die Möglichkeit eines Rezidives aufgeklärt werden, denn im Falle eines Wiederauftretens der Toxoplasmosesymptome ist es sinnvoll, frühzeitig zu behandeln, bevor die Toxoplasmen das Immunsystem wieder zu sehr erschöpfen. Eine dauerhafte Resistenz der Toxoplasmen habe ich nach rotierenden Therapien noch nicht beobachtet (s. 12.4 ab S. 222), **deshalb lassen sich Rezidive regelmäßig mit dem zuletzt verordneten Schema erneut erfolgreich behandeln;***

*Ich habe in den letzten Jahren mehrfach die Erfahrung gemacht, dass die Rezidive bei **konsequenter und frühzeitiger** Behandlung im Laufe der Zeit deutlich schwächer und die beschwerdefreien Intervalle immer länger werden. Einige meiner Patienten hatten schon seit mehreren Jahren keine Rückfälle mehr.*

12.8 Rückfälle (Rezidive) sind gut behandelbar

Langfristig kann es trotz durchgeführter Rezidivprophylaxe zu Rückfällen kommen, das Risiko nimmt durch gesundheitlich belastende
Faktoren, lange Krankheitsdauer (Fall 5 und 23), ungewöhnlich hohe IgG
Werte (Fall 17), schwere Virusinfekte (Fall 19) oder durch eine kurze
Behandlungsdauer (Fall 25) zu. Die Dauer der Symptomfreiheit kann
hierbei stark variieren, zwischen 2 Wochen (Fall 25) und 16 Monaten (Fall
27). Im Laufe der Jahre traten noch bei weiteren Patienten Rezidive auf,
die sich jedoch alle gut behandeln ließen. In solchen Fällen veranlasse ich
seit 2/2019 auch einen Toxoplasma LTT, wie in den im weiteren
genannten Fällen. In diesen hatten vor Behandlungsbeginn erhöhte
Toxoplasma IgG bestanden, die zum Zeitpunkt der Rezidive gesunken
waren. Das bedeutet, dass es offenkundig zu keiner erneuten Tachyzoitenaktivität gekommen ist. Das positive LTT Ergebnis und die Rezidive
selbst können deshalb nur durch eine erneute Bradyzoitenaktivität
bedingt sein.

In Fall 1 (s. S. 99) betrug der Toxoplasma IgG 7/2016 vor der ersten
Behandlung 17,5 IU/ml, der IgM war negativ. 7/2019 erlitt Frau M. einen
Rückfall, der Toxoplasma IgG war nun auf 12,4 IU/ml gesunken, der IgM
war weiterhin negativ. Der Toxoplasma LTT zeigte jetzt jedoch bei
erneuter Krankheitsaktivität mit 16,2 SI (positiv ab 3) ein deutlich
positives Resultat an. Die erneute Behandlung war erfolgreich.

Dieses Muster zeigt sich auch in Fall 3 (s.S. 103). Vor der ersten Behandlung 9/2016 betrug der IgG 26,7 IU/ml, der IgM war negativ. Zum Zeitpunkt des Rückfalles 7/2019 war der IgG auf 14,0 IU/ml gesunken, der
IgM war weiterhin negativ. Die Checkliste zeigte jetzt ein sehr hohes
Risiko für einen Rückfall, der LTT war mit 46,5 SI erhöht und bestätigte
die Notwendigkeit einer Behandlung, die erneut erfolgreich verlief.

Auch in Fall 14 (s.S. 120) kam es, etwa 4 Jahre nach der Toxoplasmose-behandlung, zu einem Rückfall: Anfang 2021 entwickelten sich nach einer Schwächung der Patienten durch einen Herpes Zoster und einen operativen Eingriff erneut Symptome einer Toxoplasmose. Vor der ersten Behandlung hatte der Toxoplasma IgG 97,7 IU/ml betragen, das IgM lag bei 3,07 AU/ml - 6/2021 betrug der Toxolasma IgG 92 IU/ml, das IgM 0 und der nun durchgeführte Toxoplasma LTT 17,6 SI. Unter einer rotierenden Toxoplasmosehterapie bildeten sich alle Symptome innerhalb von 4 Wochen nahezu vollständig zurück.

In Fall 7 (s. erste Fallsammlung S. 34) betrug der IgG vor der ersten Behandlung 37,9 IU/ml, der IgM 3,99 AU/ml. Zum Zeitpunkt des Rück-falls 7/2019 war der IgG auf 18,9 IU/ml gesunken, der IgM war nicht mehr messbar. Die Checkliste zeigte jetzt ein sehr hohes Risiko für einen Rückfall, der LTT war mit 8,5 SI erhöht und bestätigte die Notwendigkeit für eine Behandlung, die erneut erfolgreich verlief.

6/2019 trat in Fall 17 (S. 127) ein weiterer Rückfall ein. 8/2016 hatte der ursprünglich sehr hohe Toxoplasma IgG von über 400 IU/ml auf eine starke Tachyzoitenaktivität zu Beginn der Erkrankung hingewiesen. Der IgM war hingegen nicht signifikant erhöht, er betrug nur 4,75 AU/ml. Nun, etwa 3 Jahre später war der IgG auf 106 IU/ml gesunken, der Toxo-plasma IgM war nun gar nicht mehr nachweisbar. Zum Zeitpunkt des Rückfalles war der LTT schon fest in meiner täglichen Arbeit integriert, und so wurde neben den Toxoplasma Antikörpern jetzt auch der Toxo-plasma LTT bestimmt. Dieser war mit 89,3 SI stark erhöht und zeigte damit, trotz negativem Toxoplasma IgM, eine Toxoplasma Aktivität an. Die Behandlung war erneut erfolgreich.

Alle Patienten müssen unbedingt auf die Möglichkeit eines Rückfalles hingewiesen werden und im Falle einer erneuten Toxoplasma-Aktivität frühzeitig ihren Arzt aufsuchen. **Es liegt absolut kein Nutzen darin, solche Rückfälle lange „auszuhalten"** - *dies führt nur zu einer weiter zunehmenden Toxoplasmaaktivität, zu einer zunehmenden Erschöpfung des Immunsystems und zunehmenden, intensiveren Symptomen.*

Ein weiteres Argument für eine frühzeitige Behandlung ist, dass man zu Beginn eines Rückfalles oft noch erfolgreich pflanzliche Präparate (s. 12.9) einsetzen kann. Falls doch eine erneute Kombinationstherapie erforderlich werden sollte, **so kann die zuletzt erfolgreiche Therapie wieder verordnet werden** - *Toxoplasmen sind zwar äußerst anpassungsfähig, entwickeln aber nur selten dauerhafte Resistenzen.*

Bei **konsequenter und frühzeitiger Behandlung** *der Rezidive nehmen sowohl deren Häufigkeit als auch deren Intensität im Laufe der Zeit ab, wodurch sie immer leichter behandelbar werden. Viele Patienten können so langfristig nahezu beschwerdefrei werden.*

12.9   Naturheilkundliche Präparate

Nach meinen Erfahrungen stellen Naturheilpräparate nur bei milden Fällen einer Toxoplasmose oder zur frühzeitigen Behandlung von Rückfällen eine gute Alternative dar, deshalb werden sie erst hier vorgestellt werden und nicht am Anfang des Kapitels über Therapien. Ich muss auch einschränkend anmerken, dass Erkenntnisse zur Wirkung von Naturheilpräparate auf Toxoplasmen oft in Tierversuchen gewonnen werden; es ist nicht immer gesichert, wie weit sich diese Erkenntnisse auf Menschen übertragen lassen.

Colchizin 1 bis 2 mg täglich

Dies ist das Gift der Herbstzeitlosen, es ist in Tabletten zu 0,5 mg und als Tropfen verschreibungspflichtig in der Apotheke erhältlich und ist eines der ältesten Medikamente zur Behandlung von Gichtanfällen. Seine Wirksamkeit gegen Toxoplasmen wurde 1996 nachgewiesen (4), es gibt leider noch keine Dosierungsrichtlinien zur Behandlung der chronisch aktiven Toxoplasmose. Nach meinen persönlichen Erfahrungen sind zur Behandlung der chronisch aktiven Toxoplasmose je nach Körpergewicht 1 bis maximal 2 mg Colchizin täglich ausreichend wirksam, dies entspricht 2 x 1 bis 2 x 2 Tabletten und liegt weit in dem für dieses Präparat empfohlenen Dosisbereich. *Höhere Dosierungen empfehle ich nicht, auch keine Kombinationen mit anderen Wirkstoffen - ich rate aus Sicherheitsgründen davon ab.* Bei älteren Patienten oder Patienten mit einer schwächeren Nieren- oder Leberfunktion sollte die Dosierung eher niedriger angesetzt werden, um das Risiko von Nebenwirkungen zu vermindern. Auch dies ist eine „off Label" Verordnung, die *als Therapiealternative* erwogen werden kann. Nach meiner persönlichen Erfahrung verursacht Colchizin keine Erstverschlimmerung und wirkt zuverlässig, wenn die Toxoplasmosesymptome nicht zu schwer ausgeprägt sind. Wirkungsverluste habe ich nicht beobachtet, deshalb ist eine Rotation nicht erforderlich. Ein großer Vorteil ist sicher, dass es die Darmflora nur wenig beeinträchtigt; falls es unter Colchizin zu Durchfällen kommt, klingen diese nach Absetzen des Medikaments rasch ab.

Achtung: Die Herbstzeitlose ist eine Giftpflanze, mit deren Wirkstoff man vorsichtig umgehen muss. Ich rate deshalb ausdrücklich dazu, den Beipackzettel zu beachten und, wie auch bei den anderen Therapien, Blutbildkontrollen mit Kontrollen der Leber- und Nierenwerte zum Ausschluss von Nebenwirkungen durchzuführen.

Curcuma bis 8g täglich

Curcuma zählt zu den Ingwergewächsen, die Verwendung der Wurzel als Gewürz ist seit etwa 4000 Jahren belegt, sie findet auch Anwendung in der traditionellen Heilkunde. Es wurde eine Studie veröffentlicht, in der im Tierversuch die Wirksamkeit von Curcuma gegen Toxoplasmen mit der von Spiramycin verglichen wurde, Curcuma wirkte hierbei sogar effektiver als Spiramycin (7). Es ist allerdings noch nicht gesichert, ob sich dieses sehr ermutigende Ergebnis 1:1 auf den Menschen übertragen lässt. Curcuma ist rezeptfrei in Form von Kapseln erhältlich, die Zubereitungen enthalten häufig zur Wirkungsverstärkung Pfeffer (Piperin) als Beimischung. Die Dosierungsempfehlungen variieren je nach Zubereitung bis etwa 8g pro Tag. Bei nur geringer Krankheitsintensität und im Fall einer frühzeitigen Behandlung von Rückfällen zeigte es bei einigen meiner Patienten eine gute Wirkung. Es kann zur Wirkungsverbesserung mit Ingwer (s. u.) kombiniert werden. *Achtung: Eine regelmäßige Einnahme von hochdosiertem Curcuma kann zu einer Erhöhung von Leberwerten führen, deshalb sollten diese kontrolliert werden.*

Ingwer 2 bis 4g täglich

ist gegen Toxoplasmen wirksam, regt die Verdauung an und mindert Völlegefühle, führt aber auch zu einer erhöhten Produktion von Magensäure. 2022 wurde eine Studie veröffentlicht, in der gezeigt wurde dass Ingwer im Tierversuch die Bradyzoitenzysten im Gehirn deutlich vermindern und auch zu einer Linderung einer toxoplasmosebedingten Hirnentzündung führen kann (10). Eine Studie zum Einsatz von Ingwer bei der Toxoplasmose des Menschen ist soweit mir bekannt noch nicht erfolgt. *Achtung: Ingwer hat auch wehenfördernde Eigenschaften, deshalb ist sein Einsatz in der Schwangerschaft nicht zu empfehlen.*

Peganum Harmala = Steppenraute 2-3g täglich

Diese Heilplanze wird seit dem Altertum verwendet, als traditionelles Heilmittel ist sie frei verkäuflich und prinzipiell auch gegen Toxoplasmen wirksam. Im Fall der Anwendung muss eine strikt tyraminarme Diät eingehalten werden, **auch darf Steppenraute *auf keinen Fall* mit bestimmten Antidepressiva, sogenannten MAO Hemmern kombiniert werden.** 2008 wurde eine bemerkenswerte Studie über die Wirkung von Peganum harmala veröffentlicht: sämtliche Mäuse die zuvor mit Toxoplasmen infiziert worden waren, überlebten wenn sie mit Steppenraute behandelt wurden. Auch waren im Nerven- und Lebergewebe der so behandelten Mäuse keine Tachyzoiten mehr nachweisbar. In der unbehandelten Kontrollgruppe überlebte hingegen keine einzige Maus (72). Eine Studie zum Einsatz von Steppenraute bei der Toxoplasmose des Menschen ist mir noch nicht bekannt.

Toxoplasmose Rezeptur nach Buhner

Stephen Harrod Buhner ist ein weltweit anerkannter Fachmann für Naturheilmedizin und hat mehrere Bücher veröffentlicht. Hier ist seine Rezeptur gegen Toxoplasmose, die über einen befreundeten Kollegen zu mir gelangte:

> *Chinesisches Helmkraut (Scutellaria baicalensis)*
> *Färberwald (Isatis) Tinktur von Blatt oder Wurzel*
> *Klettenkerbel (Torilis japonica) Tinktur*
> *Schnurbaum (Sophora flavescens) Tinktur*

Von jedem Bestandteil ist ein ¼ TL 3x täglich 30-60 Tage einzunehmen, Klettenkerbel ist hierbei nach Buhner der effektivste Bestandteil gegen Toxoplasmen. Eine Tinktur mit diesen Bestandteilen wird von der Firma Sagrusan in Österreich hergestellt.

Mehrfach ungesättigte Omega-3 Fettsäuren

Diese Produkte sind auch als „Fischölkapseln" bekannt, sie enthalten die mehrfach ungesättigten Fettsäuren EPA (Eicosapentaensäure) und DHA (Docosahexaensäure), denen unter anderem ein immunfördernder Effekt beigemessen wird. Sie sind gut verträglich, die europäische Lebensmittelsicherheitsbehörde EFSA sieht die Aufnahme von bis zu 5 Gramm EPA und DHA (in Kombination) für Erwachsene als gesundheitlich unbedenklich an, allerdings kann in hohen Dosierungen ein blutverdünnender Effekt einsetzen. Es gibt aussagekräftige Studien, die eine therapeutische Wirksamkeit gegen Toxoplasmen belegen (21). Vorteilhaft ist hierbei ein hoher Gehalt an EPA und ein etwas niedrigerer Gehalt an DAH, dies ist bei Fischöl oder aus Krill gewonnenen Ölen der Fall.

13. Fortschritte in der Diagnostik

Toxoplasmen sind wahre Meister der Tarnung, und ein Test, der bei einer chronischen Verlaufsform das Vorhandensein und die Aktivität der Bradyzoiten sicher anzeigt, ist schwer zu entwickeln. Einige Forscher arbeiten intensiv an neuen Nachweismethoden, und es ist von großer Bedeutung, dass sie Erfolg haben, denn wenn auch eine Bradyzoitenaktivität eindeutig im Labor nachweisbar wäre, würde dies die Akzeptanz für Toxoplasmosetherapien sicher deutlich erhöhen. Die Forschungsgruppe um Professor Yolken in Baltimore hat hierzu eine Arbeit veröffentlicht (134). Es wurde ein sogenannter Westernblot Test für den Nachweis von Toxoplasma - Proteinen eingesetzt, die eine Anwesenheit von Toxoplasmen beweisen. Von 25 Patienten, die an schweren psychischen Störungen litten, wurden bei 3 Patienten Toxoplasma IgG nachgewiesen. Viermal so häufig, bei 12 Patienten, wurden jedoch Toxoplasma-Proteine im Blut nachgewiesen. Der Nachweis dieser Proteine ist somit als deutlich empfindlicher als die bisher verfügbaren Antikörpertests einzuschätzen. Dies ist allerdings noch kein Routineverfahren.

Die gleiche Forschungsgruppe hat noch ein weiteres Verfahren in Entwicklung, mit dem Antikörper gegen das MAG1 Antigen, das in großen Mengen in Bradyzoitenzysten auftritt, nachgewiesen werden können. Es wurde in einem Tierversuch gezeigt, dass die Menge der MAG1 Antikörper, die im Blut nachweisbar war, sehr gut mit der Menge der Bradyzoitenzysten im Gehirn korrelierte (133).

Es gibt noch weitere interessante Entwicklungen: Es wird intensiv nach Hinweisen auf einen gestörten Stoffwechsel bei Patienten mit einem *Chronic Fatigue Syndrom* (CFS) geforscht. 2016 wurde nachgewiesen, dass CFS-Patienten gemeinsame Auffälligkeiten in 20 Stoffwechselwegen ihrer Mitochondrien zeigen (87), die man sich am besten als die Kraftwerke unserer Zellen vorstellen kann. Die Stoffwechselprodukte, die bei der Arbeit der Mitochondrien entstehen, sind bei CFS - Patienten umso stärker vermindert, je intensiver die Erkrankung ist. Dies wird als ein Umschalten des Mitochondrienstoffwechsels in eine Art "Überlebensmodus" gedeutet. Auch Toxoplasmen können den Mitochondrienstoffwechsel stören (115), und die Intensität dieser Störung ist möglicherweise auch davon abhängig, mit welchem Toxoplasmastamm ein Patient infiziert ist (94). Es wäre zu überprüfen, ob die Stoffwechselabweichungen im Blut von Patienten, die an einer chronisch aktiven Toxoplasmose leiden, und die Abweichungen im Blut vom CFS/ME – Patienten ähnliche Merkmale zeigen, zumal sich die Symptome dieser Erkrankungen sehr stark ähneln.

13.1 Der Lymphozyten – Transformations - Test (LTT)

Der LTT hat meine Arbeit in Hinsicht auf die chronisch aktive Toxoplasmose und Borreliose deutlich erleichtert. Mit ihm können spezifische gegen Erregerantigene gerichtete T-Effektor-Lymphozyten des Immunsystems im Blut nachgewiesen werden, die mit einer Halbwertzeit von etwa 3-4 Wochen im peripheren Blut zirkulieren und damit die aktuelle Immunantwort gegen den Erreger abbilden. Man könnte es auch so ausdrücken: der LTT zeigt an, wieviel Recourcen das Immunsystem aktuell aufwendet, um gegen bestimmte Krankheitserreger zu agieren.

Nach den Erfahrungen befreundeter Kollegen und mir selbst zeigt der LTT eine chronisch aktive Toxoplasmose (und sicher auch eine Borreliose) deutlich zuverlässiger an als die bisher gebräuchlichen Antikörpertests, auch sinkt der LTT nach einer erfolgreichen Toxoplasmosetherapie regelmäßig ab und zeigt damit an, dass das Immunsystem entlastet wurde. Er ist wissenschaftlich „validiert", das heisst, dass seine Spezifität und Sensitivität bekannt sind, allerdings gibt es noch keine Studie zum LTT bei einer chronisch aktiven Toxoplasmose. Ich möchte aber betonen, dass dies in Bezug auf Toxoplasmosereaktivierungen auch für alle anderen verfügbaren serologische Testsysteme zutrifft.

Es ist auch zu berücksichtigen, dass Keime die innerhalb unserer Zellen leben, wie zum Beispiel Borrelien und Toxoplasmen, der Aufmerksamkeit unseres Immunsystem entgehen können und dann zu einer geringeren Immunantwort führen; ein sicherer Ausschluss einer Toxoplasmose oder Borreliose ist deshalb auch mittels eines LTT nicht immer möglich. In manchen Fällen kann deshalb auch bei negativem LTT Ergebnis ein vorsichtiger Behandlungsversuch erwogen werden. Andere Krankheitserreger wie EBV oder HSV Viren sind für das Immunsystem besser wahrnehmbar und führen häufiger zu erhöhten Werten.

13.2   Der Toxoplasma LTT in der täglichen Arbeit

Hierzu liegen noch keine Studienergebnisse vor, deshalb kann ich hier nur von meinen persönlichen Erfahrungen berichten. Ich beanspruche sicher nicht einen wissenschaftlichen Beweis geführt zu haben, das wäre eben nur im Rahmen von Studien möglich. Solange, bis diese vorliegen, bieten diese Erfahrungen einen ersten Einblick. Von 2/2019 bis 10/2019 wurde in unserer Praxis der Toxoplasma LTT 81-mal bestimmt. Dies geschah bei Patienten, bei denen die Checkliste ein hohes Risiko für eine chronisch aktive Toxoplasmose anzeigte und andere Ursachen für ihre Erkrankung ausgeschlossen worden waren. Es wurden bei 49 Patienten positive LTT Ergebnisse gefunden, 46 von diesen wurden behandelt, bei 41 verlief dies erfolgreich.

*Wenn ein gründlicher Ausschluss anderer Krankheitsursachen erfolgt ist, die Toxoplasmose Checkliste ein deutlich positives Ergebnis zeigt, und der Toxoplasma LTT ein **positives** Ergebnis zeigt, besteht nach meinen Erfahrungen eine über 80%ige Chance, dass eine Toxoplasmosetherapie Erfolg haben wird.*

*Wenn ein gründlicher Ausschluss anderer Krankheitsursachen erfolgt ist, die Toxoplasmose Checkliste ein deutlich positives Ergebnis zeigt, und der Toxoplasma LTT ein **negatives** Ergebnis zeigt, besteht nach meinen Erfahrungen noch eine etwa 25%ige Chance, dass ein Therapieversuch mit Clindamycin oder Nitrofurantoin über 7-10 Tage positiv verläuft und die darauf folgende Toxoplasmosetherapie Erfolg haben wird.*

Wie auch schon in der ersten Fallsammlung waren die Antikörpertests keine Hilfe: Die Toxoplasma IgG Antikörper waren nur bei 25 der 46 Patienten mit positivem LTT erhöht, zeigten aber keine auffällige Verbindung zum Krankheitsgeschehen. Das spricht stark dafür, dass mit den Toxoplasma IgG nicht alle Toxoplasmoseträger gefunden werden können, was in Übereinklang mit entsprechenden Forschungsergebnissen steht (36, 75, 95, 133). *Nach meinen Erfahrungen bleiben die Toxoplasma IgG auch nicht lebenslang nachweisbar, sondern in vielen Fällen nur 15 bis 20 Jahre.*

Die IgM Antikörper waren in keinem Fall signifikant erhöht, in nur 2 von über 240 Fällen zeigte sich ein schwach positives Ergebnis. Meine Erfahrungen legen nahe, dass ein Toxoplasma LTT deutlich besser als Antikörpertests geeignet ist, eine Toxoplasmose nachzuweisen und eine Therapienotwendigkeit zu erkennen. Die Höhe des LTT Ergebnisses kann dabei variieren und läßt nur wenig Rückschlüsse auf die Intensität der Erkrankung zu, denn der LTT zeigt die Aktivität des Immunsystems an, nicht die des Erregers. Nach einer erfolgreichen Behandlung sinkt der LTT aber schon innerhalb von 3-4 Wochen regelmäßig ab und zeigt damit an, dass das Immunsystem von der Erkrankung entlastet wurde (siehe auch 15.12 auf S. 257).

Erkrankte werden zunächst unter Beachtung von Symptom-Überlappungen mit Borreliose und Chlamydiensymptomen mit gezielten Fragen gescreent (s. S. 61 - 65, Checklisten Seite 300 und 301), und im Falle eines Verdachtes auf eine aktive Toxoplasmose werden neben einem Ausschluss anderer Erkrankungen auch LTT Tests veranlasst. Die resultierenden Behandlungen haben sehr vielen Menschen entscheidend geholfen.

Persönliche Erfahrungen ersetzen offenkundig keine klinische Studie, aber da die Forschung bisher noch wenig Interesse daran zeigt, müssen diese Erfahrungen vorläufig noch genügen. Genauere Zahlen ließen sich aus meinen mittlerweile über 240 Fällen ermitteln, jedoch kann ich diese hier nicht veröffentlichen. Sie würden von Medizinern auch nicht akzeptiert, weil sie nicht im Rahmen einer Studie gewonnen wurden. Deshalb arbeite ich seit Jahren intensiv daran, dass eine solche Studie durchgeführt wird – mehr darüber im nächsten Kapitel.

14. Die Reaktionen der wissenschaftlichen Welt

... fielen zunächst sparsam aus. Sie werden schon gemerkt haben, dass ich in der medizinischen Welt eine Minderheitenmeinung vertrete – glauben Sie mir, das war nicht so geplant. Mir war schon früh klar, dass ich dringend „Verbündete" brauchte, und deshalb arbeitete ich intensiv an meiner Arbeit mit dem Titel „27 Fallbeispiele" und ging auf die Suche, sobald diese fertiggestellt war. Nach etwa 1 ½ Jahren war es im Januar 2017 endlich soweit,   unter www.toxoplasmachronic.com steht diese Arbeit für Interessierte zum Download bereit.   Ich war zuversichtlich, zumindest einige meiner Kollegen überzeugen zu können, und möglicherweise auch ein Forschungsprojekt an einer Universität in Deutschland anstoßen zu können. Zunächst kam aber nur von meiner Heimatuniversität Bochum eine Antwort. Mails an Universitäten, Fachgesellschaften und medizinische Einrichtungen, bei denen ich mir aufgrund ihrer Arbeits- und Forschungsschwerpunkte Interesse an meiner Arbeit erhoffte, erbrachten überwiegend keine Resonanz, positiv antworteten mir aber Frau Prof. Scheibenbogen von der Charité in Berlin, die dort zum Chronic Fatigue Syndrom (CFS) und   Post-Covid forscht, sowie Herr Prof. Schäfer aus Marburg, der dort die Abteilung für seltene und unerkannte Erkrankungen leitet – das bestärkte mich weiterzumachen. Die wenigen Antworten zeigten mir jedoch, dass derzeit nur wenig medizinisches Interesse an der Toxoplasmose besteht. Bei einer Infektionsrate von mindestens 30% weltweit (86) und 50% allein in Deutschland (128) ist das schon erstaunlich.

Erfreulicherweise wurde die Arbeit nun aber auch von Betroffenen gefunden, von denen ich einigen helfen konnte, einige wurden auch von ihren Hausärzten behandelt. Das waren sehr schöne Erfolge, aber in Anbetracht der wahrscheinlich hohen Anzahl Betroffener zunächst nur ein Tropfen auf dem heißen Stein. Ab Herbst 2017 konnte ich mich mit der nun fertiggestellten englischen Übersetzung meiner Arbeit an Forscher wenden, die in diesem Bereich wesentliche Grundlagenarbeit geleistet haben und auf deren Erkenntnissen meine Arbeit fußt. Dies erbrachte einen ersten wirklichen Erfolg. Professor Jaroslav Flegr aus Prag antwortete mir ausführlich und stellte mir in einem offenen und freundlichen email-Austausch auch weitere Forschungsergebnisse (44) zur Verfügung.

Im Frühjahr 2018 entdeckte ich dann bei meinen Recherchen die Arbeiten von Prof. Vernon Carruthers (33). Er leitet ein Labor an der Universität von Michigan und arbeitet an einem neuen Wirkstoff, der den Stoffwechsel von Bradyzoiten an entscheidender Stelle stört. Möglicherweise kann hieraus in den nächsten Jahren ein wirksames Medikament entwickelt werden. Er antwortete mir sehr freundlich und detailliert auf meine mails und bestätigte mir, dass meine wissenschaftliche Herleitung korrekt war; auch die Interpretation meiner Ergebnisse beurteilte er positiv. Prof. Carruthers bot mir an, mich mit seinem Kollegen Prof. Yolken vom Johns Hopkins Hospital in Kontakt zu bringen, und ich willigte gerne ein. Die Johns Hopkins Medical School in Baltimore vereint eine Universität und Kliniken, es ist eine der weltweit führenden medizinischen Einrichtungen.

Professor Robert Yolken forscht hier seit Jahren intensiv zu psychischen und neurologischen Erkrankungen, die durch Toxoplasma gondii ausgelöst werden. Allein seine Abteilung und er blicken auf 172 wissenschaftliche Veröffentlichungen zurück, das ist ein sehr bedeutender Beitrag zur medizinischen Forschung. Es fiel ihm schon vor Jahren auf, dass unsere bisher verfügbaren Laborwerte in Hinsicht auf Bradyzoiten eine große diagnostische Lücke aufweisen. Deshalb entwickelt er neue Labormethoden, mit denen im Gegensatz zu den bisher verfügbaren Werten auch die in den Gewebszysten vorliegenden Bradyzoiten nachgewiesen werden können. Diese wurden in einer 6/2018 veröffentlichten Arbeit vorgestellt (133), siehe auch Kap 13 S. 235. Es sind einige Forschungsergebnisse von Prof. Yolken und seinem Team in meiner Arbeit und im vorliegenden Buch zitiert (34, 117, 118, 133, 135, 136), nur hatte ich mich noch nicht persönlich an ihn gewandt. Auch Prof. Yolken reagierte positiv auf meine Ergebnisse, er fragte an, ob ich noch Blutproben von meinen Patienten hätte ?!

Das war leider nicht der Fall; denn eine Studie in herkömmlichem Sinne betreibe ich nicht, und eingefrorene Proben sind nicht vorhanden. Eine mögliche Zusammenarbeit mit einer solch renommierten Forschungsabteilung wäre aber eine sehr große Chance. Für eine Studie wären Blutproben von Patienten notwendig, bei denen eine chronisch aktive Toxoplasmose festgestellt und behandelt wurde. Die Blutproben müssten jeweils vor und nach der Therapie abgenommen werden, diese würde ich zusammen mit den zugehörigen anonymisierten Dokumentationen nach Baltimore schicken.

Wenn dort mit den neuen Labormethoden im Serum meiner Patienten eine Bradyzoitenaktivität nachweisbar wäre, die durch die Therapie reduziert würde, dann würde dies einerseits meinen diagnostischen Ansatz untermauern, es würde aber auch zeigen, dass die von Prof. Yolken entwickelten Laborwerte zur Diagnose einer chronisch aktiven Toxoplasmose geeignet sind. Vielleicht könnte dies auch endlich einen Anstoß zu größeren klinischen Studien geben, die so dringend erforderlich sind. Weil es sich aber diesmal um eine Studie handeln würde, wäre eine Genehmigung durch die Ethikkommission in Münster erforderlich; um diese bemühte ich mich ab Sommer 2018. Ich war vorsichtig optimistisch, denn meine Diagnosen oder die von mir verordneten Therapien wären von einer Teilnahme an dieser Studie nicht abhängig und würden durch nachträgliche Laboruntersuchungen sicher nicht beeinflusst werden können, Nachteile für meine Patienten wären so sicher ausgeschlossen.

Es stellte sich aber bald heraus, dass eine solche Genehmigung ausgesprochen schwierig zu bekommen ist. Ich war noch immer in einer langwierigen Abstimmung mit der Ethikkommission, als der Kühlschrank, der Proben von 20 Patienten enthielt, im Mai 2019 versagte. Die Proben tauten auf und waren damit unwiederbringlich verloren. Das war ein schwerer Rückschlag, denn diese Proben hatten potenziell einen hohen wissenschaftlichen Wert, und es hatte nicht wenig Energie gekostet, die damit verbundene zusätzliche Arbeit zu leisten und auch noch monatelang über eine Genehmigung zu verhandeln. Als vollzeitig tätiger Allgemeinmediziner in eigener Praxis forderte das alles viel Kraft und letztlich entschied ich mich dann schweren Herzens dazu, meinen Antrag bei der Ethikkommission zurückzuziehen.

2019 stellte ich meine Arbeit auf der Herbsttagung der deutschen Borreliose Gesellschaft vor. Ärzte, die Borrelioseerkrankte behandeln, müssen sich regelmäßig mit den diagnostischen Problemen einer Borreliose und ihrer Co-Infektionen auseinandersetzen und haben oft schon die Erfahrung gemacht, dass Laborwerte manchmal unzuverlässig sind und vorgeblich „latente" Infektionen sehr ernste Folgen haben können – wie eben auch bei einer Toxoplasmose. Erfreulicherweise kontaktierten mich einige der Kollegen in den folgenden Monaten und berichteten mir von erfolgreichen Toxoplasmosebehandlungen. 8/2020 wurde mir dann von Prof Torrey vom Stanley Medical Research Institute in den USA eine finanzielle Unterstützung für die Durchführung einer klinischen Studie angeboten. Die Universitäten, die ich daraufhin kontaktierte, waren jedoch nicht interessiert, und leider ist es mir bisher nicht gelungen, eine Universität zu finden, die Interesse an einer Studie zu den chronisch aktiven Krankheitsverläufen von Toxoplasma gondii hat. Im Widerspruch zur Grundlagenforschung gelten Bradyzoiten dort leider weiterhin als harmlos und inaktiv und die Bestimmung der Tachyzoitenantikörper trotz ihrer hohen Fehlerquote (29, 36, 75, 95, 133) als ausreichend sicher, um eine aktive Toxoplasmose erfassen zu können. Eine Aktivität der Bradyzoiten wird zur Zeit von den meisten Professoren noch gar nicht als mögliche Krankheitsursache zur Kenntnis genommen.

Erfreulicherweise habe ich trotzdem in den letzten Jahren viele Kontakte zu Betroffenen und interessierten Ärzten gefunden. Einige haben sich schon in das Gebiet eingearbeitet und mit sehr gutem Erfolg Patienten behandelt. Ich hoffe, dass sich diese Behandlungsmöglichkeit weiter herumspricht, denn es könnte noch sehr viel mehr Menschen geholfen werden.

Dazu zählen auch einige Patienten, die in Folge von Covid-19 Infektionen oder nach Impfungen Toxoplasmosereaktivierungen erlitten haben und infolgedessen an Symptomen ähnlich einem long- oder post-Covid leiden (siehe Fälle S. 176, 179, sowie 15.13 S. 258 und 15.14 S. 260). Bisher erkennt die Medizin leider noch nicht, wie hilfreich eine Toxoplasmosebehandlung in diesen Fällen sein kann, hier bleiben therapeutische Chancen ungenutzt.

15. FAQ Häufige Fragen

15.1 Sollte ich meine Toxoplasmaantikörper bestimmen lassen ?

Man sollte dies nur erwägen, wenn deutliche Symptome einer aktiven Toxoplasmose vorliegen und andere Erkrankungen ausgeschlossen worden sind, und *es können zur Zeit nur tachyzoitenspezifische Antikörper bestimmt werden.* Ein positiver IgG Nachweis beweist in diesen Fällen, dass man Träger einer Toxoplasmose ist, und dass die Symptome hierdurch ausgelöst sein könnten. Ein positiver IgM würde auf eine behandlungsbedürftige aktive Toxoplasmose hinweisen, mit der erheblichen Einschränkung, dass das Toxoplasma IgM nachweislich sehr unzuverlässig ist (s. Kap 6.5 S. 50), denn ein negatives Testergebnisses kann sowohl durch eine generell hohe Fehlerquote bedingt sein (29, 36, 75, 95, 133), wie auch durch eine zu weit zurückliegende Erstinfektion mit Toxoplasmen. Trotz negativer Ergebnisse können Toxoplasmen jedoch in F noch vorhanden und auch aktiv sein.

Nach meinen Beobachtungen sind bei etwa 40% der Patienten, die an einer chronisch aktiven Toxoplasmose leiden, überhaupt keine Tachyzoitenantikörper nachweisbar. Wenn man all diese Informationen zusammen betrachtet, kann aus einem negativen Antikörpertest sicher nicht automatisch den Schluss ziehen, dass ein Mensch kein Toxoplasmoseträger ist und seine Symptome nicht durch Toxoplasmen bedingt sein können. Wenn Symptome einer Toxoplasmose vorliegen, ist meines Erachtens ein LTT Test deutlich aussagekräftiger und sinnvoller (s. S. 237 – 239)

Die bisher gebräuchlichen Antikörpertests verbreiten also vor allem Unklarheiten. Wenn man keine Symptome einer aktiven Toxoplasmose hat, ist eine Bestimmung dieser Werte eher nicht sinnvoll, ausgenommen im Fall einer Schwangerschaft, siehe hierzu 15.9 ab S. 253.

15.2 Ist man nach einer Erstinfektion immun gegen Toxoplasmen ?

Das ist nicht sicher. Es wurde schon 1967 nachgewiesen, dass Antikörper von mit Toxoplasma infizierten Hamstern nahezu keinen Schutz vor einer Toxoplasmaneuinfektion bieten konnten. Zellen aus Lymphknoten und Milz von diesen infizierten Hamstern konnten jedoch andere Hamster vor einer Toxoplasmainfektion schützen (32). Daraus wurde geschlossen, dass bei einer Toxoplasma-*Erstinfektion* eine *zellvermittelte Immunität* entsteht. *Wie lange diese anhält ist unbekannt.*

Systematische Untersuchungen am Menschen zu einer Immunität gegen Toxoplasmainfektionen sind mir nicht bekannt. Es wird an einer Toxoplasmoseimpfung geforscht, meines Wissens nach steht diese aber bisher nur für Schafe zur Verfügung.

Es ist sehr bedenklich, dass in Deutschland schon atypische Mischformen der bekannten Toxoplasmastämme nachgewiesen wurden, die deutlich aggressiver als die bisher bekannten sind (60, 103), und diese können wahrscheinlich weltweit auftreten. Ob eine frühere Infektion mit einem „normalen" Toxoplasmastamm einen schützenden Effekt in Bezug auf eine Infektion mit diesen Mischformen hat, ist noch völlig unklar. Es ist sicher auch nicht auszuschließen, dass sich die Toxoplasmalast bei einem fortgesetztem Konsum von Nahrungsmitteln, die mit lebensfähigen Toxoplasmen kontaminiert sind im Laufe der Jahre immer weiter erhöhen kann – mit einem dadurch zunehmenden Risiko für eine Schwächung des Immunsystems und darauffolgende Reaktivierungen. Deshalb empfehle ich Patienten nach einer Toxoplasmosebehandlung dringend, Neuinfektionen zu vermeiden (siehe Kap 6.2. Seite 41).

Auf jeden Fall kann ich nicht dazu raten, im Vertrauen auf eine eventuelle Immunität ungarte Fleischprodukte zu konsumieren - es sei denn, dass diese zuvor lange genug tiefgekühlt waren (s. Seite 41 unten).

15.3 Ist meine Katze eine Bedrohung für meine Gesundheit ?

Leider ja. Falls die Katze nicht strikt innerhalb des Hauses oder der Wohnung gehalten wird und nur gekochtes oder zuvor tiefgekühltes Futter bekommt, wird sie sich früher oder später mit Toxoplasmen infizieren, und deshalb haben Katzenliebhaber ein erhöhtes Risiko, mit Toxoplasmen infiziert zu werden (128), *aber:*

In Deutschland liegt dieses Risiko im Durchschnitt, auch ohne dass man eine Katze hält, bereits bei etwa 50% (s.S. 43/44). Eine ältere Katze verteilt im Falle erneuter Toxoplasmainfektionen weniger Oozysten in der Umwelt (50), deshalb ist das Risiko, dass Menschen durch direkten Kontakt mit einer erkrankten Katze infiziert werden, bei älteren Katzen geringer.   Eine Toxoplasmainfektion durch direkten Kontakt mit einer kürzlich infizierten Katze ist auch nur *ein* möglicher Infektionsweg. Oozysten können auch über frisches Gemüse oder Wasser übertragen werden (9), am häufigsten erfolgt jedoch die Übertragung durch Brady-zoitenzysten in nicht durchgegartem Fleisch (24).

Zusammenfassend ist sicher, dass Katzen der Schlüsselfaktor in der Verbreitung der Toxoplasmose sind. Wenn ein Katzenliebhaber infiziert wird, erfolgt das jedoch nicht zwangläufig durch die eigene Katze son-dern möglicherweise durch eine andere erkrankte Katze, die Oozysten in ihrer Umgebung verteilt.

Da das Risiko einer Toxoplasmoseinfektion durch eine ältere Katze geringer ist und Sie möglicherweise längst infiziert sind, ist es nicht unbe-dingt sinnvoll, diese Katze abzugeben. Aber vielleicht denken Sie noch einmal sorgfältig über die Anschaffung einer Katze nach - vor allem wenn es um eine junge Katze geht, die nicht strikt in der Wohnung gehalten werden soll, und wenn diese mit Kindern in engen Kontakt kommen wird.

15.4 Warum erkranken manche Menschen an einer chronisch aktiven Toxoplasmose und andere nicht?

Verschiedene Faktoren entscheiden im Anschluss an eine Erstinfektion über den weiteren Verlauf. Es beginnt damit, mit welchem Toxoplasmastamm man sich infiziert hat. In Nordeuropa und Nordamerika ist das häufig der „Typ 2", der etwas weniger aggressiv ist – aber offenkundig immer noch aggressiv genug, denn die meisten meiner Patienten haben sich sehr wahrscheinlich nicht auf Reisen infiziert. Auch die Menge der Toxoplasmen, die bei der Erstinfektion in den Körper gelangten, dürfte sehr wichtig sein – das wird an den Fallbeschreibungen auf den Seiten 22-25 deutlich. Wenn der oder die Betroffene über ein gutes, schnell reagierendes Immunsystem verfügt, so wird die Vermehrung und Verteilung der Toxoplasmen rasch eingeschränkt. Bei sehr aggressiven Toxoplasmen oder bei Menschen mit geschwächtem Immunstatus wie z. B. HIV-Infizierten, Krebserkrankten, Menschen, die immunsuppresive Medikamente einnehmen müssen oder zu sehr durch andere Infektionen (z.B. Borreliose oder EBV) belastet sind, ist diese Abwehrreaktion jedoch nicht stark genug.

Auch Menschen, die operiert wurden, deren psychisches Wohlbefinden stark beeinträchtigt ist oder die ständig überlastet sind, verlieren oft einen Teil ihrer immunologischen Stärke. Mehrere Patienten berichteten mir von ersten Toxoplasmosesymptomen oder Rückfällen unter starkem Stress oder nach schweren psychischen Belastungen. Letztlich muss man sich vor Augen führen, dass Parasiten wie Toxoplasmen ihre Strategie *langfristig* verfolgen. Es kann viele Jahre dauern, bis die Toxoplasmen das Immunsystem so weit erschöpft haben, dass sie eine hohe Bradyzoitenlast heranbilden können und dann über eine zunehmende Aktivität ihren Träger soweit schwächen, dass er erkrankt. Mit einer zunehmenden Dauer der Infektion nimmt diese Wahrscheinlichkeit immer mehr zu.

15.5 Warum benötigt man für die Behandlung einer Toxoplasmose so viele Antibiotika?

Toxoplasmen sind außerordentlich anpassungs- und widerstandsfähig, sie überleben und vermehren sich langfristig in unserem Körper. Im Laufe der Evolution haben sie gelernt, steuernd in unser Immunsystem einzugreifen (6, 31, 109) und es zu erschöpfen (12, 74). Ist aber eine solche Erschöpfung unseres Immunsystems erst einmal eingetreten, nehmen die Bradyzoitenlast und damit eine weitere Schwächung immer mehr zu. Das führt zu den beschriebenen Krankheitsfällen, und weil das Immunsystem so stark geschwächt ist, lässt es sich auch kaum noch mit natürlichen Maßnahmen stimulieren.

Um entscheidend zu helfen, müssen wir die Toxoplasmen zwingen ihre Aktivität zu reduzieren. Das gelingt nicht oft mit Naturheilkunde, und leider auch nicht mit einem einzigen Antibiotikum, denn Toxoplasmen sind nach meinen Erfahrungen fähig sich an Therapien anzupassen. Es ist deshalb in den meisten Fällen erforderlich, mit wechselnden Antibiotikakombinationen nach bestimmten Schemata zu arbeiten (ab S. 222). Die Therapie und die nachfolgende Prophylaxe (ab S. 227) müssen lange genug andauern, damit sich die Toxoplasmaaktivität erst entscheidend reduziert und das Immunsystem sich dann wieder regenerieren kann. Danach sind die Betroffenen in den meisten Fällen über viele Monate, oft auch Jahre ohne Therapie symptomfrei.

Ich bin mir absolut darüber im Klaren, dass die Verordnung einer Vielzahl von Antibiotika über einen längeren Zeitraum problematisch sein kann, und ich würde das gerne vermeiden. Toxoplasmen können aber unser Immunsystem extrem belasten. Wenn wir deshalb schwer erkranken, wird uns leider eine sanfte Medizin vor allem bei der Erstbehandlung oft nicht helfen, dafür sind Toxoplasmen einfach viel zu anpassungsfähig, zäh und ausdauernd, und das Immunsystem zu sehr erschöpft.

15.6 Belastet eine Toxoplasmose - Therapie das Immunsystem ?

Vielen Menschen ist bewusst, dass ein häufiger Antibiotikaeinsatz über Jahre zu immer hartnäckigeren Infekten führen kann. Das wird häufig als eine Schwächung des Immunsystems gedeutet, ist aber eher durch Resistenzentwicklungen und eine Schädigung unseres Mikrobioms durch Antibiotika bedingt. Lesen Sie hierzu bitte „Die Risiken der Antibiotika" ab Seite 88.

Ein erhöhtes Risiko für gehäufte Infekte wurde für Toxoplasmaträger belegt (44), denn das Immunsystem wird durch Toxoplasmen stark belastet. Viele meiner Patienten mit chronisch aktiver Toxoplasmose litten unter auffällig häufigen Infekten, die oft ungewöhnlich lange andauerten, aber nach einer Toxoplasmosetherapie deutlich seltener auftraten. Es ist deshalb meine Überzeugung, dass die Immunabwehr dieser Patienten spürbar von den Toxoplasmose-Therapien profitiert hat.

Ich habe nur in 3 oder 4 von über 200 Fällen eine Abnahme der weißen Blutkörperchen als Nebenwirkung einer Toxoplasmosetherapie gesehen, dies zeigte sich bei entprechenden Blutbildkontrollen. Das ist einer der Gründe, warum ich immer wieder auf Laborkontrollen und eine engmaschige Überwachung durch den Hausarzt hinweise. Die Therapien wurden jeweils sofort unterbrochen. In allen Fällen normalisierte sich das Blutbild nach Absetzen der Medikamente innerhalb weniger Tage wieder, in keinem Fall kam es zu einer dauerhaften Beeinträchtigung des Immunsystems. Eine sichere Vermeidung jeder Nebenwirkung ist leider nur möglich, wenn man vollständig auf eine Toxoplasmosetherapie verzichtet.

15.7 Gibt es eine Therapie, die Toxoplasmen vollständig abtötet ?

Leider noch nicht – aber es wird an Wirkstoffen geforscht, die den Stoffwechsel der Bradyzoiten stören und sie abtöten können. Aktuell untersucht eine Forschungsgruppe unter Leitung von Professor Carruthers an der Universität Michigan einen Wirkstoff, der ein bestimmtes Schlüsselenzym des Bradyzoitenstoffwechsels hemmt und sie dadurch abtötet (33).

Der Wirkstoff kann leider noch nicht therapeutisch eingesetzt werden, da er die sogenannte „Bluthirnschranke" nicht durchdringen kann und deshalb im Zentralnervensystem unwirksam ist. Wenn dieses Problem gelöst werden kann und klinische Studien erfolgt sind, so könnte in einigen Jahren ein Wirkstoff zur Verfügung stehen, mit dem auch Bradyzoiten abgetötet werden können – damit wäre man der vollständigen Heilung einer Toxoplasmose schon sehr nahe.

Es gibt noch weitere Forschungsvorhaben um Wirkstoffe zu finden, die Toxoplasmen in Gewebszysten und somit auch Bradyzoiten abzutöten, Diese wurden in einer neueren Arbeit zusammengefasst (84), doch stehen diese Forschungen noch ganz am Anfang. Somit sind die Gewebszysten bis zum heutigen Tage ein (relativ) sicherer Hafen für Toxoplasmen (109). Erst wenn solche neuen Wirkstoffe zur Verfügung stehen, können wir später einmal diese Erkrankung vollständig heilen und Rückfälle sicher verhindern.

Ich möchte hier aber nochmals betonen, dass nach meinen Erfahrungen eine frühzeitige und konsequente Therapie von Rückfällen langfristig zu einer deutlich nachlassenden Toxoplasmaaktivität führt – die Intensitäten der Rückfälle nehmen im Lauf der Zeit ab, auch werden sie immer seltener und besser behandelbar.

15.8 Wirkt die Therapie bei allen Betroffenen ?

Leider nein, und so gibt es unter den Patienten, die Symptome einer aktiven Toxoplasmose zeigen, etwa 20 - 30%, denen eine Toxoplasmosebehandlung nicht hilft, oder bei denen nur eine teilweise Besserung festzustellen ist. Oft sind diese Patienten schon sehr lange und sehr intensiv erkrankt, und es ist denkbar, dass die Bradyzoitenlast bei diesen Patienten so hoch ist, dass unsere gegenwärtigen Therapien nur eine sehr langsame oder sogar keine Verbesserung bewirken können.

Auch Kombinationen mit anderen Erkrankungen bis hin zu multiinfektiösen Krankheitsbildern (siehe S. 261) oder Mangelzustände können in einigen Fällen eine Erklärung für eine schlechte oder ausbleibende Wirkung der Therapie sein, dies wird in Kap. 7 ab S. 60 ausführlich behandelt.

Von diesen Ursachen stellen parallel bestehende begleitende aktive Infektionen mit Chlamydien oder Borrelien wahrscheinlich die häufigsten Probleme dar. Diese Erkrankungen und ihre Therapien werden auf den Seiten 61 bis 65 beschrieben. Wenn sie aktiv sind, müssen sie vorab effektiv behandelt werden, denn nach meinen Erfahrungen lässt sich dadurch die Erfolgsquote der Toxoplasmosetherapie nochmals verbessern.

Alle Patienten müssen darüber aufgeklärt sein, dass bis Ende des ersten Behandlungsversuches über 7-10 Tage eine gewisse Unsicherheit besteht, ob die Therapie bei ihnen wirken wird. Wenn eine gründliche differentialdiagnostische Abklärung erfolgt ist, und die Checkliste ein hohes Risiko anzeigt, besteht eine mindestens 70%ige Chance, dass die Therapie helfen wird, diese verbessert sich nach meinen Erfahrungen bei einem positiven Toxoplasma LTT auf über 80% (siehe S. 238).

15.9   Zur Toxoplasma Erstinfektion in der Schwangerschaft

Ich möchte vorab empfehlen, dass Frauen, die eine Schwangerschaft planen, sich hierzu von ihrem Gynäkologen oder Gynäkologin beraten lassen. Während einer Schwangerschaft werden Antikörpertests vor allem angewendet, um Toxoplasma-*Erstinfektionen* frühzeitig zu erkennen. Tachyzoiten sind dabei meist in so hoher Zahl im Blut präsent, dass genügend tachyzoitenspezifische Antikörper gebildet werden, die mit diesen Tests nachweisbar sind. Zur Zeit müssen diese in Deutschland leider noch oft privat bezahlt werden.

Sicher ist, dass das Risiko einer Schädigung des Embryos durch eine Toxoplasma-Erstinfektion *geringer* ist, wenn schon vor der Schwangerschaft im Blut der Mutter Toxoplasma IgG in geringem Maße nachweisbar sind, die IgM negativ sind *und die Mutter keine Toxoplasmosesymptome zeigt (s.S. 255)*. Das Immunsystem hat dann schon eine erhöhte Abwehrbereitschaft entwickelt. Vorsicht ist dennoch angebracht, denn es gibt auch Hinweise, dass stark erhöhte Toxoplasma IgG der Mutter auch ohne begleitende IgM Nachweise erhöhte Risiken wie die spätere Entwicklung einer Schizophrenie des Kindes begünstigen können (16).

Auf jeden Fall sollte man aber eine erneute Toxoplasmainfektion während der Schwangerschaft vermeiden, denn es gibt mehrere Toxoplasmastämme sowie Mischformen (s.S.43). Der schützende Effekt nach einer Erstinfektion bezieht sich möglicherweise nur auf den Toxoplasmastamm, der diese verursacht hat. Hinweise zur Vermeidung von Toxoplasmainfektionen finden Sie in Kapitel 6.2. ab S. 41.

Wenn vor der Schwangerschaft im Blut der Mutter keine Toxoplasma-Antikörper vorhanden sind, aber dann im Laufe der Schwangerschaft nachweisbar werden, so liegt eine Erstinfektion vor – und diese kann, wenn sie nicht behandelt wird, in allen Stadien der Schwangerschaft zu einer Gefahr für das Kind führen. Die Gefährdung liegt auch darin, dass eine Erstinfektion während der Schwangerschaft häufig, in etwa 75% der Fälle, nur wenige oder gar keine Warnsymptome verursacht. Deshalb empfehlen Gynäkologen während einer Schwangerschaft auch beschwerdefreien Frauen mehrere Tests. *Achtung: Weil das IgM bis zu 14 Tage vor dem IgG positiv werden kann, sollte es ebenfalls bestimmt werden.*

Wenn vor einer Schwangerschaft keine Antikörper nachweisbar sind, so ist ein regelmäßiges Screening auf Toxoplasma-Antikörper während der Schwangerschaft sinnvoll, da die betreffende Frau wahrscheinlich noch keine Erstinfektion durchgemacht hat. In diesen Fällen beweist ein Anstieg der Antikörper eine Erstinfektion, und es ist unstrittig, dass dann mit einer Behandlung begonnen werden sollte, um eine Infektion und Schädigung des Kindes zu verhindern.

In Deutschland wird bei einer Erstinfektion während der Schwangerschaft bis zur 16. Woche Spiramycin verordnet, und ab der 17. Woche bis zum Ende der Schwangerschaft eine Kombination von Sulfadiazin, Pyrimethamin und Calciumfolinat, dies hat sich als effektiv zum Schutz des Kindes erwiesen (62), aktuelle Informationen zur Dosierung und Dauer der Therapie finden Sie auf der website des Robert-Koch Institutes.

Konsequenterweise wird in Österreich schon seit 1975 ein kostenloses Toxoplasmosescreening für schwangere Frauen angeboten. Durch frühzeitige Therapien von Erstinfektionen während der Schwangerschaft konnte so die Häufigkeit von Toxoplasmainfektionen Neugeborener innerhalb von 20 Jahren von etwa 78 pro 10.000 Geburten auf weniger als 1 pro 10.000 Geburten gesenkt werden (96). Damit ist mehreren tausend Kindern eine schwere Erkrankung und lange Leidensgeschichte erspart geblieben.

15.10 Kann eine chronische aktive Toxoplasmose eine Schwangerschaft gefährden?

In manchen Fällen ja, und zwar, wenn sich bei Toxoplasmoseträgerinnen in der Vorgeschichte schon mehrere Schwangerschaftskomplikationen, Fehl- oder Totgeburten ereignet haben, dies wurde in einer Studie von 1992 untersucht (19). Es wurden 33 Teilnehmerinnen in die Studie eingeschlossen, bei *allen* hatten sich schwere Komplikationen zum Teil schon mehrfach ereignet und deshalb bestand ein hohes Risiko für erneute Schwangerschaftskomplikationen. Alle waren Toxoplasmoseträgerinnen mit positiven Toxoplasma IgG, jedoch wies keine einzige auch erhöhte Toxoplasma IgM auf, nach üblicher Lesart hätte es sich also um „ruhende", harmlose Toxoplasmosefälle handeln sollen. Den Patientinnen wurden mehrwöchige Toxoplasmosetherapien verschrieben, danach wurden 31 von Ihnen erneut schwanger.

28 von ihnen - über 84% - bekamen gesunde Babys, 3 Schwangerschaften waren bis zum Ende der Studie noch nicht abgeschlossen. Schädigende Effekte des Pyrimethamin auf die Babys wurden nicht gesehen. Die Autoren folgerten daraus, dass Patientinnen mit hohen Toxoplasma IgG, die schon mehrfache Schwangerschaftskomplikationen erlitten haben, mit hoher Wahrscheinlichkeit an einer chronischen Toxoplasmose leiden und vor einer erneuten Schwangerschaft entsprechend behandelt werden sollten.

Patientinnen mit hohen Toxoplasma IgG und fehlendem IgM erlitten infolge einer chronischen Toxoplasmose schwere Schwangerschaftskomplikationen. Wenn dies eine Schwangerschaft nicht beendet, können hohe Toxoplasma IgG trotzdem spätere Gesundheitsrisiken für das Kind auslösen (16). Wenn eine Frau jedoch vor einer Schwangerschaft nur gering erhöhte Toxoplasma IgG aufweist und symptomfrei ist, besteht keine Gefährdung für das Kind.

15.11 Wodurch unterscheidet sich eine chronisch aktive Toxoplasmose von einer akuten Toxoplasmose ?

Bei einer akuten Toxoplasmose werden die rasch zunehmenden Symptome durch Toxoplasmen in Form von Tachyzoiten verursacht, die sich rasch teilen und ihre Zielzellen häufig zerstören. Dieser Krankheitsverlauf kann mit Hilfe normaler Antikörpertests ausreichend sicher diagnostiziert werden, weil Tachyzoiten meist eine deutliche Antikörperantwort des Organismus zur Folge haben, für die unseres Tests entwickelt wurden.

Bei der *chronisch aktiven* Toxoplasmose werden die Symptome hingegen vor allem durch eine erhöhte Aktivität von Bradyzoiten innerhalb ihrer Zysten ausgelöst, meist ohne dass die Wirtszellen zerstört werden. Es gibt deutliche Hinweise, dass solche Aktivitäten zahlreiche Krankheitsrisiken auslösen können, die im Zusammenhang mit einer Toxoplasmabesiedlung gesehen werden (siehe 6.4 ab S. 45). Dieser Verlauf einer Toxoplasmose ist schwieriger zu diagnostizieren, weil Bradyzoiten gut getarnt sind, und nur eine sehr geringe Immunantwort auslösen, die zudem von den meisten gegenwärtigen Tests nicht erfasst wird.

Die chronischen Erkrankungen verlaufen bei ähnlichen Symptomen insgesamt deutlich langsamer als die akuten, durch Tachyzoiten ausgelösten Krankheitverläufe. In der Anfangsphase der Erkrankung, die Wochen bis Monate andauern kann, wechseln sich häufig symptomarme Phasen mit Krankheitsphasen ab, es ist also zu Beginn häufig ein *intervallartiger Verlauf.* Im Laufe der Zeit nehmen die symptomarmen Phasen langsam ab und es entwickelt sich ein dauerhaftes kontinuierliches Krankheitsbild, dessen Intensität langsam über Monate bis Jahre zunimmt, bis zum Vollbild einer chronisch aktiven Toxoplasmose, die in den Fallbeispielen und im Detail auf den Seiten 55-59 beschrieben wird.

15.12 Sind nach einer Toxoplasmosebehandlung LTT Kontrollen zum Ausschluss eines Rückfalls erforderlich ?

Die kurze Antwort ist nein, denn der Symptomverlauf, vielmehr das Ausbleiben von erneuten Toxoplasmosesymptomen ist wesentlicher, weil unser Organismus meist sensitiver als ein LTT reagiert. Zum besseren Verständnis möchte ich diese Frage aber etwas ausführlicher beantworten.

Nach einer erfolgreichen Toxoplasmosebehandlung sinkt der Toxoplasma LTT regelmäßig deutlich ab und zeigt damit an, dass das Immunsystem in Hinsicht auf Toxoplasmen wesentlich entlastet wurde. Bei manchen Gesundeten sinkt er nicht ganz auf „0" ab, aber das ist auch nicht unbedingt notwendig. Ein leicht erhöhter LTT zeigt dann an, dass das Immmunsystem auch nach der Therapie noch etwas vermehrt abwehrbereit gegenüber Toxoplasmen ist, und das ist in Maßen kein Nachteil. Die entscheidende Kontrolle für eine erfolgreiche Behandlung ist also vor allem die erzielte Symptomminderung – befriedigend ist hierbei eine Verminderung des Toxoplasmose Score um ungefähr 70%, und dies geht in der Regel mit einem sinkenden LTT einher.

Das heißt auch, dass ein positiver LTT nicht automatisch zu einer Behandlung führen muss – behandelt werden sollte immer der Patient, nicht das Labor. Wenn also bei einem *symptomfreien* Patienten ein leicht erhöhter Toxoplasma LTT festgestellt wird, ist nicht automatisch eine Behandlung erforderlich – denn die Symptomfreiheit zeigt hinreichend, dass die Toxoplasmoseaktivität noch kein behandlungsbedürftiges Ausmaß erreicht hat. Daraus folgt letztlich, dass erneute LTT Messungen nur dann sinnvoll sind, wenn aufgrund von typischen Symptomen der begründete Verdacht für eine Toxoplasmosereaktivierung besteht und dies labortechnisch überprüft werden muss.

15.13 Kann Covid-19 eine Toxoplasmareaktivierung mit Symptomen ähnlich einem post–Covid auslösen?

Ja. Patienten berichten häufig, dass sich erste Symptome einer Toxoplasmose im Anschluss an schwere Infekte oder andere gesundheitliche Belastungen entwickelten (siehe S. 192).

4/2020 wurde gezeigt, dass eine Aktivität der sogenannten CD8 Zellen entscheidend für eine effektive Abwehr gegen Covid-19 ist und das eine deutliche Abnahme der Anzahl der CD8 Zellen und ein Anstieg der entzündlichen Zytokinspiegel je deutlicher ausfallen, je schwerer die COVID-19 Erkrankung ist (79). Da eben diese CD8 Zellen auch für eine Kontrolle der Toxoplasmen unerlässlich sind (12), kann ihre Schwächung durch Covid-19 in der Folge eine Aktivitätszunahme schon vorhandener Toxoplasmen nach sich ziehen. So können nach einer Covid-19 Infektion durch eine darauf folgende Toxoplasmosereaktivierung Symptome ausgelöst werden, die kaum von einer Long- oder post Covid Symptomatik zu unterscheiden sind.

Dies habe ich in mehr als 20 Fällen beobachtet, alle Patienten konnten erfolgreich therapiert werden (s. Fallbeispiel S. 176). Mir ist von befreundeten Kollegen bekannt, dass sie ebenfalls Toxoplasmareaktivierungen nach Covid-19 Infektionen diagnostiziert und erfolgreich behandelt haben. Auf www.toxoplasmachronic.com sind hierzu mit dem „Update Dez 2020", Fall 4 und einem dazugehörigen Interview weitere Informationen zu finden. Ein lesenswerter Artikel zu möglichen Toxoplasmosereaktivierungen nach Covid-19 wurde 5/2021 von Prof. Kevin Roe aus San Diego veröffentlicht (100).

Ich möchte auch darauf hinweisen, dass ein durch Covid-19 und/oder Toxoplasmose geschwächtes Immunsystem im Prinzip auch die Kontrolle über weitere Krankheitserreger, wie Borrelien, Chlamydien, Herpesviren oder EBV verlieren kann.

Darüber muß man sich bei der Diagnostik der resultierenden langwierigen und komplexen Krankheitsbilder im klaren sein, und zumindest die wichtigsten auslösenden Faktoren identifizieren und behandeln. Nur wenn dies gelingt, kann eine Therapie auch erfolgreich sein.

Zusammenfassend ist eine Long-Covid Symptomatik in manchen Fällen wahrscheinlich nicht nur das Resultat der Covid-19 Aktivität selbst (das wäre dann ein „echtes" Long-Covid), sondern möglicherweise das Resultat einer Reaktivierung anderer Krankheitserreger, wie zum Beispiel Toxoplasmen. Man könnte dies auch als „falsches" Long Covid bezeichnen - es verursacht sehr ähnliche Symptome, kann aber zügig und erfolgreich behandelt werden.

15.14   Haben Toxoplasmaträger ein erhöhtes Risiko für einen schweren Verlauf einer Covid-19 Infektion ?

Ja. Toxoplasmen können einen erheblichen Teil der CD-4 Kapazitäten in Anspruch nehmen, und sie haben das Potential deren Funktion zu stören (74). Eine ungestörte Funktionsfähigkeit der CD4 Zellen ist aber für eine effektive Funktion der schon genannten CD8 Zellen unerlässlich. Aus diesen Gründen kann eine chronische Toxoplasmose für das Immunsystem eine erhebliche Vorbelastung darstellen. Es ist deshalb erklärlich, dass für Toxoplasmaträger nachgewiesen wurde, dass sie ein erhöhtes Risiko für einen schweren Verlauf einer Covid-19 Infektion haben (30, 101), denn ihr CD4 / CD8 System, das dringend für eine effektive Abwehr gegen Covid-19 benötigt wird, ist durch die Toxoplasmen vorbelastet und dadurch manchmal schon vorher geschwächt.

15.15 Können Impfungen zu einer Reaktivierung einer Toxoplasmose führen?

Sporadisch berichteten mir einzelne Patienten über Jahre, dass sich ihr Gesundheitszustand nach verschiedenen Impfungen verschlechtert hatte, dies war in manchen Fällen durch eine Borrelien-, Virus- oder Toxoplasmosereaktivierung bedingt. Impfungen stimulieren CD-4 T-Helferzellen zu einer spezifischen Abwehr, über deren Bedeutung für die Kontrolle von Toxoplasmen und andere Infektionen habe ich auf den Seiten 34 und 258/259 berichtet. Die Kapazität dieses Systems hat jedoch natürliche Grenzen, und diese sind bei manchen Menschen möglicherweise schon durch eine oder mehrere chronische Infektionen nahezu ausgeschöpft. In einer solchen Situation führt ein starker Impfreiz zwar in Bezug auf einen bestimmten Krankheitserreger zu einer verbesserten Abwehr, möglicherweise aber um den Preis, dass die Kontrolle anderer, schon vorbestehender Infektionen schwächer wird. Befreundeten Kollegen und mir selbst sind mehrere Patienten bekannt, die nach m-RNA-Impfungen eine Toxoplasmosreaktivierung erlitten. Vier davon, wie auch den auf S. 179 geschilderten Fall, habe ich an den Impfstoffhersteller gemeldet. Die Behandlungen waren nicht komplizierter oder langwieriger als die anderer Patienten und verliefen erfolgreich. Wir impfen auch weiterhin mit m-RNA Impfstoffen, denn diese Komplikation ist nicht sehr häufig, und sie ist behandelbar.

Impfungen können lebensrettend sein und ich befürworte sie. Das heisst nicht, dass es keine Probleme im Zusammenhang mit Impfungen gäbe, aber der Nutzen überwiegt. So verstarben zu Beginn der Covid-19 Pandemie einige meiner zunächst noch ungeimpften Patienten an diesem Virus. Nachdem die meisten Patienten geimpft waren, verzeichneten wir zwar weiterhin noch Infektionen, aber kaum noch Todesfälle. Weltweit haben die Covid-19 Impfungen Hochrechnungen zufolge allein von 12/2020 bis 12/2021 knapp 20 Millionen Menschen das Leben gerettet (122).

15.16 Was ist zu beachten, wenn mehrere Infektionen gleichzeitig bestehen ?

Unser Immunsystem setzt sich ständig mit Infektionen auseinander, aber solange es hierbei effektiv ist, verspüren wir nur wenige oder keine Symptome. Infektionen mit Borrelien, Chlamydien und auch Toxoplasmen sind häufig parallel nebeneinander anzutreffen, diese Krankheitserreger halten sich vor allem innerhalb unserer Zellen auf. Für diesen Bereich tragen die schon mehrfach genannten CD4 und CD8 Zellen die Hauptlast der Abwehr, und bei mehreren Infektionen erhöht sich ihre Belastung deutlich.

Falls das Immunsystem nun von einem dieser Erreger überwunden wird, resultieren entsprechende spezifische Krankheitssymptome, es können dann aber auch andere Erreger aktiver werden. Dann entwickelt sich über Monate oder Jahre eine komplexe multiinfektiöse Erkrankung mit vielfältigen Symptomen, deren Behandlung leider schwieriger ist, deshalb sollte diese möglichst frühzeitig beginnen.

Die nach meinen Erfahrungen häufigsten „Teamplayer" der Toxoplasmen sind Chlamydien und Borrelien, verschiedene Viren wie Herpes oder EBV können das Immunsystem zusätzlich belasten. Bei der Kombination Chlamydien / Toxoplasma stehen oft die Gelenkschmerzen und Morgensteifigkeit mehr im Vordergrund der Erkrankung, wie auch bei der Kombination Borrelien / Toxoplasma. Bei letzterer zeigt sich jedoch sehr häufig auch die typische wandernde Charakteristik der Borreliose und deren typische „einschießenden" Schmerzen. Bei der Behandlung hat es sich sehr bewährt, Chlamydien und/oder eine Borreliose zuerst zu behandeln, im Fall einer aktiven Chlamydieninfektion mindestens 20 Tage, bei einer Borreliose oft 4-6 Wochen und länger (siehe Seiten 61-65). Erst wenn sich dieser Teil der Symptomatik deutlich zurückgebildet hat, ist die darauf folgende Behandlung der Toxoplasmose sinnvoll und erfolgversprechend.

Nach neueren Erkenntnissen sind manche Erreger auch zu einer Zusammenarbeit zu ihrem gegenseitigen Nutzen fähig. So können Chlamydien und Borrelien zusammen einen „Biofilm" bilden, der sie schützt (105) - möglicherweise sind solche Mechanismen ein weiterer Grund dafür, warum kombinierte, multiinfektiöse Erkrankungen oft so schwer zu behandeln sind. Ich möchte an dieser Stelle auch darauf hinweisen, dass ich bei einigen wenigen Patienten etwa 1-2 Jahre nach der Behandlung einer Toxoplasmose eine Borreliose behandeln musste, und auch ein umgekehrter Fall hierzu ist mir bekannt. Das kann Zufall sein, es ist aber auch möglich, dass es Interaktionen zwischen Krankheitserregern gibt, die noch aufgedeckt werden müssen.

15.17   Welche Ärzte können eine Toxoplasmose behandeln ?

Im Prinzip kann sich jeder Arzt in dieses Gebiet einarbeiten und eine aktive Toxoplasmose behandeln, prädestiniert sind dafür Allgemeinmediziner, Internisten, Rheumatologen und Neurologen. Manche Ärzte sehen es als problematisch an, dass es sich bei der Therapie einer chronisch aktiven Toxoplasmose zu Beginn um einen *Heilversuch* handelt, denn auch bei größter Sorgfalt ist es nicht einfach, vor Therapiebeginn zweifelsfrei nachzuweisen, dass dies definitiv die Ursache der Erkrankung ist. Wenn andere Erkrankungen mit einer gründlichen Anamnese und Differentialdiagnose ausgeschlossen worden sind (s. Kap. 7 S. 60), erlaubt die Checkliste eine konkrete Risikoeinschätzung hinsichtlich einer aktiven Toxoplasmose. Die diagnostische Unsicherheit besteht dann nur noch für die ersten 7-10 Tage, und sie kann schon jetzt in den meisten Fällen durch einen LTT deutlich vermindert werden (siehe S. 237 - 239).

Wenn eine anfängliche Behandlung mit Clindamycin erfolgreich ist, führt die anschließende Kombinationstherapie mit einer sehr hohen Wahrscheinlichkeit zum Erfolg. Trotzdem möchte nicht jeder Arzt so eine Therapie verordnen, und er kann sich weiterhin auch ausschließlich auf die Antikörpertests verlassen wollen und somit bei einem negativem Ergebnis einen Behandlungsversuch schlicht ablehnen. Das ist bedauerlich, aber seine ärztliche Entscheidung. Solange eine klinische Studie zur chronisch aktiven Toxoplasmose noch nicht vorliegt, werden viele Ärzte weiter auf diesem traditionellen Standpunkt beharren, auch wenn die üblichen Antikörpertests in keiner Weise geeignet sind, eine chronische aktive Toxoplasmose zu erkennen.

Sorgfältig dokumentierte Erfahrungsberichte haben in der Medizin immer auch einen gewissen Stellenwert gehabt, jedoch spielen diese Beobachtungen an der Basis gegenwärtig kaum noch eine Rolle. Es werden eigentlich nur noch die Erkenntnisse von großen medizinischen Abteilungen beachtet, wobei die Forschungsschwerpunkte von denen gesetzt werden, die die erforderlichen, teuren Studien finanzieren. Für die Behandlung der Toxoplasmose finden jedoch ganz überwiegend Standardmedikamente Anwendung, und das ist leider keine gute Voraussetzung, um Forschungsgelder „anzuziehen".

Ich bin davon überzeugt, dass es auch jetzt schon ärztlich absolut vertretbar ist, wenn man in sorgfältig überlegten Fällen versucht, einem Erkrankten mit diesem Therapieansatz zu helfen. Ich habe das, soweit es mir möglich ist, durch eine gründliche fachliche Argumentation und Fallbeispiele dargelegt und mit der Checkliste eine Entscheidungshilfe formuliert. *Betroffene benötigen unsere Hilfe heute, und nicht erst in 10 oder 15 Jahren, wenn genauere Labormethoden hoffentlich allgemein verfügbar werden.*

15.18 Wie kann ich mit meinem Arzt zusammenarbeiten?

Ihr Arzt oder Ärztin kennt Toxoplasmose wahrscheinlich eher als Risiko im Fall einer Erstinfektion während der Schwangerschaft, oder als Komplikation nach Organtransplantationen oder in Rahmen von HIV Infektionen. Bisher wird im Medizinstudium noch vermittelt, dass Toxoplasmen für Menschen mit intaktem Immunsystem völlig harmlos seien. Dass dem nicht so ist und dass die Verlässlichkeit der üblichen Antikörpertests nur für akute Toxoplasmainfektionen belegt ist, keinesfalls aber für eine chronisch aktive Toxoplasmose, ist bisher nur wenig bekannt.

Wenn Sie unter zahlreichen Symptomen leiden, die an eine Toxoplasmose denken lassen, ohne dass eine ausführliche Diagnostik und möglicherweise auch stationäre Untersuchungen eine tragfähige Diagnose ergeben haben, könnten Sie an diesem Punkt Ihren Arzt diplomatisch auf die Möglichkeit einer chronisch aktiven Toxoplasmose ansprechen. Es ist sehr sinnvoll, eine bereits ausgefüllte Checkliste zu diesem Gespräch mitzubringen, da ihr Arzt während der normalen Sprechstundenarbeit die Zeit dafür wahrscheinlich nicht aufbringen kann.

Er wird möglicherweise eher skeptisch und zurückhaltend auf Ihr Anliegen reagieren, und das ist in Anbetracht des erlernten Wissens auch vollkommen logisch. Trotzdem möchte er Ihnen natürlich helfen und ist mit ein wenig Überzeugungsarbeit vielleicht auch damit einverstanden, bei Ihnen einen Toxoplasma LTT durchführen zu lassen. Da es sich um eine Eigenleistung handelt (Kosten zur Zeit knapp 90€), wird das Laborbudget ihres Arztes nicht belastet, und das Blut wird am Tag der Abnahme deutschlandweit durch einen Kurierdienst abgeholt. Der ganze Vorgang ist also für die Arztpraxen sehr unkompliziert.

Falls der LTT ein **positives** Resultat liefert, Ihre Symptomkombination auf eine chronisch aktive Toxoplasmose hinweist und die übrige Diagnostik abgeschlossen ist, so ist Ihr Arzt oder Ärztin möglicherweise bereit, eine Kombinationstherapie zu verordnen. Wenn sich ihre Symptome innerhalb der ersten 7-10 Tage bessern, so darf die Diagnose als gesichert gelten und die Therapie kann fortgesetzt werden. Falls der LTT ein **negatives** Ergebnis liefert, ist eine chronisch aktive Toxoplasmose nicht sicher ausgeschlossen, und ihr Arzt möchte Ihnen selbstverständlich weiterhin helfen, aber seine Skepsis ist vordergründig zunächst bestätigt.

Sie könnten ihn bitten dieses Buch zu lesen, die zahlreichen Zitate wissenschaftlicher Quellen dienen dazu, meine Argumentation nachvollziehbar zu machen. Wenn Ihr Arzt die Zeit dafür nicht aufbringen kann, möchte ich vorschlagen, dass Sie ihm/ihr Kopien der Seiten 14 – 17, 50 – 59, 78 – 82, 237 - 239 und 262 – 266 aushändigen.

Bitte bedenken Sie, dass Ihr Arzt/Ärztin wahrscheinlich viel zu tun hat und Zeit benötigt, um die neue Information zu verarbeiten. Dann aber möchte er vielleicht diese Chance wahrnehmen Ihnen und möglicherweise auch anderen Patienten zu helfen. Bei negativem LTT wird man in der Regel zunächst nur einen Behandlungsversuch mit Clindamycin verordnen und erst bei einer deutlichen Besserung der Symptome nach 7-10 Tagen zu einer Kombinationstherapie wechseln. *Sie können Ihrem Arzt sehr helfen, wenn Sie konsequent jede Woche Ihre Symptome dokumentieren und die Checkliste komplett ausfüllen - in der linken Spalte der vorherige Befund, in der rechten Spalte der Aktuelle.* Diese regelmäßigen Dokumentationen sind für ihn wichtige Rückmeldungen, die er dringend für die Beurteilung des Therapieverlaufes benötigt, denn er trägt die Verantwortung für therapeutische Entscheidungen.

Bei der Therapie einer chronisch aktiven Toxoplasmose kommt es beson-
ders auf eine vertrauensvolle und gute Zusammenarbeit an. Seien Sie ge-
duldig, wenn ihr Arzt zunächst skeptisch reagiert, zu seinen Aufgaben
gehört es auch vorsichtig zu sein und neue Diagnosen und Therapien
kritisch zu bewerten. Viele Ärzte sind aber auch offen und engagiert und
sind bereit, sich mit neuen Gebieten zu befassen, um ihren Patienten zu
helfen. Bei Fragen zur Diagnostik oder Therapie bin ich für meine ärzt-
lichen Kollegen jederzeit gerne ansprechbar.

15.19 Ist die Behandlung einer aktiven Toxoplasmose eine Leistung der gesetzlichen Krankenkassen ?

Es gibt da einige Haken: generell werden die Kosten für LTT Tests von
den gesetzlichen Krankenkassen nicht übernommen, und es ist auch
möglich, dass manche Kassen eine Behandlungsnotwendigkeit und eine
Kostenübernahme für die Behandlung einer chronisch aktiven Toxoplasmose ablehnen. Die Behandlungen sind aber sehr zeitaufwendig und die
Medikamente nicht billig. In Deutschland sind jedoch die Labor-, Medika-
menten- und Honorarbudgets für gesetzlich krankenversicherte Patienten, um es sehr freundlich auszudrücken, knapp kalkuliert. Dies führt zu
einem Regressrisiko, wenn Ärzte „unwirtschaftlich" verordnen und zu
Honorarabzug für „unnötige" Laboruntersuchungen, auch können Ärzte
besonders zeitaufwendige Behandlungen oft nicht abrechnen, nämlich
dann, wenn ihr Budget für Gesprächsleistungen aufgebraucht ist.
Da nicht alle Ärzte das alles auf sich nehmen möchten, ist es möglich, dass
manche eine Toxoplasmosebehandlung nur als Privatleistung anbieten
werden. Es kann hilfreich sein, wenn man als Patient ein paar Informationen zu diesem Hintergrund hat, deshalb werden in Kapitel 16 ab S. 268
auch solche Aspekte behandelt.

15.20 Wie passt das alles zur evidence-based Medizin ?

Besser als viele Kollegen meinen, denn „evidence-based Medizin" heißt im Kern "Medizin auf Basis wissenschaftlicher Evidenz (Beweis)", und das ist eigentlich genau das, was ich mache, nur arbeite ich direkt mit den wissenschaftlichen Studienergebnissen. Wenn man diese zusammen fügt, kommt man eigentlich unweigerlich zu dem Schluss, dass die Genauigkeit unserer Laborwerte enorm überschätzt und die möglichen Auswirkungen einer Toxoplasmose ebenso unterschätzt werden.

Es wurde noch nie „evidence-based" untersucht, ob die üblichen Labormethoden eine *chronisch* aktive Toxoplasmose überhaupt erfassen können, es gibt aber sehr viele Hinweise dafür, dass diese Methoden für diese Fragestellung in keiner Weise geeignet sind. Das wird mit Ausnahme weniger Forscher ignoriert, und es wird weiterhin einfach vorausgesetzt, dass jede signifikante Toxoplasmaaktivität sicher mit diesen Labormethoden zu erfassen sei – ohne jede Evidenz. Andererseits gibt es mindestens einige dutzend Studien die belegen, dass Toxoplasmen auch bei negativem Toxoplasma IgM Erkrankungen auslösen können, s. Seiten 45 – 49, trotzdem gelten Toxoplasmen weiterhin als weitgehend „harmlos". *An dieser Stelle fehlen mir die Worte.*

In dieser Situation habe ich mich in die wissenschaftlichen Grundlagen eingearbeitet und Wege gefunden, wie ich meinen Patienten helfen kann. Das habe dich dann mit meinen eigenen Erfahrungen ergänzt, um die Genauigkeit der Diagnose und die Therapien zu verbessern, und damit arbeite ich sehr dicht an den wissenschaftlichen Grundlagen. Sicher ist es nun an dieser Stelle erforderlich das Ganze mittels wissenschaftlicher Studien zu dokumentieren und damit auch neue „Evidenz" (Beweis) zu finden. Wie ich aber schon an vielen Stellen geschrieben habe: Es scheitert bisher noch nicht einmal an der Finanzierung, sondern leider vor allem am Desinteresse der Hochschulmedizin. Und noch einmal: *Es fehlen mir die Worte.*

16.   In eigener Sache

In diesem Kapitel geht es um die Ausbildung von jungen Medizinern und die Zukunft der hausärztlichen Versorgung, um die es zur Zeit nicht gut steht. Auch die Einschränkungen der ärztlichen Therapiefreiheit, die Nachteile für die an aktiver Toxoplasmose erkrankten Patienten zur Folge haben können, möchte ich hier ansprechen.

Wie in jedem anderen Beruf muss man auch als Arzt permanent bereit sein zu lernen, und auch die gesammelten Informationen der Patienten, die Erfahrungen, die sie mit ihren Erkrankungen, Wirkungen und Nebenwirkungen von Medikamenten und vielem mehr machen, vermehren die Erfahrung des Arztes – *wenn er zuhört*. In einem Patientengespräch, der Anamnese, muss man alle Informationen, die vom Gegenüber kommen aufnehmen, durch einen inneren medizinischen „Filter" laufen lassen und mit Zwischenfragen weiter präzisieren.

Dies nennt man „aktives Zuhören", und es ist ein wesentlicher Lerninhalt für die Studenten, die Praktika in unserer Praxis absolvieren. Eine gute nonverbale Kommunikation wird hierbei oft unterschätzt, ist aber auch außerordentlich wichtig. Parallel dazu muss der Arzt möglichst lückenlos dokumentieren und erste Strategien entwerfen, wie er diagnostisch vorgehen und dem Patienten helfen kann. Dies klingt kompliziert, ist es auch, und deshalb anstrengend und *zeitintensiv*. Die Zeit und Mühe für diese Gespräche sind jedoch gut investiert, denn die so gewonnenen Informationen sind eine entscheidende Grundlage für die weitere Arbeit.

Es geht niemand zum Arzt, „weil es so schön ist", und in der Regel sind die Patienten hochmotiviert zum Heilungserfolg beizutragen, vor allem wenn sie ernstgenommen werden. Man kann aus diesen Anamnesegesprächen viele, oft entscheidende Informationen gewinnen, notwendig sind Sorgfalt, Zuwendung zum Patienten, Empathie, Wissen und Erfahrung. Seit einigen Jahren sind wir Lehrpraxis der Ruhr Universität Bochum und haben die große Chance, mit jungen Studenten zu arbeiten, die noch nicht vom „Technik-Overkill" in der Medizin belastet sind, um sie vom Wert dieser Grundlagenarbeit zu überzeugen. Das ist wesentlich, denn ich bin mir sicher, dass ein Mangel in diesem Bereich nicht durch den Einsatz von Technik kompensiert werden kann. Das alleinige Abspulen umfangreicher technischer Maßnahmen führt oft nicht zum Ziel, vor allem, wenn die gesuchte Erkrankung keine eindeutigen Spuren im Labor hinterlässt. Das ist weit häufiger der Fall, als man wahrhaben möchte, nicht nur im Fall einer chronisch aktiven Toxoplasmose.

Die Studenten verinnerlichen im Laufe ihres Studiums Hunderte von Krankheitsbildern – und dieses Wissen ist für eine präzise Diagnose extrem wichtig. Sie sind in solchen Gesprächen voll bei der Sache und einfühlsam. Ich glaube, wir bekommen fachlich und menschlich gute junge Ärzte.

Während meiner eigenen Ausbildung war ich oft beeindruckt von dem Gespür meiner erfahrenen, älteren Kollegen, die auf Details der Anamnese und auf eine gute körperliche Untersuchung sehr viel Wert legten. Ich lernte von ihnen auch, technischen Untersuchungsergebnissen nicht bedingungslos zu vertrauen, und im Zweifelsfall eher den Patienten in den Mittelpunkt zu stellen. Jeder Mensch hat die „Antennen" dafür, und man kann lernen, sie zu nutzen. Dies ist die Grundhaltung, die meine Arbeit als Allgemeinmediziner prägt, und mich letztlich auf auf die Spur von „Toxoplasma gondii" brachte. Die gesundheitlichen Belastungen durch eine aktive Toxoplasmose in Form von Schmerzen, Müdigkeit, Konzentrationsstörungen, eingeschränkter

Belastbarkeit, psychischer Beeinträchtigung und vielem mehr sind nicht zu beziffern - in Anbetracht der wahrscheinlich großen Anzahl von Betroffenen ist „immens" nicht zu hoch gegriffen. Die finanziellen Belastungen für die Gesellschaft und das Gesundheitssystem durch diese Erkrankung dürften in Anbetracht zahlreicher Krankheitsfälle, Krankschreibungen und stationärer Behandlungen ebenfalls sehr hoch liegen. Gesundheitsökonomen könnten dies auf Basis größerer Studien kalkulieren – die Summe wäre sicher erschreckend.

Die Kosten der Medikamente für die komplette Behandlung einer chronisch aktiven Toxoplasmose beträgt mit nachfolgender Rückfallprophylaxe etwa 53 € für eine einfache duale Therapie (S. 304), etwa 212 € für meine am häufigsten verordnete rotierende Therapie (S. 302), bis zu etwa 380 € für die 2. rotierende Therapie (S. 303)

Um auch einmal von einer anderen, ähnlich schweren Erkrankung zu sprechen: Eine Borreliosebehandlung mittels Antibiotikainfusionen, beispielsweise 30 Tage Ceftriaxon 2.0 g täglich, kostet zur Zeit ungefähr 800 €. Das sind im Gesundheitswesen keine besonders hohen Beträge, vor allem wenn man bedenkt, dass diese Menschen sehr schwer erkrankt sind, und dass eine Heilung oft möglich ist.

Wenn gesetzlich krankenversicherte Patienten betroffen sind, bedeuten solche Therapiekosten jedoch aufgrund der knappen Medikamentenbudgets für die niedergelassenen Ärzte ein Kostenrisiko. Zur Zeit liegt in einer allgemeinmedizinschen Praxis die "Richtgröße" für *einen* „kassenversicherten" Patienten *pro Quartal* bis zum 15. Lebensjahr (LJ) bei 18 €, vom 16. bis zum 49. LJ bei etwa 37 €, vom 50. bis 64. LJ bei etwa 103 € und ab dem 65. Lebensjahr bei etwa 203 €. Das Ganze wird noch durch Quoten für manche Medikamente verkompliziert, die Feinheiten dieses Wahnsinns erspare ich dem Leser aber lieber. Die genannten Beträge sollen für die Arzneiverordnungen von 3 Monaten ausreichen - der Arzt ist dafür verantwortlich und letztlich auch *haftbar*. Deshalb wirken die „Richtgrößen" wie Budgets und haben zur Folge, dass niedergelassene Ärzte ständig unter einem erheblichen „Spardruck" stehen, und ich denke, das ist so beabsichtigt. In der täglichen Arbeit kann dies schon zu nervenaufreibenden Konflikten führen, es wird aber zu einem echten Albtraum, wenn die durchschnittlichen Ausgaben pro Patient diese Beträge um einen bestimmten Prozentsatz überschreiten und man als Arzt eine Regressforderung zugestellt bekommt. *Diese kann bis zu 2 Jahre rückwirkend wirksam sein und bis zu 8 Quartale umfassen.*

Wenn ein Arzt lückenlos dokumentiert, gut argumentiert und Glück hat, *können* im Fall einer Regressforderung erhöhte Ausgaben einer Praxis in einem bestimmten Bereich vom Prüfungsausschuss als Praxisbesonderheiten gewertet werden – der Arzt muss sie dann in diesem Fall nicht bezahlen. Gelingt dies nicht, akzeptiert er entweder die Strafe für sein „unwirtschaftliches Verhalten" – die dem Betrag der Arzneimittelüberschreitung entspricht und sich in einem 4- bis 6-stelligen Bereich abspielen kann – oder es kommt zu einer gerichtlichen Auseinandersetzung, die sich über Jahre hinziehen kann. Das ist dann ein Albtraum, der lange anhält und die betroffenen Ärzte regelrecht fertig macht.

Um das Budget für die Behandlung *eines* Patienten, der an einer Toxoplasmose erkrankt ist, zur Verfügung zu haben, bräuchte man, wenn man die „mittlere" Therapie zugrunde legt,   etwa 6 Patienten in der Altersgruppe von   16 bis 49 Jahren, die gar keine Medikamente benötigen. Es würde auch das Budget für 2   50- bis 64-jährige Patienten genügen, aber in dieser Altersgruppe entstehen natürlich auch ohne

Toxoplasmose-Therapien schon hohe Ausgaben. Wenn Ihnen diese Rechnungen sehr fragwürdig erscheinen, so spricht das für Ihren gesunden Menschenverstand – aber zu solchen Gedankengängen führt unser System. Man kann auch keine Vorabgenehmigungen für bestimmte Therapien beantragen, und deshalb muss ein Arzt in Deutschland manchmal regelrecht finanzielle Risiken eingehen, wenn er seine gesetzlich versicherten Patienten gut behandeln möchte, und das Risiko für Regressforderungen sitzt ihm ständig im Nacken – *therapeutische Freiheit sieht anders aus*. Das ist ein sehr wesentlicher Punkt im Verdruss der Ärzte mit unserem System.

Hier findet sich auch die von der Politik so oft angeprangerte und in diesem Fall auch von ihr verschuldete 2-Klassenmedizin wieder. Bei privat versicherten Patienten gibt es solche Regressforderungen überhaupt nicht, und der Arzt kann frei entscheiden, welche Therapien für seine Patienten am besten geeignet sind – bei Kassenpatienten geht das bisher manchmal nur, wenn er das Risiko von Regressforderungen auf sich nimmt.

Dennoch sind die gesetzlichen Krankenkassen und die Politik von diesem System so sehr überzeugt, dass sie dafür schwere Einschränkungen der ärztlichen Therapiefreiheit in Kauf nehmen, und damit auch den hausärztlichen Nachwuchs abschrecken. **Mir fehlen hier die Worte um zu beschreiben, wie belastend dieses System für die niedergelassenen Ärzte und wie schädlich es letztlich für die Patientenversorgung ist.**

Es gäbe die Möglichkeit, dass der „gemeinsame Bundesausschuss", ein Gremium der Kassenärztlichen Bundesvereinigung und der Krankenkassen, Toxoplasmosebehandlungen (wie einige andere Erkrankungen auch) generell als „Praxisbesonderheit" anerkennen *könnte*. Dies würde zumindest in Hinsicht auf diese Behandlungen Druck von den niedergelassenen Ärzten nehmen; denn sie wüssten dann schon *vor* der Behandlung, dass sie zumindest für die Verordnung dieser Medikamente nicht in Regress genommen werden – es ist aber ein langer Weg, bis solche Regelungen überhaupt in Erwägung gezogen werden.

Es ist auch nicht leicht für Hausärzte, sich Zeit für die notwendigen ausführlichen Gespräche zu nehmen. Sie müssen in Deutschland mit bis zu 240 Patientenkontakten pro Woche ungefähr doppelt so viele Patientenkontakte wie Ärzte in vergleichbaren Gesundheitssystemen bewältigen (105). Das führt zu einer hohen Belastung für die Ärzte und unweigerlich zu „wenig Zeit pro Patient", statistisch sind dies in Deutschland 7,6 Minuten. Das ist im Vergleich zu anderen europäischen Ländern und auch im Verhältnis zu den Gesundheitsausgaben in Deutschland deutlich unterdurchschnittlich (65).

Nach meinen Erfahrungen sind jedoch für eine Toxoplasmosebehandlung pro Patient etwa 4-6 Konsultationen über 8-12 Wochen mit einem Zeitaufwand von jeweils 15-30 Minuten realistisch, wenn mir dieser Patient schon bekannt ist. Die Behandlung von externen Patienten ist noch zeitaufwendiger, da man diese erst kennenlernen und sich oft durch umfangreiche Krankenakten arbeiten muß. Deshalb kann ich nur wenige Anfragen zur Behandlung externer Patienten annehmen. Für Kollegen, die spezielle Rückfragen bezüglich der Diagnose oder Behandlung haben, bin ich aber jederzeit gerne ansprechbar.

Zur Vergütung: Wenn man es über lange Arbeitszeiten schafft, sich die Zeit für solche ausführliche Gespräche zu nehmen, so wird ein mindestens 10-minütiges Gespräch mit etwa 15 € vergütet, vorausgesetzt, dass man diese Leistung nicht für mehr als die Hälfte der chronisch kranken Patienten einer Praxis erbringt. Vergütet werden diese 15 € auch nur innerhalb des pro Quartal gedeckelten „Regelleistungsvolumen". Bei Überschreitungen wird die Leistung automatisch abgewertet. Entscheiden Sie bitte selbst, ob dies so angemessen ist. Man kann an dieser Bewertung und ihren Einschränkungen erkennen, dass das ärztliche Gespräch im deutschen Gesundheitswesen wenig geschätzt wird, die Verantwortlichen glauben eher an Spezialisierung und technische Untersuchungen. Unter dem Strich kann ein Allgemeinarzt in Nordrhein-Westfalen zur Zeit für die Behandlung eines Kassenpatienten pro Quartal Einkünfte von etwa 55 € erzielen, davon gehen die Praxisunkosten ab. Das darf man preiswert nennen.

Diese für die Krankenkassen maßgeschneiderten Regelungen und die *sinkende* Anzahl der Allgemeinärzte führen in ihrer Gesamtheit zwangsläufig dazu, dass sich manche Ärzte einfach nicht die notwendige Zeit nehmen können. Die knappen Medikamentenbudgets sind sicherlich auch nicht hilfreich. Es gibt noch weitere Zwangsmechanismen und Budgetierungen, die auf Betreiben der gesetzlichen Krankenkassen und der Politik über viele Jahre ausgebaut wurden, aber diese Aufzählung möchte ich dem Leser gerne ersparen – es gibt schönere Themen.

Sie können sich aber vorstellen, dass es blanker Unsinn ist, einen hohen Budget- und Regressdruck auf die niedergelassenen Ärzte auszuüben, und gleichzeitig zu hoffen, dass mehr junge Ärzte eine allgemeinmedizinische Ausbildung absolvieren, um Hausärzte zu werden. Ich bin davon überzeugt, dass das Nachwuchsproblem in den allgemeinmedizinischen Praxen seine Ursache ganz wesentlich in diesen Zwängen hat – dem wollen sich viele junge Kollegen einfach nicht mehr aussetzen. In Nordrhein-Westfalen scheiden jedes Jahr etwa 400 Hausärzte aus dem Beruf aus, 200 rücken nach. Somit wird nur für jeden *zweiten* Allgemeinmediziner, der in den nächsten Jahren in den Ruhestand geht, ein Nachfolger zu finden sein – es gibt einfach nicht mehr genug junge Ärzte, die unter diesen Bedingungen Interesse an diesem eigentlich wunderbaren Beruf haben. Auch eine „Landarztquote", bei der die Zulassung zum Medizinstudium an eine verpflichtende 10-Jährige Tätigkeit in unterversorgten Gebieten gekoppelt ist, ändert nichts an den Ursachen. Ich sehe das eher als Versuch, den ärztlichen Nachwuchs zu knebeln.

Hier noch eine weitere, konkrete Ursache für dieses Problem am Beispiel von Hessen. Hier wird im ländlichen Bereich ein bedrohlicher Mangel an Hausärzten beklagt. 4/2018 wurde wieder einmal ein Regressfall publik gemacht: 2 hessische Landärzte wurden zur Zahlung eines höheren 5 stelligen Regresses verurteilt, weil sie „zu viele" Hausbesuche erbracht hatten. Ihr „Fehler": Sie betreuen viele ältere Patienten, die nicht mehr in die Praxis kommen können. Eine weniger engagierte Arbeit hätte diesen Kollegen finanziell nicht geschadet. *Was für ein Wahnsinn (www.hessen-schau.de 14.4.2018 www.spiegel.de 16.4.18).* Regresse können über mehrere Quartale bis zu 2 Jahre rückwirkend ausgesprochen werden und sich so zu Summen addieren, die auch gutgehende Praxen finanziell schwer belasten. Junge Mediziner beobachten so etwas aufmerksam, und ich bin sicher, dass der Schaden, der durch solche Verfahren angerichtet wird, nicht durch mietfreie Praxisräume, preiswerte Praxisgründungskredite oder ähnliches wieder auszubügeln ist. Welche jungen Mediziner möchten sich schon in die Situation dieser beiden Ärzte begeben?

Anfang 2024 scheinen die Politik, die Krankenkassen und die kassenärztlichen Vereinigungen erstmals zu realisieren, dass die genannten Budget- Regress- und Zwangsmechanismen schon seit vielen Jahren zerstörerische Nebenwirkungen auslösen. Eine der Offensichtlichsten ist, dass es viel zu wenige junge Mediziner gibt, die sich unter diesen Bedingungen für eine Tätigkeit als Allgemeinmediziner interessieren. Mittlerweile fehlen in Deutschland etwa 5000 Hausärzte, Tendenz steigend. Es wird jetzt über Reformen zugunsten der hausärztlichen Praxen nachgedacht - hoffentlich bleibt es nicht beim Nachdenken, sonst wird die Arbeit als Hausarzt weiterhin für viele junge Mediziner kein erstrebenswertes Ziel mehr sein.

Schon in wenigen Jahren wäre dann die hausärztliche Medizin auch in den Städten so weit ausgedünnt, dass wir zwangsläufig eine schlechtere Versorgung und einen deutlichen Kostenschub durch mehr Klinikaufenthalte bekämen, denn Krankenhausambulanzen oder Onlineberatungen können die fehlenden Hausärzte sicher nicht ersetzen. Der positive Aspekt ist, dass viele Ärzte ihren Beruf trotz dieser Zwänge und Regresse nach wie vor mit Engagement und Freude ausüben und ihren Idealismus nicht verloren haben.

Der wurde allerdings Ende 2023 mal wieder geprüft: es wurden 4000 Regressbescheide an Arztpraxen verschickt, die irrtümlich Impfungen gegen Gürtelrose mit „falschen" Rezepten bestellt hatten - auf diesen fehlte ein einziges Häkchen. Die Krankenkassen möchten sich nun diese Impfungen von den Ärzten bis zu 2 Jahre rückwirkend bezahlen lassen, zu einem Preis von etwa 200 € pro Impfung - das ergibt in manchen Fällen 5-stellige Summen. Das wird sicher sehr viele Prozesse auslösen, und möglicherweise auch manche Kollegen veranlassen, frühzeitig ihre Praxistätigkeit einzustellen. Die Krankenkassen werden hingegen mit allen Mitteln versuchen, ihre Position durchzusetzen, und es interessiert sie dabei herzlich wenig, ob sie einige Arztpraxen verlieren – sinnloser geht es kaum. Immerhin habe ich *bisher* noch keine Regressforderungen für Toxoplasmosebehandlungen erhalten, habe mich aber darauf vorbereitet. Mit diesem Kapitel wollte ich auch nicht über das drohende „Hungertuch" klagen, davon sind wir noch etwas entfernt.

Es würden sich aber sicher wieder mehr junge Ärzte für eine Tätigkeit als Allgemeinmediziner entscheiden, wenn die zeitintensiven hausärztlichen Gespräche gegenüber den technischen Leistungen aufgewertet würden und die Zwänge und abschreckenden Regresssysteme abgeschafft würden. „Kostenneutral" wird das für die Krankenkassen sicher nicht zu haben sein, ich bin aber davon überzeugt, dass der Erhalt der hausärztlichen Versorgung diese Investition wert ist und sich langfristig sowohl für die Patienten wie auch für die Krankenkassen auszahlen würde.

Die genannten Rahmenbedingungen behindern in ihrer Gesamtheit eine effektive Arbeit in den Praxen ganz erheblich. In Anbetracht des Mangels an Allgemeinmedizinern wird jetzt immerhin darüber nachgedacht, die Einschränkungen der ärztlichen Therapiefreiheit, Budgetierungen und Regresse zurückzunehmen. Falls das tatsächlich erfolgen sollte, würde das wahrscheinlich auch zu einer faireren Bewertung der qualifizierten und fordernden Arbeit der Hausärzte führen und helfen, dem Mangel an Allgemeinmedizinern effektiv entgegenzuwirken.

17. Schlussfolgerungen

Es ist unbestritten, dass in Deutschland mindestens 50% der Menschen mit Toxoplasma gondii infiziert sind, weltweit geht man von einer Infektionsrate von etwa 30% aus, möglicherweise liegt sie noch höher. Entgegen bisheriger Annahmen kann eine aktive Toxoplasmose auch bei Menschen mit bisher gesundem Immunsystem zu schweren Erkrankungen führen - und diese sind weit häufiger als bisher angenommen wird. In den letzten Jahren kamen in unserer Praxis viele weitere Fälle hinzu, und bis 1/2024 habe ich über 240 Patienten mit chronisch aktiver Toxoplasmose behandelt oder ihre Behandlung beratend begleitet. *In Deutschland könnten vorsichtig geschätzt 1% der Bevölkerung betroffen sein – und mittlerweile bedingt durch Toxoplasmosereaktivierungen infolge von Covid-19 Infektionen wahrscheinlich noch mehr (S. 258).*

Unser Immunsystem reguliert Mikroorganismen und hält sie normalerweise soweit unter Kontrolle, dass wir nicht erkranken. Toxoplasmen können es jedoch erschöpfen und teilweise sogar kontrollieren – mit fatalen Folgen. Chronische Erkrankungen mit anhaltender Müdigkeit und Leistungsschwäche, unklaren muskulären Schmerzen, Kurzatmigkeit, Schweißausbrüchen, Konzentrationsstörungen, Depressionen, Aggressionen und Ängsten sind die Folge. Es bestehen Symptomüberlappungen mit einem Chronic Fatigue Syndrom (CFS), post-Covid und post-Vac und es ist anzunehmen, dass eine chronisch aktive Toxoplasmose bei einigen dieser Patienten eine wesentlicher Teil oder sogar die Ursache ihrer Erkrankung ist. Diese Menschen könnten sehr von einer Toxoplasmosebehandlung profitieren.

Die starke Beeinträchtigung der Psyche, die schon allein bei einem positiven Toxoplasmanachweis gehäuft auftritt, geht mit einem höheren Unfallrisiko, einer höheren Aggressionsbereitschaft und sogar neurologischen Erkrankungen einher – das belastet nicht nur den Einzelnen

erheblich, sondern in Anbetracht der hohen Zahl der Toxoplasmoseträger wahrscheinlich sogar die ganze Gesellschaft. Neben den
schweren persönlichen Erkrankungen und Leidensgeschichten entstehen gesellschaftlich hohe wirtschaftliche Belastungen durch toxoplasmabedingte chronische Erkrankungen. Sie entstehen durch zahlreiche
diagnostische Maßnahmen, Krankenhausaufenthalte und durch indirekte Kosten wie lange Arbeitsunfähigkeiten oder Berentung.

Die üblichen Tests haben schon bei einer Ersterkrankung eine Fehlerquote von etwa 18%, und es gibt deutliche Hinweise darauf, dass sie in
späteren Krankheitsstadien noch unzuverlässiger werden und auch
nicht lebenslang nachweisbar bleiben. Das liegt daran, dass die
Toxoplasmen bei einer chronischen Verlaufsform in einer anderen
Form, den Bradyzoiten vorliegen, die sich in ihrer Oberflächenstruktur
stark von den Tachyzoiten unterscheiden und sich in Zysten verbergen.
Die Tests erfassen jedoch nur Antikörper gegen Tachyzoiten und können
eine behandlungsbedürftige aktive Toxoplasmose nicht anzeigen, wenn
diese durch eine Bradyzoitenaktivität ausgelöst wird.

Es wurde von der Grundlagenforschung nachgewiesen, dass solch eine
Bradyzoitenaktivität allein schwere Erkrankungen auslösen kann, nur
wurden daraus noch keine Konsequenzen gezogen – und die Medizin
berücksichtigt noch nicht, dass wir für diesen Teil der Erkrankung
labortechnisch bisher nahezu blind sind. Deshalb können in manchen
Fällen die Antikörpertests sogar komplett negativ sein, obwohl eine
behandlungsbedürftige aktive Toxoplasmose vorliegt. Neue, sensitivere
Testverfahren, die eine Bradyzoitenaktivität anzeigen und damit eine
Toxoplasmose auch sicher bei einer chronisch aktiven Verlaufsform
erfassen können, sind in der Entwicklung, und zum Teil in Form des LTT

Testes auch schon verfügbar. Die Menschen, die jedoch *jetzt* an einer aktiven Toxoplasmose leiden, sind oft zu schwer erkrankt, als dass sie noch Jahre darauf warten könnten, dass diese Tests allgemein verfügbar werden. Nach Ausschluss anderer Krankheitsursachen ist ein Screening mittels Fragebogen, wie hier vorgestellt, eine praktikable Möglichkeit, diese Krankheitsverläufe aufzudecken.

Wenn der begründete Verdacht auf eine aktive Toxoplasmose besteht und andere Krankheitsursachen ausgeschlossen worden sind, so ist eine Antibiotikabehandlung über 7-10 Tage geeignet, die Fälle zu iden-tifizieren, in denen eine Mehrfachkombination über mehrere Wochen sinnvoll und erfolgversprechend ist. Oft lässt sich die Erkrankung auch mittels LTT Tests bestätigen. Auch dieses Vorgehen ist nicht zu 100% verlässlich, beinhaltet aber eine große Wahrscheinlichkeit, Erkrankten helfen zu können.

Hingegen führt ein striktes Festhalten an den wenig verlässlichen Anti-körpertests dazu, dass eine solche Behandlung trotz schwerer Symp-tome meist erst gar nicht erwogen wird, und leider schränken die gegenwärtigen Rahmenbedingungen (siehe S. 267 - 276) die Therapie-freiheit der niedergelassenen Ärzte in Deutschland stark ein und behindern dadurch auch die Behandlung von gesetzlich versicherten Patienten mit aktiver Toxoplasmose. Die notwendigen Behandlungen müssen dringend von Budgetierungen und Regressen ausgenommen werden.

Außerdem sollten alle Krankenkassen verpflichtet werden, ein Toxo-plasmosescreening in der Schwangerschaft anzubieten, und auch eine Kostenübernahme für LTT Tests, die in der Vergangenheit schon gewährt wurde, sollte dringend wieder eingeführt werden.

Die bekannten Kombinationstherapien sind hochwirksam und in Form von dualen oder rotierenden Therapien sehr zuverlässig, leider sind diese Strategien bisher erst wenig bekannt. Manchmal müssen die Therapien angepasst oder umgestellt werden, deshalb ist eine engmaschige Begleitung der Patienten durch den behandelnden Arzt entscheidend. Toxoplasmosetherapien können die Belastungen für die Patienten, das Gesundheitssystem und die Gesellschaft deutlich vermindern.

Die hohen Symptomverbesserungen von bis zu 100% auch nach zum Teil sehr langen Krankheitsverläufen, sowie der in den Fallbeispielen dokumentierte Zugewinn an Gesundheit und Lebensqualität machen deutlich, welch wertvolle Ergänzung eine Toxoplasmosetherapie in der ärztlichen Praxis sein kann. Der Mensch gesundet, indem die Toxoplasmen durch die Therapie so weit geschwächt werden, dass unser Immunsystem die Kontrolle zurückgewinnen kann. Die Toxoplasmen können hierbei noch nicht ganz abgetötet werden, deshalb kann es nach Monaten oder Jahren zu einem Rückfall kommen - ein solcher ist jedoch regelmäßig gut behandelbar.

Die Risiken der Toxoplasmose müssen nach meiner Überzeugung grundlegend höher bewertet werden. Nötige Konsequenzen wären, Toxoplasmen soweit wie möglich aus dem Nahrungskreislauf zu entfernen und risikobehaftete Lebensmittel grundsätzlich nur nach vorherigem Einfrieren, durchgegart oder im Falle von Gemüse nur gründlich gewaschen zu geniessen. Langfristig muss eine deutlich niedrigere Durchseuchung angestrebt werden, wie sie z.B. in Nordeuropa besteht. In Deutschland wurden schon atypische hochgefährliche Toxoplasmen nachgewiesen; auch deshalb besteht ein dringender Handlungsbedarf.

Gute Medizin beginnt nicht mit Technik, sondern vor allem mit Zuhören und Vertrauen, und das macht diesen Beruf auch so unvergleichlich. Eine gute Ausbildung, eine gründliche Anamnese und körperliche Untersuchung, das Interesse an seinen Mitmenschen, Empathie, Zuwendung und Engagement für Patienten sind weitere unverzichtbare Bestandteile der ärztlichen Arbeit - und es ist eine außerordentlich erfüllende, schöne Arbeit.

Vertrauen ist aber keine Einbahnstraße, und so muss man als Arzt auch seinen Patienten vertrauen. Nach meinen Erfahrungen sind die Angaben der Patienten zu ihren Erkrankungen überwiegend sehr detailliert, offen und ehrlich. Sie verdienen Vertrauen, und eine Zusammenarbeit zwischen Arzt und Patient ist nicht nur schöner, sondern sicher auch effektiver als eine Medizin, die „von oben herab" ausgeübt wird.

Technische Untersuchungen sind ein unverzichtbarer Bestandteil der Medizin geworden und haben sie sehr verbessert, aber *eine Erkrankung ist nicht automatisch sicher ausgeschlossen, wenn sie durch Laborergebnisse lediglich nicht bestätigt wurde, denn die meisten Laborwerte erreichen bei weitem keine Sensitivität von 100%.* Man darf Laboruntersuchungen auch nicht zum alleinigen Maßstab machen, sonst besteht das große Risiko, dass Patienten, deren Symptome sich auf technischem Weg zunächst nicht erklären lassen, fälschlicherweise zu „psychosomatischen Fällen" erklärt werden. **Das kann auch Patienten betreffen, die an einer chronischen Borreliose oder einer aktiven Chlamydieninfektion leiden**, auch bei diesen werden leider die Symptome oft nicht vollständig erfasst, nicht entsprechend untersucht, oder, insbesondere auch bei Borrelioseerkrankten, aufgrund einer vermeintlichen Unfehlbarkeit der üblichen Laborwerte vorschnell ausgeschlossen.

Man sollte jedoch *alle Symptome* eines Patienten in die Betrachtung einbeziehen und dies mit den verfügbaren Untersuchungsergebnissen zu einer Diagnose zusammenführen. Die Labormedizin unterstützt uns hierbei, aber sie löst nicht alle Fragen für uns.

Patienten mit chronischen parasitären und infektiösen Krankheiten gehören sicher zu den eher schwierigen Fällen, aber das ist bestimmt nicht ihr Fehler, und es ist die Aufgabe der Medizin ihnen zu helfen. Ohne die hervorragende Wirkung der Toxoplasmosetherapien hätte ich diese Behandlungen sicher frühzeitig eingestellt, und es gäbe jetzt auch keine Checkliste, keine Fallsammlung und kein Buch über dieses Thema – jedoch viele Patienten, denen ich nicht hätte helfen können. So aber sind diese Therapien zu einem unverzichtbaren Bestandteil meiner Arbeit geworden.

Ich hoffe möglichst viele Betroffene und ihre Ärzte zu erreichen, denn es könnte sehr vielen Menschen geholfen werden. Eine klinische Studie zur chronisch aktiven Toxoplasmose würde hier entscheidend helfen, deshalb arbeite ich seit Jahren dafür, dass diese durchgeführt wird. Seitens des Stanley Medical Research Institute wurde mir hierfür sogar eine finanzielle Unterstützung gewährt, aber das Vorhaben scheitert bisher noch am Desinteresse der Hochschulmedizin, die in dieser Hinsicht, ich kann es nicht anders ausdrücken, noch tief und fest schläft. Ein Umdenken kann in der Medizin sehr lange dauern, aber wenn hierzu Studien durchgeführt werden, so werden deren Ergebnisse wahrscheinlich vieles zum Positiven ändern. Die Medizin kann und muss in der Behandlung chronisch aktiver Infektionen und Erkrankungen dringend besser werden, unsere Patienten verdienen es.

Dr. med. Uwe Auf der Straße, 12.2.2024

18. Literatur

1) Abdallah K.F., Saleh M.H., Kishik, S.M. Ali B,T. and El Kholy A.A: Assessment of Nitrofurantoin Efficiacy on Treatment of Murine Model of Toxoplasmosis Parasitology Dept., Faculty of Medicine, Benha Univ. Egypt Benha Journal of Applied Sciences (BJAS) Vol.(5) Issue(2) Part (2) (2020)

2) Abdel-Hamed, E.F., Ibrahim, M.N., Mostafa, N.E. et al.: *Role of interferon gamma in SARS-CoV-2-positive patients with parasitic infections. Gut Pathog* **13,** 29 (2021).

3) Afifi Mohammed A., Jiman-Fatani, Asif A., Al-Rabia, Mohammed W., Al-Hussainy, Nabeel., El Saadany Sherif,. Mayah Wael: *More Than an Association: Latent Toxoplasmosis Might Provoke a Local Oxidative Stress That Triggers the Development of Bipolar Disorder* J. Microsc Ultrastruct Jul-Sep 2018;6(3):139-144. doi: 10.4103/JMAU.JMAU_22_18.

4) Aguirre-Cruz L., Calderon M., and Sotelo J.: *Colchicine Decreases the Infection by Toxoplasma gondii in Cultured Glia Cells.* The Journal of Parasitology Vol. 82, No. 2 (Apr., 1996), pp. 325-327

5) Alavi S.M., Alavi L. : T*reatment of toxoplasmic lymphadenitis with co-trimoxazole: double-blind, randomized clinical trial.* Int J Infect Dis. 2010 Sep;14 Suppl 3:e67-9. doi: 10.1016/j.ijid.2009.11.015. Epub 2010 Mar 2.

6) Aliberti, J., D. Jankovic, and A. Sher. 2004. *Turning it on and off: regulation of dendritic cell function in Toxoplasma gondii infection.* Immunol. Rev.201:26–34.

7) Al-Zanbagi, Najia A : *In Vivo effects of some home spices extracts on Toxoplasma Gondii Tachyzoits* J Family Community Med. 2009 May-Aug; 16(2): 59–65

8) Antimicrobiol Resistence Collaborators: *Global burden of bacterial antimicrobial resistance in 2019: a systematic analysis* Lancet: 2022 Feb 12;399(10325):629-655. doi: 10.1016/S0140-6736(21)02724-0.Epub 2022

9) Aramini J.J., Stephen C., Dubai J.P., Engelstoft C., Schwantje H., Ribble C.S. *Potential contamination of drinking water with Toxoplasma gondii oocysts.* Epidemic Infect. 1999 April; 122(2):305-15

10) Asmaa M. El-kady, Wafa Abdullah I. Al-Megrin, Iman A. M. Abdel-Rahman, Eman Sayed, et al.: *Ginger Is a Potential Therapeutic for Chronic Toxoplasmosis* Pathogens 2022 Jul; 11(7): 798. Published online 2022 Jul 15. doi: 10.3390/pathogens11070798

11) Assimakopoulos, S.F., Stamouli V., Dimitropoulou D., Spiliopoulou A., Panos G., Anastassiou M., Marangos M., Spiliopoulou I.: *Toxoplasma gondii meningoencephalitis without cerebral MRI findings in a patient with ulcerative colitis under immunsuppressive treatment.* Infection 5/2015

12) Bhadra Rajarshi, Khan Imtiaz A. 2012: *Redefining Chronic Toxoplasmosis - A T Cell Exhaustion Perspective.* Department of Microbiology, Immunology and Tropical Medicine, George Washington University, Washington, D.C., United States of America PLoS Pathogens, 8(10), article number 1002903.

13) Behan W.M.H., Behan P., P.O., Draper I.T. & Williams H., (1983). *Does Toxoplasma gondii cause polymyositis ?* Acta neuropathologica, 61, 246-52

14) Berverly J.K.A, Beattie, C.P. (1958) *Glandular toxoplasmosis. A survey of 30 cases.* Lancet, ii, 379-84

15) Blais J., Tardif C., and Chamberlain S.: *Effect of clindamycin on intracellular replication, protein synthesis, and infectivity of Toxoplasma gondii.* Antimicrob Agents Chemother. 1993 Dec; 37(12): 2571–2577.

16) Brown, Alan S., Schaefer, Catherine A., Quesenberry, Charles S. Jr, Liu, Liyan, Babulas, Vicki P., Susser, Ezra S.,: *Maternal exposure to toxoplasmosis and risk of schizophrenia in adult offspring.* Am. J. Psychiatry 2005 Apr; 162(4):767-73.

17) Bretagne S.: *Molecular diagnostics in clinical parasitology and mycology: limits of the current polymerase chain reaction (PCR) assays and interest of the real-time PCR assays.* Clin Microbiol Infect 2003, 9:505-11.

18) Carme B., Bissuel F., Ajzenberg D., Bouyne R., Aznar C., Demar M., Louvel D., Bourbigot M., Peneau C., Neron P. and Darde M.L: *Severe Acquired Toxoplasmosis in Immunocompetent Adult Patients in French Guiana.* J Clin Microbiol. 2002 Nov; 40(11): 4037–4044.

19)   Cengir SD, Ortaç F, Söylemez F. *Treatment and results of chronic toxoplasmosis. Analysis of 33 cases.* Gynecol Obstet Invest. 1992;33(2):105-8. doi: 10.1159/ 000294859. PMID: 1559621.

20)   Chew, W.K, Segera I., Ambu S., Mak, Jon W.:   *Significant reduction of brain cysts caused by Toxoplasma gondii after treatment with spiramycin coadministered with metronidazole in a mouse model of chronic toxoplasmosis.* Antimicrob Agents Chemoth 2012 Apr;56(4):1762-8.doi: 10.1128/AAC. 05183 -11.Epub 2012 Jan 23.

21)   Choi J.W, Lee J, Lee JH, Park BJ, Lee EJ, Shin S, Cha GH, Lee YH, Lim K, Yuk JM. Omega-3 Polyunsaturated Fatty Acids Prevent *Toxoplasma gondii*Infection by Inducing Autophagy via AMPK Activation. Nutrients. 2019 Sep 6;11(9):2137. doi: 10.3390/nu11092137.

22)   Coccaro E.F, Royce Lee, Maureen W.Groer, Adem Can, Mary C. -Read and T.T. Postolache: *Toxoplasma gondii Infection: Relationship With Aggression in Psychiatric subjects.*   The Journal of Clinical Psychiatry 2016; 77 (3): 334-341

23)   Colinot D.L., Garbuz T., Wang L., Rice S.E., Sullivan W.J. Jr., Arriza-balanga G., Jerde T.J.: *The common parasite Toxoplasma gondii induces prostatic inflammation and microglandular hyperplasia in a mouse model.* Prostrate, 2017 Jul;77(10):1066-1075. doi: 10.1002/pros.23362. Epub 2017 May 12.

24)   Cook A.J.C., Gilbert R.E., Buffolano W., Zuffrey J., Petersen E., Jenum P.A., Foulon W., Semprini A.E., Dunn D.T. & *European Research Network on Congenital Toxoplasmosis Sources of Toxoplasma infection in pregnant women: European multicentre case control study* BMJ 2015, Juli; 321, 142-147

25)   Courret N., Darche S., Sonigo P., Milon G, Buzoni-Gâtel D., Tardieux I. : *CD11c- and CD11b-expressing mouse leukocytes transport single Toxoplasma gondii tachyzoites to the brain.* Blood 2006 Jan 1; 107(1): 309–316.

26)   Cuturic M., Hayat G.R., Vogler C.A., Velasques A.   *Toxoplasmic poly-myositis revisited: case report and review of literature.* Neuromuscul Disord. 1997 Sep; 7 (6-7): 390-6

27)   Dalimi A. and Abdoli A. *Latent Toxoplasmosis and Human.* Iran J Parasitol. 2012; 7(1): 1-17

28)   Dannemann B., McCutchan J.A., Israelski D., et al. Treatment of toxoplasmic encephalitis in Patients with AIDS. *A randomized trial comparing pyrimthamine plus Clindamycin to Pyrimethamin plus Sulfadiazine.* Ann Intern Med 1992, 116: 33-43

29)   Daisuke Shiojiri, Ei Kinai, Katsuji Teruya, Yoshimi Kikuchi, Shinichi Oka: *Combination of Clindamycin and Azithromycin as Alternative Treatment for Toxoplasma gondii Encephalitis.*   National Centre f or Global Health and Medicine, Tokyo, Japan. Published in Emerging Infectious Diseases www.cdc.gov/eid • Vol. 25, No. 4, April 2019

30)   David C.N., Frias E.S., Szu JI, Vieira P.A., Hubbard J.A., Lovelace J. et al. (2016):   *GLT-1-Dependent Disruption of CNS Glutamate Homeostasis and Neuronal Function by the Protozoan Parasite Toxoplasma gondii* PLoS Pathog 12(6): e1005643. https://doi.org/10.1371/journal.ppat.1005643

31)   Denkers, E. Y. and Butcher B. A., 2005.   *Sabotage and exploitation in macrophages parasitized by intracellular protozoans.* T. Parasitol. 21: 35–41.

32)   Desmonts G., Naot Y., Remington J.S.   *Immunoglobulin M immunosorbent agglutination assay for diagnosis of infectious diseases. Diagnosis of acute congenital and acquired Toxoplasma infections.*   J. clin Microbiol. 1981; 14: 544-549

33)   Di Cristina, M., Dou, Z., Lunghi, M., Kannan, G., Huynh, M. H., Mc Govern, O. L., .. Carruthers, V. B. (2017). Toxoplasma depends on lysosomal consumption of autophagosomes for persistent infection. Nature Microbiology,2, [17096]. DOI: 10.1038/ nmicrobiol. 2017.96

34)   Dickerson F., Wilcox H.C., Adamos M., Katsafanas E., Khushalani S., igoni A., Savage C., Schweinfurth L.,   Stallings C., Sweeney K., Yolken R.: *Suicide attempts and markers of immune response in individuals with serious mental illness.*   J Psychiatr Res. 2017 Apr; 87:37-43. Doi: 10.1016/ j.jpsychires.2016.11.011. Epub 2016 Dec 1.

35)   Dogan N., Kabukcuoglu S., Vardareli E.   *Toxoplasmic Hepatitis in an Immunocompetent Patient.* Türkiye Parazitoloji Dergisi 31 (4): 260-263, 2007

36) Dubey J.P., Gamble H.R., Hill D., Sreekumar C., Romand S., Thulliez P: *High prevalence of viable Toxoplasma Gondii in market weight pigs from a farm in Massachusetts.* J. Parasitol., 88(6), 2002, pp. 1234–1238

37) Egorov Andrey I, Converse Reagan, Griffin S. M., Styles Jennifer, Sams Elizabeth, Hudgens Edward, and Wade Timothy J.: *Latent Toxoplasma gondii infections are associated with elevated biomarkers of inflammation and vascular injury* United States Environmental Protection Agency, Office of Research and Development

38) Eyles D., Coleman N. *Synergistic effect of sulphadiazine and daraprim against experimental toxoplasmosis in the mouse.* Antibiot. Chemother. 1953; 3: 483-90

39) Ferguson D.J., Hutchinson W.M., Petersen E. 1989 *Tissue cyst rupture in mice chronically infected with Toxoplasma gondii. An Immunocytochemical and ultrastructural study.* Parasitol Res 75: 599 – 603

40) Fischer H.G., Nitzen B., Reichmann G., Haddig: *Cytokin responses induced by Toxoplasma gondii in atrocytes and microglial cells* Eur J Immunol 1997 Jun; 27(6):1539-48.

41) Flegr, J. (2007). *Effects of Toxoplasma on human behavior.* Schizophr. Bull. 33, 757–760.

42) Flegr J.: *Influence of latent Toxoplasma infection on human personality, physiology and morphology: pros and cons of the Toxoplasma-human model in studying the manipulation hypothesis.* J. Exp. Biol. 2013; 216 (Pt 1): 127 -33

43) Flegr, J.: Toxoplasmosis is a risk factor for acquiring SARS-CoV-2 infection and a severe course of COVID-19 in the Czech and Slovak population: a preregistered exploratory internet cross-sectional study. *Parasites Vectors* **14,**508 (2021). https:/doi.org/10.1186/s13071-021-05021-9

44) Flegr J, Escudero DQ. *Impaired health status and increased incidence of diseases in Toxoplasma-seropositive subjects - an explorative cross-sectional study.* Parasitology 2016; 143: 1974-1989.

45) Jaroslav Flegr, Joseph Prandota, Michaela Sovic̆kova, Zafar H. Israili: *Toxoplasmosis - A Global Threat. Correlation of Latent Toxoplasmosis with Specific Disease Burden in a Set of 88 Countries.* PloS One 2014 Mar 24;9(3):e90203. doi: 10.1371/journal.pone.0090203. ECollection 2014.

46) FarahatAllam A., Shehab A.Y., Fawzy Hussein Mogahed N.M., Farag H.F., Elsayed Y., Abd El-Latif N.F.: *Effect of nitazoxanide and spiramycin metronidazole combination in acute experimental toxoplasmosis.* Heliyon. 2020 Apr 16;6(4):e03661. doi: 10.1016/j.heliyon.2020.

47) Fredericks, J., Hawkins-Cooper Diane S., Hill Dolores E., Luchansky John B., Porto-Fett, Anna S.C., Gamble H.R., Fournett Valsin M., Urban Joseph F., Holley R., Dubey Jitender P.: *Low salt exposure results in inactivation of Toxoplasma gondii bradyzoites during formulation of dry cured ready-to-eat pork sausage* Food and Waterborne Parasitology Vol. 15 , June 2019 e00047

48) Fredericks, J., Hawkins-Cooper Diane S., Hill Dolores E., Luchansky John B., Porto-Fett, Anna S.C., Shoyer Brad A., Fournett Valsin M., Urban Joseph F., Dubey Jitender P.: *Inactivation of Toxoplasma gondii Bradyzoites after Salt Exposure during Preparation of Dry-Cured Hams*
J. Food Protection (2020) 83 (6): 1038–1042.

49) Frenkel J.K.: *Adoptive Immunity to Intracellular Infection* J. Immunol June 1, 1967, 98 (6) 1309-1319

50) Frenkel J.K., Smith D.D.: *Immunization of cats against shedding of Toxoplasma oocysts.* J. Parasitol. 1982 Oct;68(5):744-8.

51) Ganji M., Tan A., Maitar, Michael, Weldon-Linne, M., Weisenberg E., and Douglas P.R.(*2003*)   *Gastric Toxoplasmosis in a Patient With Acquired Immunodeficiency Syndrome - A Case Report and Review of the Literature.* Archives of Pathology & Lab Med: June 2003, Vol. 127, No. 6, pp. 732-734.

52) Gigley, J.P., Bhadra R., Khan I.A.   *CD8 T Cells and Toxoplasma gondii: A New Paradigm*   Journal of Parasitology Research Volume 2011 (2011) Article ID 243796, 9 pages

53) Gras L., Gilbert R.E., Wallon M., Peyron F., Cortina-Borja M.: *Duration of the IgM response in women acquiring Toxoplasma gondii during pregnancy: implications for clinical practice and cross-sectional incidence studies.* Epidemie Infect. 2004 Jun; 132(3): 541-548

54) Greenlee J.E., Johnson W.D. Jr, Campa, J.F., Adelman L.S., Sande M.A.: *Adult toxoplasmosis presenting as polymyositis and cerebellar ataxia.* Ann Intern Med. 1975; 82: 367-371

55) Grigg et al., 2001: *Experimentally induced sexual recombination in the cat* Science 294, 161-5

56) Havlicek J., Gasova Z.G., Smith A.P., Zvara K., Flegr J. *Decrease of psychomotor performance in subjects with latent "asymptomatic" toxoplasmosis.* Parasitology 2001 May; 122(Pt 5): 515-20

57) Hökelek M. MD, PhD; 2015 Chief Editor: Michael Stuart Bronze, MD: *Toxoplasmosis Medication* In: Medscape Drugs & Diseases

58) Helieh S. Oz, DVM, PhD, AGAF: *Toxoplasma gondii (Toxoplasmosis)* Authors, Second Edition: Montoya, J.G, Couvreur J., Leport, C. In: anti-microbiobe.org

59) Hermes G., Ajioka J., Kelly K., Mui E., Roberts F., Kasza K., Mayr T., Kirisits M., Wollmann R., Ferguson D., Roberts C., Hwang J., Trendler T., Kennan R., Suzuki Y., Reardon C., Hickey W., Chen L., McLeod R.: *Neurological and behavioral abnormalities, ventricular dilatation, altered cellular functions, inflammation, and neuronal injury in brains of mice due to common, persistent, parasitic infection.* Journal of Neuroinflammation. 2008, 5:48 doi:10.1186/1742-2094-5-48

60) Herrmann D.C., Pantchev N., Globokar Vrhovec M., Barutzki D., Wilking H., Fröhlich A., Lüder C.G.K., F.J. Conraths F.J., Schares G.: *Atypical Toxoplasma gondii genotypes identified in oocysts shed by cats in Germany.* International Journal for Parasitology 40 (2010) 285–292

61) Hill D., Dubey J.P.: *Toxoplasma gondii: transmission, diagnosis and prevention* Clin Microbiol Infect. 2002; 8: 634-640

62) Hotop A., Hlobil H., Gross U.: *Efficacy of rapid treatment initiation following primary Toxoplasma gondii infection during pregnancy* 2012   Clin Infekt dis Jun;54(11): 1545-52. doi: 10.1093/cid/cis234. Epub 2012 Mar 29.

63) Ho-Yen D.O. : *Toxoplasmosis in humans.* J Roy Soc Med 1990; 83: 571-2

64) Ho-Yen D.O., Joss A.W.L., Balfour A.H., Smyth E.T.M., Baird D., Chatterton J.M.W.: *Use of the polymerase chain reaction to detect Toxoplasma gondii in human blood samples.*   J Clin Pathol 1992; 45: 910-913

65) Irving Greg, Neves Ana Luisa, Dambha-Miller Hajira, Oishi Ai, Tagashira Hiroko, Verho Anistasiya, Holden John: *International variations in primary care physician consultation time: a systematic review of 67 countries. BMJ Open 2017;7:e017902.*

66) Janků, J., 1923. *Pathogenesis and pathologic anatomy of the "congenital coloboma" of the macula lutea in an eye of normal size, with microscopic detection of parasites in the retina.*   Cas Lek Ses. 1923, 62: 1021-1027.

67) Jacobs L.:   *The occurrence of Toxoplasma infection in the absence of demonstrable antibodies*   In book: Proceedings of the first international Congress of Parasitology

68) Jean M., Chatterton W., McDonagh S., Spence Neil and Ho-Yen Darrel O.: *Changes in Toxoplasma diagnosis*   Journal of Medical Microbiology 2011, 60 (Pt 12): 1762-1766

69) Johnson Alan P. *Methicillin-resistant Staphylococcus aureus: the European landscape* J.Antimicrobial Chemotherapy, Volume 66, Issue suppl 4, 1 May 2011, Pages iv43–iv48

70) Kabelitz, H.J.: *Abdominelle Symptome bei postnatal erworbener Toxoplas-mose.* Deutsche medizinische Wochenschrift 1959 Vol.84 No.31 pp.1379-84, 1404 ref.17

71) Khan Imtiaz A., Hwang SuJin and Moretto Magali: *Toxoplasma gondii: CD8 T Cells Cry for CD4 Help*   Front. Cell. Infect. Microbiol., 01 May 2019 | *https://doi.org/10.3389/fcimb.2019.00136*

72) Khoushaban F., Fatemeh G., Mahdi S., Nikou S.G : *Effekt of Peganum Harmala on acute Toxoplasmosis in mice.* Daneshvar Medicine June-Juli 2008 Vol 15, No 75 pp 27-36

73) Kotula A.W., Dubey J.P., Sharar A.K., Andrews C.D., Shen S.K., Lindsay D.S.: *Effect of Freezing on Infectivity of Toxoplasma gondii* Tissue Cysts in Pork. J. Food Prot. 1991;54:687-90.

74) Kugler, David G., Flommerfelt Francis A., Costa Diego L., Laky K., Kamenyeva O., Mittelstadt Paul R., Gress, Ronald E., Rosshart Stephan P., Rehermann B. , Ashwell J.D., Sher A., Jankovic D.: *Systemic toxoplasma infection triggers a long-term defect in the generation and function of naive T lymphocytes.* J Exp Med (2016) 213 (13): 3041–3056.

75) Kuruca L. , Klun I., Uzelac A., Nicolic A., Bobic B., Simin S., Lalosevic V., Lalosevic D., Djurkovic-Djakovic O.: *Detection of Toxoplasma gondii in naturally infected domestic pigs in Northern Serbia.* Parasitol Res. 2017 Nov;116(11):3117-3123. doi: 10.1007/s00436-017-5623-7. Epub 2017 Sep 27.

76) Lam, Alexandra P. de Sordi, D., Müller, H.O., Lam, Martin C., Carl A., Kohse, Klaus P. et Philipsen, A.: Aggravation of symptom severity in adult attention-deficit/ hyper-activity disorder by latent *Toxoplasma gondii* infection: a case–control study Nature. / Scientific reports 10 Article No: 14382 (2020)

77) Leal, F.E., Cavazanna, C.S., de Andrale, H.F.Jr., Galisteo, A.J. Jr., de Mendonca, J.S., Kallas, E.G.: *Toxoplasma gondii Pneumonia in Immuno-competent Subjects: Case Report and Review* Clinical Infectious Diseases, Volume 44, Issue 6, 15 March 2007, Pages e62–e66

78) Leport C., Vilde Jean L., Katlama C. et al.: *Failure of Spiramycin to Prevent Neurotoxoplasmosis in Immunosuppressed Patient* JAMA.1986; 255(17): 2290. doi:10.1001/jama.1986.03370170054013

79) Jing Liu, Sumeng Li, Jia Liu, Boyun Liang, Xiaobei Wang, Hua Wang, Wei Li, Qiaoxia Tong, Jianhua Yi, Lei Zhao, Lijuan Xiong et al. *Longitudinal characteristics of lymphocyte responses and cytokine profiles in the peripheral blood of SARS-CoV-2 infected patients* 2020 May; 55: 102763. Published online 2020 Apr 18.doi: 10.1016/j.ebiom.2020.102763

80) Luft, B.J. & Remington J.S. (1985). *Toxoplasmosis of the central nervous system.* Current Clinical Topics in Infectious Diseases, ed J.S. Remington, M.n. Swartz, pp. 315-58. New York: McGraw-Hill

81) Mammari Nour, Halibi Mohamad Adnan, Yaacoub Souha, Chala Hilda, Darde Marie-L, Courtioux Bertrand: *Toxoplasma gondii Modulates the Host Cell Responses: An Overview of Apoptosis Pathways.* Biomed Res Int 2019; 2019: 6152489. Published online 2019 April

82) Martinowiczy, J., Dogget, S . and Sullivan, William J.: *Efficiay of Guanabenz Combination Therapy against Chronic Toxoplasmosis across Multiple Mouse Strains* Antimirob Agents Chemother. 2020 Sep; 64(9): e00539-20.m Published online 2020 Aug 20.

83) Mavin S., Ashburn D., Chatterton J.M.W., Evans R., Joss A.W.L. and Ho-Yen D.O. (2000) *Patterns of Toxoplasma infection during 1996-1999.* Scieh Wkly Rep 34, 278-280

84) Montazeri M., Mehrzadi S., Sharif M., Sarvi S., Shahdin S., Daryani A.: *Activities of anti-Toxoplasma drugs and compounds against tissue cysts in the last three decades (1987 to 2017), a systematic review.* Parasitol research 2018 Oct;117(10):3045-3057. doi: 10.1007/s00436-018-6027-z. Epub 2018 Aug 8.

85) Montoya J.G., Jordan R., Lingamneni S., Berry G.J., Remington J.S. : *Toxoplasmic myokarditis and polymyositis in patients with acquired toxoplasmosis diagnosed during life* Clin Infect Dis. 1997; 24 676-683

86) Montoya J.M., Liesenfeld O.: *Toxoplasmosis.* Lancet. 2004; 363: 1965-1976

87) Naviaux, Robert K., Naviaux, Jane C., Li, Kefeng, Bright, A. Taylor, Alaynick, William A. , Wang, Lin, Baxter, Asha, Nathan, Neil, Anderson. Wayne and Gordon, Eric: *Metabolic features of chronic fatigue syndrome* PNAS 2016 September, 113 (37) E5472-E5480.

88) Nicolle C., Manceaux L. : Sur un protozoaire nouveau du gondi. C R Seances Acad Sci. 1909;148:369–372.

89) Nilamadhab Kar, Baikunthanath Misra: *Toxoplasma seropositivity and depression: case report* BMC Psychiatry 2004 4:1

90) Nishi L., Santana P. L., Evangelista F. F., Beletini L.F.:   Rosuvastatin *reduced brain parasite burden in a chronic toxoplasmosis in vivo model and influ-enced the neuropathological pattern of ME-49 strain*   Published online by Cam-bridge University Press: 15 November 2019

91) Oberhardt V., Luxenburger H., Kemming J., Schulien I. et al.: *Rapid and stable mobilization of CD8+ T cells by SARS-CoV-2 mRNA vaccine.* Nature. 2021 Sep;597(7875):268-273. doi: 10.1038/s41586-021-03841-4. Epub 2021 Jul 28. PMID: 34320609; PMCID: PMC8426185.

92) Paspalaki P., E. Mihailidou, M. Bitsori, D. Tsagkaraki, E. Mantzouranis: *Polymyositis and myocarditis associated with acquired toxoplasmosis in an immunocompetent girl* Department of Pediatrics University General Hospital University of Crete, School of Health Science.   BMC Musculoskelet Disord. 2001; 2: 8. Published online 2001 Nov 20.

93) Pappas G., Roussos N. & Falagas M.E. (2009) : *Toxoplasmosis snap-shots: global status of Toxoplasma gondii seroprevalence and implications for pregnancy and congenital toxoplasmosis*   Int J Parasitol 39, 1385-1394

94) Pernas L., Adomako-Ankomah Y., Shastri A.J., Ewald S.E., Treeck M., Boyle JP, Boothroyd JC: *Toxoplasma effector MAF1 mediates recruitment of host mitochondria and impacts the host response. PLoS Biol. 2014 Apr; 12(4):e1001845.*

95) Prusa A.R., Hayde M., Pollak A., Herkner K.R., Kasper D.C.: *Evaluation of the Liaison Automated Testing System for Diagnosis of Congenital Toxoplas-mosis. Clin Vaccine Immunol. 2012 Nov; 19(11): 1859-1863*

96) Prusa A. R., Kasper D.C., Pollak A., Gleiss A., Waldhoer T., Hayde M.: *The Austrian Toxoplasmosis Register, 1992-2008* in: *Clinical Infectious Diseases* Volume 60, Issue 2, 15 January 2015, Pages e4–e10,

97) Remington J.S., Mc Leod R., Thulliez P. et al.: *Toxoplasmosis.* In: Infec-tious Diseases of the Fetus an Newborn infant, WB Saunders; 2001 pp 205 – 346 Editors Remington J.S., Klein J.

98) Remington J.S, Miller M.J., Brownlee I.E. *IgM antibodies in acute Toxo-plasmosis.* II Prevalence and significance in aquired cases.   J. Lab Clin Med. 1968; 71 855-866 (PubMed)

99) Remington J.S.: *Toxoplasmosis in the adult.* Bull N Y Acad Med. 1974; 50: 211-227

100) Roe, Kevin *The Symptoms and Clinical Manifestations Observed in COVID -19 Patients/Long COVID-19 Symptoms that Parallel Toxoplasma gondii Infections* J. Neuroimmune Pharmacology (2021)

101) Roe K.: *The link between Toxoplasma gondii infections and higher mortality in COVID-19 patients having schizophrenia.* Eur Arch Psychiatry Clin Neurosci. 2022 Feb;272(1):167-168. doi: 10.1007/s00406-021-01341-0. Epub 2021 Oct 4. PMID: 34605984; PMCID: PMC8489171.

102) Sabin A.B., Feldman H.A. 1948. *Dyes as microchemical indicators of a new immunity phenomenon affecting a protozoon parasite (Toxoplasma). Science* 108: 660-663.

103) Saraav, I., Cervantes-Barragan, L., Olias, P., Fu, Y., Wang, Q., Wang, L., Wang, Y., Mack, M., Baldridge, M. T., Stappenbeck, T., Colonna, M., & Sibley, L. D.(2021): *Chronic toxoplasma gondii infection enhances susceptibility to colitis.* Proc National Acad Sci of the United States of America, *118*(36), [e2106730118]. Https:// doi.org/10.1073/pnas.2106730118

104) Schares G., Herrmann, D.C., Pantchev N., Globokar Vrhovec M., Barutzki D., Wilking H., Fröhlich A., Leder C.G.K., und Conrads F.J. : *Erster Nachweis atypischer Toxoplasma gondii - Genotypen in Deutschland* In: ToxoNet 01, <u>www.zoonose.net</u>

105) Sapi E., Gupta K., Wawrzeniak K., Gaur G., Torres J., Filush K., Melillo A. and Zelger B.: *Borrelia and Chlamydia Can Form Mixed Biofilms in Infected Human Skin Tissues* Eur Microbiol Immunol 2019 Jun 3; 9(2): 46–55.

106) Schölkopf M.: Das Gesundheitswesen im internationalen Vergleich. Gesundheitssystemvergleich und die europäische Gesundheitspolitik

107) Seon-Kyeong Kim and John C. Boothroyd: *Stage-Specific Expression of Surface Antigens by Toxoplasma gondii as a Mechanism to Facilitate Parasite Persistence* J. Clin Immunol 2005; 174:8038-8048

108) Sharpe M.C., Archard L., Banatvala J., Borysiewicz l.K., Clare A.W., David A., Edwards R., Hawton K.E.H et al (1991): *Chronic fatigue Syndrom: Guidelines for research* Journal of the Royal Society Medicine, 84, 115-21

109) Sinai, A. P., and K. A. Joiner. 1997. *Safe haven: the cell biology of nonfusogenic pathogen vacuoles.* Annu. Rev. Microbiol. 51: 415–462.

110) Sinai, A. P., Watts, Elisabeth A., Dhara A., Murphy Robert D., Gentry Matthew S., Patwardahan A.: *Reexamining Chronic Toxoplasma gondii Infection: Surprising Activity for a "Dormant" Parasite.* December 2016 Current Clin Microbiol Reports 3(4) DOI: 10.1007/s40588-016-0045-3

111) Skallová A., Kodym P., Frynta D., Flegr J.: *The role of dopamine in Toxoplasma-induced behavioural alterations in mice: an etiological and ethnopharmacological study. Parasitology.* 2006;133:525–535.

112) Smith J.E., Mc Neil G., Zhang Y.W., Dutton G., Biswas-Hughes G., Applefordt P.: *Serological Recognition of Toxoplasma gondii Cyst Antigens.* Curr Top Microbiol Immunol. 1996;219:67-73.

113) Suzuki Y. and Remington J.S. : *Dual regulation of resistance against Toxoplasma gondii infection by Lyt-2+ and Lyt-1+, L3T4+ T cells in mice.* Journal of Immunology, vol. 140, no. 11, pp. 3943–3946, 1988.

114) Suzuki Y., Orellana M.A., Schreiber R.D., Remington J.S. : *Interferon-gamma: the major mediator of resistance against Toxoplasma gondii.* Science. 1988 Apr 22;240(4851):516-8.

115) Syn Genevieve, Anderson Denise and Blackwell Jenefer M.: Toxoplasma gondii *Infection Is Associated with Mitochondrial Dysfunction* in Vitro. Front Cell Infect Microbiol. 2017;7:512 Published online 2017 Dec 12.

116) Thomas F., Lafferty Kevin D., Roche B., Brodeur J., Elguero E., Gauthier-Clerc M., Misse D.: *Incidence of adult brain cancers is higher in countries where the protozoan parasitle Toxoplasma gondii is common* Biol. Lett. 2012 Feb 23;8(1):101-3. doi: 10.1098/rsbl.2011.0588. Epub 2011 Jul 27.

117) Tong W.H., Hlaváčová J., Abdulai-Saiku S., Kaňková Š., Flegr J., Vyas A.: *Presence of Toxoplasma gondii tissue cysts in human semen: Toxoplasmosis as a potential sexually transmissible infection.* J Infect. 2022 Nov 5:S0163-4453(22)00632-6.

118) Torrey E.F., Bartok J.J., Yolken R.H.: *Toxoplasma gondii and other risk factors for schizophrenia: an update.* Schizophren Bull. 2012; 38(3): 642-647

119) Torrey E.F., Yolken R.H.: *Toxoplasma oocysts as a public health problem.* Trends in Parasitology 2013 Aug;29(8):380-4. Doi: 10.1016/ j.pt.2013.06.001. Epub 2013 Jul 9.

120) Townsend J.J., Wolinsky J.S., Baringer J.R., Johnson P.C.: *Acquired toxoplasmosis. A neglected cause of treatable nervous system disease.* Arch Neurol. 1975 May;32(5):335–343

121) Vittecoq M., Elguero E., Lafferty Kevin D., Roche B., Brodeur J., Gauthier-Clerc M., Misse D., Thomas F.: *Brain cancer mortality rates increase with Toxoplasma gondii seroprevalence in France* Infect Genet Evol. 2012 Mar;12(2):496-8. doi: 10.1016/j.meegid.2012.01.013. Epub 2012 Jan 25.

122) Watson OJ, Barnsley G, Toor J, Hogan AB, Winskill P, Ghani AC. *Global impact of the first year of COVID-19 vaccination: a mathematical modelling study.* Lancet Infect Dis. 2022 Sep;22(9):1293-1302. doi: 10.1016/S1473-3099(22)00320-6. Epub 2022 Jun 23. PMID: 35753318; PMCID: PMC9225255.

123) Watts E., Zhao Y., Dhara A., Eller B., Patwardhan A.R. and Anthony P.S.: *Novel Approach Reveal that Toxoplasma gondii Bradyzoites within Tissue Cysts Are Dynamic and Replicating Entities in Vivo* (2015). Microbiology, Immunology and Molecular Genetics Faculty Publications. Paper 67

124) Webster J.P., Lamberton P.H.L., Donnelly C.A., Torrey E.F: *Parasites as causative agents of human affective disorders? The impact of anti-psychotic, mood-stabilizer and anti-parasite medication on Toxoplasma gondii's ability to alter host behaviour* Proc Biol Sci 2006 Apr 22; 273(1589): 1023–1030. 2006 Jan 17. doi: 10.1098/rspb.2005.3413

125) Weiss, Louis M. and Dubey, Jitender P.: *Toxoplasmosis: A history of clinical observation* Int J parasitol 2009 Jul 1: 39(8): 895-901

126) Weiss, LM, Perlman DC, Sherman J, Tanowitz H, Wittner M. *Isospora belli infection: treatment with pyrimethamine.* Ann Intern Med. Sep 15, 1988; 109(6):474-475. Available at pubmed/3261956. www.ncbi.nlm.nih.gov

127) White PD: *What Causes Prolonged Fatigue after Infectious Mononucleosis: And Does It Tell Us Anything about Chronic Fatigue Syndrome?* J. Infect Dis 2007;196:4–5

128) Woldemeskel B.A., Dykema A.G., Garliss C.C., Cherfils S., Smith K.N., Blankson J.N.: *CD4+ T cells from COVID-19 mRNA vaccine recipients recognize a conserved epitope present in diverse coronaviruses.* J Clin Invest. 2022 Mar 1;132(5):e156083. Doi: 10.1172/ JCI156083. PMID: 35061630; PMCID: PMC8884904.

129) Wreghitt T.G., Gray J.J., Smith J.E. : *Serological reactivity against cyst and tachyzoite antigens of Toxoplasma gondii determined by Fast - Elisa* J. J. clin Pathol 1995;48:908-911

130) Wilking H., Thamm M., Stark K., Aebischer T. and Seeber F.: *Prevalence, incidence estimations, and risk factors of Toxoplasma gondii infection in Germany: a representative, cross-sectional, serological study* In: Nature. com / Scientific Reports 6, Article number: 22551 (2016)

131) Wolf A., Cowen D.: *Granulomatous encephalomyelitis due to a protozoan* (*Toxoplasma* or *Encephalitozoon*). II identification of a case from the literature. Bull Neur Inst NY. 1938;7:266–290.

132) Wolf A, Cowen D, Paige B. Human toxoplasmosis: occurrence in infants as an encephalomyelitis verification by transmission to animals. Science. 1939A;89:226–227.

133) Xiao J., Prandovszky E., Kannan G., Pletnikov M.V., Dickerson F., Severance E.G., Yolken R.H. : *Toxoplasma gondii: Biological Parameters of the Connection to Schizophrenia.* Schizophr Bull. 2018 Aug 20;44(5):983-992. doi: 10.1093/schbul/sby082

134) Yagmur F., Yasar S., Ozcan Temel H., Cavusoglu M.: *May Toxoplasma gondii increase suicide attempt ? - preliminary results in Turkish subjects* Forens Sci Int. 2010; 199: 15-17

135) Yolken R.H., Bachmann S., Ruslanova I., Lillehoj E., Ford G., Torrey E.F., Schroeder J.: *Antibodies to Toxoplasma gondii in individuals with first-episode schizophrenia.* Clin Infect Dis 2001 Mar 1; 32(5):842993)

136) Yolken R.H., Torrey E.F. : *Are some cases of psychosis caused by microbial agents ? A review of the evidence.* Mol Psychiatry. 2008; 13: 47095)

137) Zhang Y.W., Fraser A., Balfour A.H., Wreghitt T.G., Gray J.J., Smith J.E.: *Serological reactivity against cyst and tachyzoiteantigens of Toxoplasma gondii determined by Fast - Elisa* J. J. clin Pathol 1995;48:908-911

Anhang: Checklisten, Therapiepläne

Anmerkung zum Gebrauch der Checklisten: Nach meinen Erfahrungen besteht in etwa 5-10% der Fälle einer chronisch aktiven Toxoplasmose gleichzeitig auch eine Chlamydienaktivität. Falls auf entsprechende Nachfragen von mehreren chlamydientypischen Symptomen berichtet wird, ist es sinnvoll, die „Zusatzliste Chlamydia" ebenfalls auszufüllen und die entsprechende Diagnostik zu veranlassen. Zu Diagnose und Therapie von Chlamydieninfektionen siehe S. 61 bis 63 sowie ab S. 171 und auf www.toxoplasmachronic.com unter Fallbericht 5. Toxoplasmen verursachen hingegen kaum chlamydientypische Symptome, deshalb kann die Checkliste Toxoplasmose auch allein benutzt werden.

Anmerkung zu den Therapieplänen: Bedingt durch Unverträglichkeiten oder zur Optimierung der Therapie kann es notwendig werden, Teile der Therapien 1 und 2 zu kombinieren. Das ist möglich und bleibt jedem Therapeuten selbst überlassen. Ich möchte aber darauf hinweisen, dass manche Kombinationen nicht sinnvoll sind.

1) Eine Kombination von Clarithromycin, Rovamycin und Azithromycin in einem rotierenden Schema ist nicht anzuraten, denn alle drei gehören zur Gruppe der Makrolide und haben eine fast identische Wirkung.

2) Das gilt auch für eine Kombination von CoTrimoxazol und Sulfadiazin in einem rotierenden Schema, denn beide gehören zur Gruppe der Sulfonamide und wirken sehr ähnlich.

Alternativ kann man bei Unverträglichkeit eines Antibiotikums in einer rotierenden Therapie dieses streichen und mit den beiden übrigen sowie Daraprim und Lederfolat in eine duale Therapie in 6-tägigem Rhythmus wechseln, z.B. so wie in dem Fall ab S. 161 geschildert wird. Die Effektivität der Therapie wird meist nur wenig oder auch gar nicht beeinträchtigt.

Checkliste
Toxoplasmose

Frau / Herr...

Alter: ....Jahre	**Symptomdauer**....................	**Intervalle** ja / nein
Toxo LTT..............	**Toxoplasma IgG**..........IU/ml	**Toxoplasma IgM**........AU/ml
Kategorie	Datum:	Datum: ....
Behandlung:	....	....

	IgG	IgM
Müdigkeit	0 1 2 3 4 5 6 7 8 9 10	0 1 2 3 4 5 6 7 8 9 10
Muskelschmerzen	0 1 2 3 4 5 6 7 8 9 10	0 1 2 3 4 5 6 7 8 9 10
Konzentrationsstörungen + Vergesslichkeit	0 1 2 3 4 5 6 7 8 9 10	0 1 2 3 4 5 6 7 8 9 10
Schweißausbrüche	0 1 2 3 4 5 6 7 8 9 10	0 1 2 3 4 5 6 7 8 9 10
Kurzatmigkeit	0 1 2 3 4 5 6 7 8 9 10	0 1 2 3 4 5 6 7 8 9 10
Antriebslosigkeit + Erschöpfung	0 1 2 3 4 5 6 7 8 9 10	0 1 2 3 4 5 6 7 8 9 10
Gereiztheit	0 1 2 3 4 5 6 7 8 9 10	0 1 2 3 4 5 6 7 8 9 10
Sehstörungen	0 1 2 3 4 5 6 7 8 9 10	0 1 2 3 4 5 6 7 8 9 10
Schwindel	0 1 2 3 4 5 6 7 8 9 10	0 1 2 3 4 5 6 7 8 9 10
Depression	0 1 2 3 4 5 6 7 8 9 10	0 1 2 3 4 5 6 7 8 9 10
Ängste	0 1 2 3 4 5 6 7 8 9 10	0 1 2 3 4 5 6 7 8 9 10
Morgensteifigkeit	0 1 2 3 4 5 6 7 8 9 10	0 1 2 3 4 5 6 7 8 9 10
Wassereinlagerungen	0 1 2 3 4 5 6 7 8 9 10	0 1 2 3 4 5 6 7 8 9 10
Schlafstörungen	0 1 2 3 4 5 6 7 8 9 10	0 1 2 3 4 5 6 7 8 9 10
Gangunsicherheit + Koordinationsstörung	0 1 2 3 4 5 6 7 8 9 10	0 1 2 3 4 5 6 7 8 9 10
Druckgefühl Oberbauch	0 1 2 3 4 5 6 7 8 9 10	0 1 2 3 4 5 6 7 8 9 10
Kopfschmerzen	0 1 2 3 4 5 6 7 8 9 10	0 1 2 3 4 5 6 7 8 9 10
Gelenkschmerzen	0 1 2 3 4 5 6 7 8 9 10	0 1 2 3 4 5 6 7 8 9 10
Lymphknotenschwellung	0 1 2 3 4 5 6 7 8 9 10	0 1 2 3 4 5 6 7 8 9 10
SCORE	....	....

Zusatzliste
Chlamydia

Frau / Herr..

Alter: .... Jahre	**Symptomdauer**....................	**Intervalle** ja / nein	
Chlam. Pneumoniae	IgA...............U/ml	IgG...............U/ml	**LTT**.............SI
Chlam. Trachomatis	IgA...............U/ml	IgG...............U/ml	**LTT**.............SI
	Datum:	Datum:	

Behandlung: ....

Hustenreiz / Obstruktion Sinusitis	0 1 2 3 4 5 6 7 8 9 10	0 1 2 3 4 5 6 7 8 9 10
Trockenheit der Schleimhäute Juckreiz Gehörgang	0 1 2 3 4 5 6 7 8 9 10	0 1 2 3 4 5 6 7 8 9 10
Sehstörungen + Augenbrennen	0 1 2 3 4 5 6 7 8 9 10	0 1 2 3 4 5 6 7 8 9 10
Sehnen- und Fußsohlenschmerzen	0 1 2 3 4 5 6 7 8 9 10	0 1 2 3 4 5 6 7 8 9 10
Reiz Harnwege und/ oder Enddarm	0 1 2 3 4 5 6 7 8 9 10	0 1 2 3 4 5 6 7 8 9 10
Schmerzen Ovarien Uterus / Prostata	0 1 2 3 4 5 6 7 8 9 10	0 1 2 3 4 5 6 7 8 9 10
Schmerzen Wirbelsäule	0 1 2 3 4 5 6 7 8 9 10	0 1 2 3 4 5 6 7 8 9 10
Magenbrennen	0 1 2 3 4 5 6 7 8 9 10	0 1 2 3 4 5 6 7 8 9 10
Herzstiche	0 1 2 3 4 5 6 7 8 9 10	0 1 2 3 4 5 6 7 8 9 10
Hautentzündungen	0 1 2 3 4 5 6 7 8 9 10	0 1 2 3 4 5 6 7 8 9 10
Zahnschmerzen	0 1 2 3 4 5 6 7 8 9 10	0 1 2 3 4 5 6 7 8 9 10

Score ....

Wenn zusätzlich zu den auf der Checkliste Toxoplasmose genannten Symptomen von den hier gelisteten Symptomen mehr als 2 zutreffen, besteht eine erhöhte Wahrscheinlichkeit für eine aktive Chlamydieninfektion und eine Bestimmung der Chlamydien Antikörper ist sinnvoll.

Rotierende Toxoplasmose-Therapie

nach Dr.med Uwe Auf der Strasse
www.toxoplasmachronic.com

Tag	Daraprim 25mg	Lederfolat 6,35 mg	A Cotrim forte 960 mg	B Clindamycin 300 mg	C Clarithromycin 500 mg
1	1-0-1	1-0-0	1-0-1		
2	1-0-1	1-0-0	1-0-1		
3	1-0-1	1-0-0	1-0-1		
4	1-0-1	1-0-0	1-0-1		
5	1-0-1	1-0-0	1-0-1		
6	1-0-1	1-0-0		1-1-1	
7	1-0-1	1-0-0		1-1-1	
8	1-0-1	1-0-0		1-1-1	
9	1-0-1	1-0-0		1-1-1	
10	1-0-1	1-0-0		1-1-1	
11	1-0-1	1-0-0			1-0-1
12	1-0-1	1-0-0			1-0-1
13	1-0-1	1-0-0			1-0-1
14	1-0-1	1-0-0			1-0-1
15	1-0-1	1-0-0			1-0-1
16	1-0-1	1-0-0	1-0-1		
17	1-0-1	1-0-0	1-0-1		
18	1-0-1	1-0-0	1-0-1		
19	1-0-1	1-0-0	1-0-1		
20	1-0-1	1-0-0	1-0-1		
21	1-0-1	1-0-0		1-1-1	
22	1-0-1	1-0-0		1-1-1	
23	1-0-1	1-0-0		1-1-1	
24	1-0-1	1-0-0		1-1-1	
25	1-0-1	1-0-0		1-1-1	
26	1-0-1	1-0-0			1-0-1
27	1-0-1	1-0-0			1-0-1
28	1-0-1	1-0-0			1-0-1
29	1-0-1	1-0-0			1-0-1
30	1-0-1	1-0-0			1-0-1

Bei sehr langer Krankheitsdauer und/oder intensiven Symptomen können folgende Medikamente in den ersten 15 Tage reduziert werden: Daraprim 1-0-0, Clindamycin 300mg 2 x 1, Clarithromycin 500mg 2 x ½. Es sollten regelmäßig Kontrollen von Blutbild, Crea, GGT und Folsäure erfolgen. Danach ist eine Rezidivprophylaxe erforderlich (s. Website oder „Das Toxoplasmose Handbuch")

nach Dr.med Uwe Auf der Strasse
www.toxoplasmachronic.com

Tag	Daraprim 25mg	Lederfolat 6,35 mg	A Malarone 250/100mg	B Rovamycin 1,5 mill	C Sulfadiazin 500 mg
1	1-0-0	1-0-0	2-0-0		
2	1-0-0	1-0-0	2-0-0		
3	1-0-0	1-0-0	1-0-0		
4	1-0-0	1-0-0	1-0-0		
5	1-0-0	1-0-0	1-0-0		
6	1-0-0	1-0-0		1-1-1	
7	1-0-0	1-0-0		1-1-1	
8	1-0-0	1-0-0		1-1-1	
9	1-0-0	1-0-0		1-1-1	
10	1-0-0	1-0-0		1-1-1	
11	1-0-0	1-0-0			1-1-1
12	1-0-0	1-0-0			1-1-1
13	1-0-0	1-0-0			1-1-1
14	1-0-0	1-0-0			1-1-1
15	1-0-0	1-0-0			1-1-1
16	1-0-1	1-0-0	2-0-0		
17	1-0-1	1-0-0	2-0-0		
18	1-0-1	1-0-0	2-0-0		
19	1-0-1	1-0-0	1-0-0		
20	1-0-1	1-0-0	1-0-0		
21	1-0-1	1-0-0		1-1-1-1	
22	1-0-1	1-0-0		1-1-1-1	
23	1-0-1	1-0-0		1-1-1-1	
24	1-0-1	1-0-0		1-1-1-1	
25	1-0-1	1-0-0		1-1-1-1	
26	1-0-1	1-0-0			1-1-1-1
27	1-0-1	1-0-0			1-1-1-1
28	1-0-1	1-0-0			1-1-1-1
29	1-0-1	1-0-0			1-1-1-1
30	1-0-1	1-0-0			1-1-1-1

Bis Tag 15 können wie hier die Dosierungen etwas zurückgenommen werden, damit die Erst-verschlimmerung nicht zu stark ausfällt. Regelmäßige Kontrollen von Blutbild, Crea, GGT und Folsäure sind erforderlich. Nach einer Therapie von 4-6 Wochen ist eine Rezidivprophylaxe erforderlich.

Duale Toxoplasmose Therapie

Dr.med. Uwe Auf der Strasse
www.toxoplasmachronic.com

Tag	A Nitrofurantoin 2x50 - 2 x 100mg	B Clindamycin 3 x 300mg
1	1-0-1	
2	1-0-1	
3	1-0-1	
4	1-0-1	
5	1-0-1	
6	1-0-1	
7		1-1-1
8		1-1-1
9		1-1-1
10		1-1-1
11		1-1-1
12		1-1-1
13	1-0-1	
14	1-0-1	
15	1-0-1	
16	1-0-1	
17	1-0-1	
18	1-0-1	
19		1-1-1
20		1-1-1
21		1-1-1
22		1-1-1
23		1-1-1
24		1-1-1

Diese Therapie ohne Daraprim ist etwas nebenwirkungsärmer, allerdings ist sie auch etwas schwächer wirksam als eine rotierende Therapie. Von einer Therapiedauer unter 24 Tagen rate ich ab, besser sind 30 oder 36 Tage. Direkt daran anschließend ist eine Rückfallprophylaxe erforderlich, hierzu wird an Montag, Mittwoch und Freitag wie zuvor das Medikament „A" eingenommen, mit einer Pause an Samstag und Sonntag. An Montag, Mittwoch und Freitag der folgenden Woche wird dann das Medikament „B" eingenommen, ebenfalls mit einer Einnahmepause an Samstag und Sonntag. Diese Rückfallprohylaxe sollte so mindestens über einen, besser zwei Monate eingenommen werden.

Achtung: trotz der im allgemeinen guten Verträglichkeit dieser Therapie kann Nitrofurantoin in einzelnen Fällen Nebenwirkungen auf die Lunge haben. Falls ein unklarer Hustenreiz oder Schmerzen beim Atmen auftreten sollten, muss es deshalb unverzüglich abgesetzt werden.